高等医药院校基础医学实验教学系列规划教材

供本、专科医学类相关专业学生使用

药理学学习与实验指导

U0294156

主　编　陈　丽　陆桂喜

副主编　韦运东　冯艺萍

编　者　（按姓氏笔画排序）

于宜平（山东中医药高等专科学校）

韦运东（广西科技大学医学部）

冯艺萍（广西科技大学医学部）

刘雪萍（广西科技大学医学部）

杨　柯（广西中医药大学）

吴　钢（广西科技大学医学部）

陆桂喜（广西科技大学医学部）

陈　丽（广西科技大学医学部）

苗久旺（山东中医药高等专科学校）

林国彪（广西中医药大学）

林春英（广州卫生职业技术学院）

高　思（广西科技大学医学部）

电子工业出版社

Publishing House of Electronics Industry

北京·BEIJING

图书在版编目（CIP）数据

药理学学习与实验指导 / 陈丽, 陆桂喜主编. ——北京：电子工业出版社, 2016.9

高等医药院校基础医学实验教学系列规划教材

ISBN 978-7-121-29296-5

Ⅰ. ①药… Ⅱ. ①陈… ②陆… Ⅲ. ①药理学 – 实验 – 医学院校 – 教材

Ⅳ. ①R965.2

中国版本图书馆CIP数据核字(2016)第147587号

策划编辑：崔宝莹
责任编辑：樊岚岚
印　　刷：北京京师印务有限公司
装　　订：北京京师印务有限公司
出版发行：电子工业出版社
　　　　　北京市海淀区万寿路173信箱　　邮编：100036
开　　本：787×1092　　1/16　　　印张：18.5　　　字数：410千字
版　　次：2016年9月第1版
印　　次：2021年1月第7次印刷
定　　价：39.00元

凡所购买电子工业出版社图书有缺损问题，请向购买书店调换。若书店售缺，请与本社发行部联系，联系及邮购电话：（010）88254888，88258888。

质量投诉请发邮件至zlts@phei.com.cn，盗版侵权举报请发邮件到dbqq@phei.com.cn。

本书咨询联系方式：QQ 250115680。

高等医药院校基础医学实验教学系列规划教材
建设指导委员会

前言 PREFACE

药理学是一门将医学与药学、基础医学与临床医学联系起来的桥梁学科，是医学和药学专业的重要课程。药理学中药物分类多、品种多，药理作用和机制各异，教材篇幅较大，给药理学学习带来一定的难度。同时，药理学是一门以实验为基础的学科，实验是药理学教学中不可缺少的组成部分，是学习和掌握药理学知识的重要途径。因此，为了让学生在系统学习药理学基础理论知识的同时，更牢固地掌握学习的重点，帮助学生巩固课堂所学，便于记忆，我们按照各专业教学与实验大纲的要求，结合各专业的课程设置特点，编写了这本《药理学学习与实验指导》。

本书分为上下两篇，上篇为实验，下篇为学习指导。上篇分为两部分：第一部分为药理学实验基础知识，介绍了药理学实验目的和要求、药理学实验的基础知识与基本技术、药品的基础知识；第二部分为药理学实验，这部分精选了34个实验，既有验证性实验，又有设计训练、机制分析、临床用药案例分析、综合性实验等，实验内容较广泛，重点较突出，实验项目难易兼顾，使学生对药理学实验的方法有初步了解。下篇为学习指导，将教材中的重点、难点内容进行了概括总结并提供一定量的检测题，便于学生掌握、巩固和记忆。

本书主要供临床医学、药学、护理、助产、检验等专业本科生使用，同时适用于高职高专相应专业学生使用。

本书的编写得到了电子工业出版社和各编委的大力支持，在此表示诚挚的感谢。书中参考并引用了行业内知名专家和学者有关教材及专著的观点，在此向原作者致谢。

由于编者水平有限，加之时间仓促，书中一定有不妥和错误之处，真诚希望专业同行和使用本教材的广大师生批评指正。

陈 丽 陆桂喜

2016 年 6 月

目录 CONTENTS

上篇 实验

第一部分 药理学实验基础 / 2

第一章 药理学实验目的和要求 / 2

第二章 药理学实验的基础知识和基本技术 / 4

第一节 药理实验设计的基本知识 / 4

第二节 实验动物的基本知识与基本操作技术 / 5

第三节 实验动物麻醉 / 20

第四节 实验药品 / 23

第五节 实验报告的书写 / 29

第三章 药品的基础知识 / 32

第一节 药品管理基本知识 / 32

第二节 药品名称 / 35

第三节 药品说明书和药品标签基本知识 / 36

第四节 药物剂型 / 39

第五节 处方及医嘱的一般知识 / 42

第二部分 药理学实验 / 49

实验一 实验动物捉拿和给药方法 / 49

实验二 药物的局部作用和吸收作用 / 50

实验三 药物剂量对药物作用的影响 / 52

实验四 不同给药途径对药物作用的影响 / 54

实验五 药物血浆半衰期、表观分布容积和清除率的测定 / 56

实验六 水杨酸钠血浆半衰期的测定 / 59

实验七 药物半数致死量的测定 / 60

实验八 拟胆碱药与抗胆碱药对家兔瞳孔的作用 / 65

实验九 传出神经系统药物对血压的影响 / 66

实验十 药物对离体肠的作用 / 69

实验十一 药物对小鼠肠蠕动的影响（墨汁法） / 71

实验十二 有机磷酸酯类农药中毒及其解救 / 72

实验十三 尼可刹米对中枢性呼吸抑制的解救作用 / 74

实验十四 强心苷对离体蛙心的作用 / 76

实验十五 硝酸甘油的扩张血管作用 / 78

实验十六 普萘洛尔的抗缺氧作用 / 79

实验十七 硫酸镁的导泻作用 / 80

实验十八 普鲁卡因的传导麻醉作用 / 82

实验十九 地西泮的抗惊厥作用 / 84

实验二十 镇痛药的镇痛作用 / 85

实验二十一 氯丙嗪对小鼠激怒反应的影响 / 88

实验二十二 呋喃苯胺酸的利尿作用 / 89

实验二十三 肝素的体内抗凝作用 / 91

实验二十四 枸橼酸钠的体外抗凝作用 / 92

实验二十五 胰岛素的过量反应及其解救 / 94

实验二十六 茶叶浸剂对铁剂的沉淀作用 / 95

实验二十七 可的松对细胞膜的保护作用 / 96

实验二十八 氢化可的松对二甲苯所致小鼠耳廓肿胀的作用 / 97

实验二十九 青霉素 G 钾和青霉素 G 钠快速静脉注射的毒性比较 / 99

实验三十 链霉素的毒性反应和钙剂的拮抗作用 / 100

实验三十一　药品的基础知识　　　　　　　　　　　　　/ 101

实验三十二　临床用药案例分析　　　　　　　　　　　　/ 103

实验三十三　中枢神经系统药物鉴别实验设计　　　　　　/ 108

实验三十四　作用于中枢神经系统药物的综合性实验　　/ 109

下篇　学习指导

一、总论　　　　　　　　　　　　　　　　　　　　　　/ 114

二、传出神经系统药物概论　　　　　　　　　　　　　　/ 121

三、胆碱受体激动药、胆碱酯酶抑制药和复活药　　　　　/ 125

四、胆碱受体阻断药　　　　　　　　　　　　　　　　　/ 129

五、肾上腺素受体激动药　　　　　　　　　　　　　　　/ 133

六、肾上腺素受体阻断药　　　　　　　　　　　　　　　/ 137

七、麻醉药　　　　　　　　　　　　　　　　　　　　　/ 141

八、镇静催眠药　　　　　　　　　　　　　　　　　　　/ 142

九、抗癫痫药和抗惊厥药　　　　　　　　　　　　　　　/ 145

十、抗帕金森病药　　　　　　　　　　　　　　　　　　/ 148

十一、抗精神失常药　　　　　　　　　　　　　　　　　/ 151

十二、镇痛药　　　　　　　　　　　　　　　　　　　　/ 154

十三、解热镇痛抗炎药　　　　　　　　　　　　　　　　/ 159

十四、中枢兴奋药　　　　　　　　　　　　　　　　　　/ 162

十五、抗高血压药　　　　　　　　　　　　　　　　　　/ 164

十六、抗心绞痛药　　　　　　　　　　　　　　　　　　/ 168

十七、抗动脉粥样硬化药　　　　　　　　　　　　　　　/ 172

十八、抗慢性心功能不全药　　　　　　　　　　　　　　/ 174

十九、抗心律失常药　　　　　　　　　　　　　　　　　/ 179

二十、利尿药和脱水药　　　　　　　　　　　　　　　　/ 183

二十一、组胺和抗组胺药　　　　　　　　　　　　　　　/ 187

二十二、作用于血液和造血系统药 / 189

二十三、作用于呼吸系统药 / 194

二十四、作用于消化系统药 / 200

二十五、子宫平滑肌兴奋药和抑制药 / 205

二十六、性激素类药和避孕药 / 206

二十七、肾上腺皮质激素类药 / 209

二十八、甲状腺激素类药和抗甲状腺药 / 214

二十九、胰岛素和口服降血糖药 / 216

三十、维生素类药 / 220

三十一、抗菌药物概论 / 222

三十二、抗生素 / 227

三十三、人工合成抗菌药 / 239

三十四、抗结核病药与抗麻风病药 / 244

三十五、抗真菌药和抗病毒药 / 246

三十六、抗寄生虫药 / 250

三十七、抗恶性肿瘤药 / 253

参考答案 / 260

参考文献 / 272

附录 / 273

    附录 A　常用生理溶液的配制 / 273

    附录 B　常用抗凝剂的配制与用法 / 274

    附录 C　BL-420 智能型生物信号显示与处理系统 / 275

    附录 D　实验动物用注射针头的大小及注射容量 / 283

    附录 E　常用实验动物生理参数 / 283

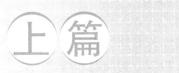

上篇

实验

第一部分 药理学实验基础

第一章 药理学实验目的和要求

✛ 实验目的

药理学实验是药理学课程教学的一个重要组成部分，通过实验使学生学习和掌握药理学的基本理论、基本知识以及基本技能，培养学生具有初步分析问题和解决问题的能力。药理学实验的目的一方面是验证理论，巩固并加强对理论知识的理解，另一方面是通过实验，掌握研究药物作用的基本操作方法和技能。培养对科学工作严肃的态度、严密的方法和严格的要求，培养根据客观实际分析问题和解决问题的能力，为今后进行科学研究打下初步的基础。

✛ 实验要求

一、实验前

1. 认真预习实验指导，了解拟进行实验的目的、要求、方法和操作步骤，理解其设计原理。

2. 结合实验内容，复习有关药理学、生理学、生物化学等方面的理论知识。对实验中所用的药物，要了解其药理作用，并清楚该药物在本实验中的意义，预测用药后可能出现的情况。

3. 预测实验中各步骤可能出现的情况，注意实验中可能发生的问题。

二、实验时

1. 实验室保持安静、整洁，不得喧哗，应营造良好的学习环境。

2. 实验分小组进行，每次实验前做好明确分工，同时要密切配合，使实验时能各尽其责，有条不紊地完成实验。

3. 各实验小组由组长按要求领取仪器、药品、动物，同时检查是否与实验指导相符合，将实验器材妥善安排、正确装置。

4. 严格按实验指导上的步骤进行操作，准确计算给药量，注意爱护动物和标本，节约实验材料和药品。

5. 保持实验室肃静和实验台面清洁与整齐，注意遵守实验室规则，当仪器损坏时，应立即报告教师，按实验室管理规章处理。

6. 细致地观察实验过程中出现的现象，随时记录药物反应的潜伏期、表现及最后转归，联系理论与实际，独立思考。

7. 注意安全，严防触电、火灾、动物咬伤及中毒等事故发生。

三、实验后

1. 认真整理实验结果，必要时对实验结果进行统计学处理，经过分析讨论，作出结论，写出实验报告，按时交指导老师。

2. 将死亡动物及其他废弃物放置于指定场所。清洗、整理实验器材，做好实验室清洁卫生，关好门窗。

（陈　丽）

第二章 药理学实验的基础知识和基本技术

第一节 药理实验设计的基本知识

药理学研究的基本目的是通过动物实验来认识药物的作用特点和规律。由于生物个体之间存在差异，每个个体对药物的反应不尽相同，因此要取得精确可靠的实验结论，使实验的重现率达到较高的水平，必须进行实验设计和统计分析。

药理学实验设计是建立在逻辑推理和统计分析的基础之上的一门科学。其主要原则有三点：随机、对照和重复。

1. 随机原则　随机是指按照机遇均等的原则进行分组，即对实验对象的实验顺序和分组进行随机处理。目的是使实验不受实验者主观因素或其他误差的影响，减少实验误差。在分组时，对实验对象进行随机抽取可保证被研究的样本能代表总体，从而减少抽样误差；在施加多个处理因素时采用随机原则，可保证各组样本的条件基本一致，可减少组间人为的误差。

2. 对照原则　进行实验时必须设置对照组。设置对照组是为了通过观察指标的对比，发现在处理因素（如药物等）的作用下表现出的某种特异性变化，消除各种无关因素的影响。这就要求在比较的各组实验对象之间除了处理因素不同外，所有非处理因素应尽量保持相同，从而根据处理与不处理之间的差异，了解处理因素带来的特殊效应。对照有多种形式：①空白对照（又称正常对照），即对照组不施加处理因素，但给予同容积的溶剂；②模型对照，即造成疾病模型，但不给予药物处理，给予同容积的溶剂；③阳性对照，即给予相同适应证的市售药物，以监控实验条件；④假手术对照，即除了关键手术处理步骤外，模拟处理组的所有手术操作；⑤自身对照，对照与实验均针对同一实验对象进行，即同一个体处理前后的对照，如给药前后的对比等。若观察给药前后的指标变化，此种对照必须以指标本身随时间变化相对稳定为首要前提。

3. 重复原则　"重复"在这里有两方面的含义：一是指实验结果的可再现性，二是指实验结果应该来自足够大的样本。样本越大，重复的次数越多，实验结果的误差越小，可信度越高。能在类似的条件下，把实验结果重复出来，才能算是可靠的实验。重复实验除增加可靠性外，也有助于了解实验的变异情况。

第二节　实验动物的基本知识与基本操作技术

实验动物是药理学研究的基本工具，被称为"活的仪器"。常用的动物有蛙、蟾蜍、小鼠、大鼠、豚鼠、家兔、猫和犬等，常根据实验目的和要求选用不同的实验动物。由于不同的动物具有不同的特点，故所选用的动物应能较好地反映试验药物的选择性作用，并符合节约的原则。例如测定 LD_{50}（半数致死量）和 ED_{50}（半数有效量）需较多动物，常选用小鼠；又如抗过敏实验多选用豚鼠，因为豚鼠对组胺特别敏感。通常在体心脏实验选用蛙、大鼠、豚鼠、猫、犬；离体心脏实验常选用蛙、大鼠、豚鼠、家兔；离体血管实验常选用蛙的后肢血管、大鼠和家兔的主动脉等。

一、实验动物的种类选择

（一）实验动物的选择原则

1. 尽量选择与人体结构、功能、代谢及疾病特征相似的动物。

2. 选用的实验动物的解剖、生理特点应符合实验目的。

3. 根据人与实验动物对同一刺激的反应差异，选用具有明显反应的动物。

4. 根据生物医学研究必须达到的精确度，选用结构功能既简单又能反映研究指标的动物。

5. 选用患有人类类似疾病的近交系或突变系动物。

6. 选用与实验设计、技术条件、实验方法等相适应的标准化动物。

7. 在不影响实验目的与结果的前提下，选择最易获得、最经济、便于操作管理的动物。

8. 供实验用的动物应具备质量合格证。

（二）常用实验动物的特点

1. 青蛙和蟾蜍　青蛙和蟾蜍易饲养，其离体心脏能较持久、有节律地搏动，常用于观察药物对心脏的作用。坐骨神经和腓肠肌标本可用来观察药物对周围神经、神经肌肉或横纹肌的作用。蛙的腹直肌还可以用于鉴定胆碱能药物的作用，其下肢血管灌流可观察药物对血管的作用。

2. 小鼠　小鼠易于大量繁殖，且价廉，是实验室最常用的一种动物。适用于需要大量动物的实验，如药物筛选、半数致死量测定、药物效价比较、抗感染、抗肿瘤药物及避孕药物的研究等。

3. 大鼠　体形比小鼠大，其他方面与小鼠相似。一些在小鼠身上不便进行的实验可选用大鼠，如药物抗炎作用的实验常选用大鼠踝关节制备关节炎的模型。大鼠的血压和人相近，且稳定，常用于抗高血压药物实验。大鼠无胆囊，便于通过胆管收集胆汁。

大鼠还是新药长期毒性实验的常规实验动物。

4. **豚鼠** 豚鼠是实验室常用动物之一。对组胺特别敏感，容易致敏，常用于平喘药和抗组胺药的实验。对结核菌亦敏感，故也用于抗结核药的研究。此外，还用于离体心脏及平滑肌实验，其乳头肌和心房常用于电生理特性及心肌细胞动作电位实验，研究抗心律失常药物的机制。

5. **家兔** 家兔性情温顺、易饲养，常用于观察药物对心脏、呼吸的影响及农药中毒和解救的实验，亦用于研究药物对中枢神经系统的作用，及体温实验、热原检查、避孕药实验。兔皮肤对刺激物的反应接近人，适合用于观察药物对皮肤的局部作用。

6. **猫** 与家兔比较，猫对外科手术的耐受性强，血压较稳定，故常用于血压实验，但价格较贵。此外，猫也常用于心血管药物及中枢神经系统药物的研究。

7. **犬** 药理实验需大动物时常用犬。常用于观察药物对心脏泵功能和血流动力学的影响，心肌细胞电生理研究，降压药及抗休克药的研究等。犬还可以通过驯养，用于慢性实验研究，如条件反射、高血压的实验治疗、胃肠蠕动和分泌实验、慢性毒性实验。

8. **猴** 猴是接近于人类的高级动物。神经系统比较发达，常用于观察药物对行为的影响。猕猴的月经周期和人一样，是研究生殖课题的首选动物。另外，新药临床前安全性评价也需要使用猴。

根据不同的实验要求选用不同的实验动物：

（1）降血脂 用鹌鹑、兔、大鼠等。

（2）降血压 用猫、犬、大鼠、家兔等。

（3）镇痛（热板法） 用雌性小鼠。

（4）抗炎 用雄性小鼠或大鼠。

（三）实验动物选择的等级

根据实验所携带的其他生命体的情况，目前国际上将实验动物分为四级：普通动物（conventional animals，CV），无特定病原体动物（specific pathogen free animals，SPF），悉生动物（gnotobiotic animals，GN），无菌动物（germ-free animals，GF）。其微生物控制程度和饲育环境条件规定如表2-1所示。

我国从实际情况出发，参照国外标准，制定了自己的实验动物微生物分类等级标准。1994年国家技术监督局发布的国家标准，把医学实验动物分为四级：

一级，普通动物（CV），是实验动物中在微生物控制上要求最低的动物，动物饲养在开放系统的动物室内，空气未经净化，动物本身所携带的微生物状况不明确，仅要求排除能感染人类的人畜共患病病原体及能引起动物自身烈性传染病的病原体。如结核、皮肤真菌病、体外寄生虫等。因其携带的病原体不明确，难以排除微生物和寄

表 2-1　按微生物控制程度的实验动物分类原则

动物种类	饲养环境	说明	附记
无菌动物	隔离系统	以封闭的无菌技术获得，用现有方法不能检出任何微生物和寄生虫的动物	
悉生动物	隔离系统	确知带有的微生物丛，特殊饲养的动物	确知带有的微生物
无特定病原体动物	屏障系统	没有特定的致病性微生物和寄生虫的动物	明确知道不带有的微生物
普通动物	开放系统	不明确所带微生物、寄生虫，亦称通常动物。但不得带有人畜共患传染病的病原体	对微生物带有的情况不够明确

生虫对实验结果的影响，故不适合进行科学研究。目前主要应用于实验教学、预实验等。

二级，清洁动物（clean animals，CL），也称清洁级普通动物，在一级动物的标准基础上，还须不携带有动物传染病病原体，如小鼠肝炎病毒、流行性负病毒、致死性肠道病毒、丝虫病、蠕虫病等。国外实验动物微生物分类中无 CL 这一级别，一般科学实验均采用 SPF 动物或 GF 动物。根据我国目前的发展状况和具体条件，普及 SPF 动物或 GF 动物尚有一定困难，CL 动物作为一种过渡，近年来在国内得到广泛应用。目前可作为一种标准实验动物，用于一般的科学实验。

三级，无特定病原体动物（SPF），是指除一级、二级动物应排除的病原体外，不携带主要潜在感染或条件致病和对科学实验干扰大的病原体的实验动物。SPF 动物来源于 GF 动物或剖宫产动物，饲养于屏障系统中，体内及环境中都不存在致病性的微生物和寄生虫，属于健康无病的动物。SPF 动物质量高，适合进行长期慢性实验，并能取得可靠的实验结果。由于重复性好，选用相对少量的 SPF 动物即可达到实验要求。主要应用于药理学、毒理学、肿瘤学、传染病学、免疫学实验，以及多种疫苗、诊断血清的生产和一些生物制品的鉴定。

四级，无菌动物（GF），是指用现有技术手段，从动物体内外检测不到其他生命体的动物。无菌动物来源于无菌剖宫产，然后将幼仔转移到绝对屏障系统——隔离器中，经人工哺育或无菌动物代乳饲育而成。无菌动物在药理学、免疫学、微生物学、肿瘤学、营养学、毒理学实验中起到其他动物不能起到的作用，受到人们的广泛关注。由于三级、四级动物要求高，价格贵，目前多用于特殊目的和要求的实验。

二、实验动物的性别鉴别与标记编号

（一）实验动物的性别鉴别

药理学实验常用的动物中，较大的动物（如家兔、猫、犬等）可以从生殖器分辨其性别，而较小的动物（如小鼠、大鼠、豚鼠等）的性别鉴别，通常以肛门与生殖孔之间的距离来判断，距离近者为雌性，距离远者为雄性。具体如表2-2所示。

（二）实验动物的标记编号

表2-2　常见动物的性别鉴定

动物	雄性	雌性
大鼠与小鼠	生殖器与肛门之间的距离较大。用手指轻捏外生殖器，可见阴茎凸出；天热时可见下垂的阴囊	较小乳头明显
青蛙与蟾蜍	捏住腰部将之提起时，前肢作环抱状，并鸣叫	前肢呈伸直状，不鸣叫
	前肢拇指与食指间趾蹼上有棕黑色小突起（所谓婚痣）	无婚痣
家兔	左手抓住颈部皮肤；右手拉住尾巴，将之夹在中指与无名指之间，用拇指及食指将靠近生殖器的皮毛扒开	
	可见阴茎露出	仅呈椭圆形间，无阴茎
豚鼠	豚鼠无尾，其他同家兔	

药理实验中常用多只动物同时进行实验，为避免混乱应将动物进行编号。实验动物编号的目的在于将观察范围内的同种动物进行区别，以便于观察。常用的方法有染色法、耳缘剪孔法、烙印法和号牌法等。可根据实验目的、动物种类和具备的条件选用，一般编号应具有清晰易辨、简便耐久的特点。

1. 挂牌法　将号码烙压在圆形或方形金属牌上（最好用铝或不锈钢的，它可长期使用不生锈），或将号码按实验分组编号烙在拴于动物颈部的皮带上，将此颈圈固定在动物颈部。该法适用于犬、猫、兔等较大的动物。可用特别的号码牌固定于身上。

2. 打号法　用刺数钳（又称耳号钳）将号码打在动物耳朵上。打号前用蘸有酒精的棉球擦净耳朵，用耳号钳刺上号码，然后在烙印部位用棉球蘸上溶在食醋里的黑墨水擦抹。该法适用于耳朵比较大的兔、犬等动物。

3. 针刺法　用7#或8#针头蘸取少量碳素墨水，在耳部、前后肢以及尾部等处刺入皮下，在受刺部位留有一黑色标记。该法适用于大鼠、小鼠、豚鼠等。在实验动物数量少的情况下，也可用于兔、犬等动物。

4. 化学药品涂染动物被毛法　根据实验分组编号的需要，可用一种化学药品涂染实验动物背部被毛。如果实验动物数量较多，则可以选择两种染料。该方法对于实验周期短的实验动物较合适，时间长了染料易退掉；对于哺乳期的仔畜不适合，因母畜容易咬死仔畜或把染料舔掉。

经常应用的涂染化学药品有：

（1）涂染红色　0.5%中性红或品红溶液。

（2）涂染黄色　3%~5%苦味酸溶液。

（3）涂染黑色　煤焦油的酒精溶液。

小鼠、大鼠及白色家兔等用黄色苦味酸涂于动物不同部位进行染色标记而编号。例如，在小鼠或大鼠左前肢皮肤外侧涂色标记为1号，腹部左外侧皮肤涂色标记为2号，左后肢皮肤外侧涂色标记为3号，头部皮肤涂色标记为4号，背部正中皮肤标记为5号，尾巴根部标记为6号，7、8、9号在右侧同1、2、3号，第10号不涂黄色（图2-1）。

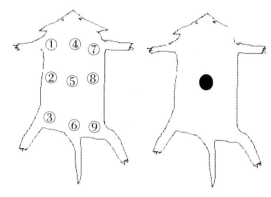

图2-1　小鼠、大鼠染色编号图（右图为5号鼠）

5. 剪毛法　该法适用于大、中型动物，如犬、兔等。方法是用剪毛刀在动物一侧或背部剪出号码，此法编号清楚可靠，但只适于短期观察。

6. 打孔或剪缺口法　可用打孔机在兔耳一定位置打一小孔来表示一定的号码。如用剪子剪缺口，应在剪后用滑石粉捻一下，以免愈合后看不出来。此种方法常在饲养大量动物时作为终身编号使用。

三、实验动物的捉拿

在进行实验时，为了不损伤动物的健康，不影响观察指标，并防止被动物咬伤，首先要限制动物的活动，使动物处于安静状态，所以必须掌握合理的捉拿固定方法。捉拿动物前，必须对各种动物的一般习性有所了解。操作时要小心仔细、大胆敏捷、熟练准确，不能粗暴，不能恐吓动物，同时，要爱惜动物，使动物少受痛苦。

1. 蛙和蟾蜍　左手握持蛙或蟾蜍，食指和中指夹住左前肢，拇指压住右前肢；右手将双下肢拉直，左手无名指及小指将其压住而固定（图2-2），此法用于淋巴囊注射。毁脑和毁脊髓则用左手食指和中指夹持蛙或蟾蜍的头部，拇指和无名指握持双下肢，右手持刺针进行操作（图2-3）。

2. 小鼠　可采取双手法和单手法两种形式。

双手法：右手提起鼠尾，放在鼠笼盖或其他粗糙面上，向后方轻拉，小鼠则将前肢固定于粗糙面上。此时迅速用左手拇指和食指捏住小鼠颈背部皮肤，并以小指与手掌尺侧夹持其尾根部，固定于手中（图2-4）。

单手法：用右手提起小鼠尾巴将其放在笼盖或其他粗糙表面上（图2-5），在小鼠向前挣扎爬行时，用左手拇指和食指捏住其双耳及颈部皮肤，将小鼠置于左掌心，手掌尺侧及小指夹住尾根部，即可将小鼠完全固定（图2-6）。

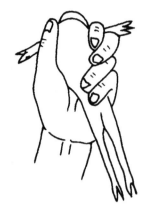

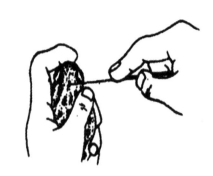

图 2-2　蛙、蟾蜍捉拿固定方法　　　　　图 2-3　蛙、蟾蜍捉拿和捣毁脑髓的方法

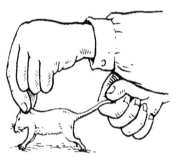

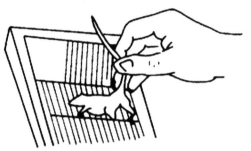

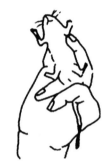

图 2-4　小鼠的双手捉拿方法　　　图 2-5　小鼠的单手捉拿方法　　　图 2-6　小鼠的捉拿

3. 大鼠　容易激怒咬人，捉持时左手应戴防护手套或用厚布盖住大鼠，先用右手抓住鼠尾，再用左手拇指和食指握住头部，其余手指与手掌握住背部和腹部（图 2-7）。不要用力过大，切勿捏其颈部，以免窒息致死。

4. 豚鼠　性情温顺不咬人，可用手直接从背侧握持前部躯干，体重小者用一只手捉持，体重大者宜用双手，另一只手托住臀部（图 2-8）。

5. 家兔　用右手抓住颈背部皮肤（抓的面积越大，其吃重点越分散）。将兔提起，以左手托住其臀部，使兔呈坐位，大部分重量落在左手（图 2-9），切不可手握持兔耳提起兔体。根据实验要求，将兔固定于兔固定箱内或兔手术台上（图 2-10）。

6. 猫　猫较为温顺，可用一只手捉住猫的颈部皮肤，另一只手托起四肢部抱起（图 2-11）。对凶暴猫，将手慢慢伸入笼内，轻抚猫的背、头、颈部。一只手抓住猫的颈部，移出笼外，另一只手捉住背到腰部的皮肤。当猫不许手接触它的皮肤时，可戴皮手套用网捉拿。

7. 犬　用一捕犬叉夹住犬颈，另一人用一粗棉带绑住嘴巴，使其不能咬人。若是驯顺犬，可突然捉住两耳，将前足提高，然后绑嘴巴。绑嘴的方法是将扁带绕上下颌

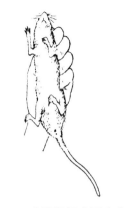

图2-7　大鼠的捉拿固定方法

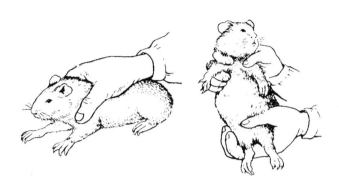

图2-8　豚鼠的捉拿固定方法

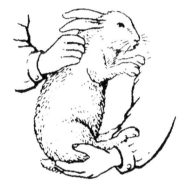

图2-9　家兔的捉拿方法

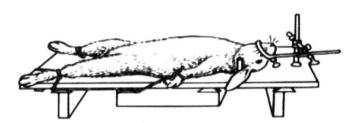

图2-10　兔固定于兔手术台上

一周，在上颌上打一结，然后转向下颌，再作一结，最后将带牵引至头后颈背上打第三结，此结上须再打一活结以固定之（图2-12）。

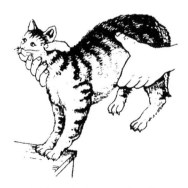

图2-11　猫的捉拿方法

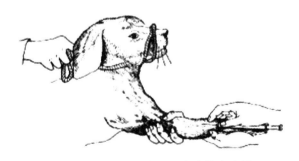

图2-12　犬的捆绑法和前肢静脉注射

四、实验动物常用的给药途径与方法

1. 蛙或蟾蜍

（1）淋巴囊注射 蛙皮下有数个淋巴囊，注药易吸收，常用的是腹淋巴囊。注药时，将蛙四肢固定，使腹部向上，注射针头从蛙大腿上部刺入，经大腿肌层入腹壁肌层，再浅出至腹壁皮下，即是腹淋巴囊。此法可避免药液外漏。注药量一般为每只 0.25~1.0ml。

（2）灌胃 用左手握住蛙或蟾蜍，头向上，腹面朝向操作者；右手持灌胃器，先插入口腔内，再用灌胃器轻压上腭，使口腔与食管成直线再沿腭后壁经食管入胃，将药液注入即可。

2. 小鼠

（1）灌胃 左手固定小鼠，右手持灌胃器，灌胃针头自口角进入口腔，紧贴上腭插入食道（图 2-13），如遇阻力，将灌胃针头抽回重插，以防损伤。常用灌胃量为 0.1~0.2ml/10g。

（2）皮下注射 可用腹部、背部、腹股沟的皮下，此处皮肤比较松弛，也可由助手协助（图 2-14）。注药量一般为 0.05~0.2ml/10g。

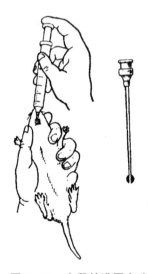

图 2-13 小鼠的灌胃方法

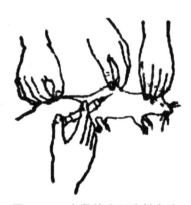

图 2-14 小鼠的皮下注射方法

（3）肌内注射 一人抓住小鼠头部皮肤和尾巴，另一人持连 4# 针头的注射器，将针头刺入后腿外侧肌肉。注射量每只一般不超过 0.1ml。

（4）静脉注射 将小鼠固定，暴露尾部，用酒精棉球连续擦尾部（必要时用二甲苯擦，亦可用电灯温烤），使血管扩张。尾背与左右两侧三根血管皆为静脉，均可选用。选一扩张较好静脉，左手拇指与中指捏住尾部的近尾端，食指压迫尾根保持血管瘀血扩张（成败关键在于尾静脉是否明显扩张，若不明显扩张，则不易成功），向下弯约45°。右手持注射器，于弯曲点处推注时遇阻力，且皮下隆起发白，即针头不在血管内，应拔出重新进针。针头在血管内，推注时不觉阻力（图2-15）。常用注射量为0.1~0.2ml/10g。

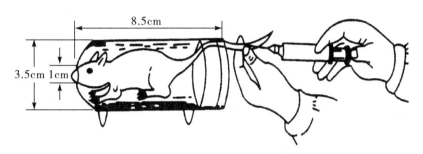

图2-15　小鼠尾静脉注射方法

（5）腹腔注射　将小鼠固定后，以45°角从下腹部外侧进针，深度较皮下注射深（图2-16）。常用注射量为0.1~0.2ml/10g。

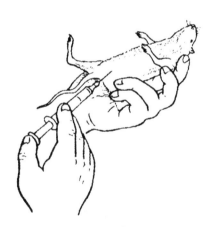

图2-16　小鼠的腹腔注射方法

3. 大鼠　灌胃、腹腔注射、皮下注射及尾静脉注射与小鼠相似。静脉注射也可在麻醉下行舌下静脉注射。

4. 家兔

（1）灌胃　一人将兔身固定于腋下（或放置在固定箱），一手固定兔头。另一人用兔开口器将兔口张开，压住舌头。用8#导尿管涂上液状石蜡后从开口器中部小孔插入食道（图2-17），为避免误入气管，可将导尿管末端浸入水中，若无气泡逸出，则已进入胃中，若有气泡则插入，须拔出重插，待确定导管进入胃内方可注入药液。灌胃量一般为5~20ml/kg。

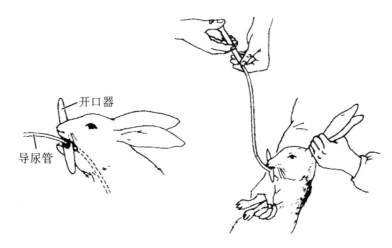

图2-17　家兔的灌胃方法

（2）静脉注射　将兔放入兔固定箱，剪去耳缘侧兔毛，用酒精涂擦耳部皮肤，用手指压兔耳根静脉，促使静脉充血，左手拇指和中指固定兔耳，右手持注射器（用4#或5#针头）从静脉末端刺入（图2-18），注入药液少许，若无阻力，局部组织无肿胀，表明已注入血管内，继续注完药液，若有阻力或耳缘组织变白，肿胀则未进入静脉内，须拔出重新注射，直致成功。注射药量0.2~2.0ml/kg。注射完毕用棉团压迫注射部位，防止出血。

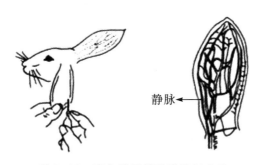

图2-18　家兔的耳缘静脉注射方法

（3）皮下、肌内、腹腔注射与鼠类相似，针头可稍大，用6#或7#针头。常用注药量分别为0.5~1.0ml/kg、0.5~1.0ml/kg、1.0~5.0ml/kg。

5.豚鼠　腹腔、皮下注射法同鼠类。

6.犬

（1）灌胃　灌胃方法基本同家兔，用具和用量相应增大（图2-19）。

（2）静脉注射　犬静脉注射多选用前肢内侧头静脉（同图2-12）或后肢小隐静脉（图2-20），注射前应先剪去注射部位的被毛，用胶带扎紧静脉近心端，使血管充盈，

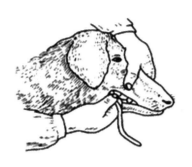

图 2-19　犬的灌胃方法

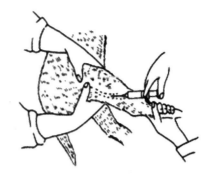

图 2-20　犬的静脉注射方法

针尖自远心端刺入血管，有回血后，固定针头，徐徐注入药液。

此外，根据实验内容的不同还可采取呼吸道给药、皮肤给药、脊髓腔内给药、小脑延髓池给药、直肠内给药、关节腔内给药等。

五、实验动物的取血方法

在药理学研究中，常须采取实验动物的血液，以供进行常规检验或生化及化学分析之用，故必须掌握正确的采血技术。常用实验动物的最大安全采血量与最小致死采血量见表 2-3。一次采血过多或连续多次采血都可影响动物健康，造成贫血或导致死亡。

表 2-3　常用实验动物的全血量、采血量

	小鼠	大鼠	豚鼠	家兔	犬	猫
全血量（ml/kg）	75	58	74	69	93	85
血浆量（ml/kg）	49	31	39	44	54	48
常规采血量（ml）	0.1	0.5	1.0	1.0	3.0~5.0	1.0
最大安全采血量（ml）	0.1	1.0	5.0	10.0	50	10
最小致死采血量（ml）	>0.3	>2.0	>10	>40	>300	>40

1. 小鼠和大鼠

（1）剪尾取血法　将清醒鼠装入深颜色的布袋中，将鼠身裹紧，露出尾巴，用酒精涂擦或用温水浸泡使血管扩张，剪断尾尖（注意：剪下来一点就可以，小鼠 1~2mm，大鼠 3~5mm），尾静脉血即可流出，用手轻轻地从尾根部向尾尖挤捏，可取到一定量的血液（图 2-21）。取血后，用棉球压迫止血。也可采用交替切割尾静脉方法取血，用一锋利刀片在尾尖部切破一段尾静脉，静脉血即可流出（图 2-22），每次可取 0.3~0.5ml，供一般血常规检验，3 根尾静脉可替换切割，由尾尖向根部切割。由于鼠血易凝，需要全血时，应事先将抗凝剂置于采血管中，如用血细胞混悬液，则立即与生理盐水混合。

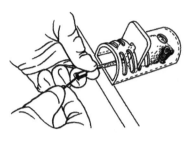

图 2-21　小鼠剪尾取血方法

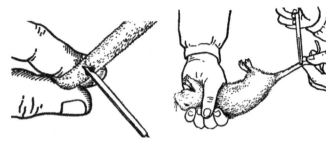

图 2-22　切破鼠尾静脉方法

（2）眼球后静脉丛取血法　左手持鼠，拇指与中指抓住颈部皮肤，食指按压头部向下，阻滞静脉回流，使眼球后静脉丛充血，眼球外突。右手持 1% 肝素溶液浸泡过的自制吸血器，从内眦部刺入，沿内下眼眶壁，向眼球后推进 4~5mm，旋转吸血针头，切开静脉丛，血液自动进入吸血针筒，轻轻抽吸血管（防止负压压迫静脉丛使抽血更困难），拔出吸血针，放松手压力，出血可自然停止（图 2-23，图 2-24）。也可用特制的玻璃取血管（管长 7~10cm，前端拉成毛细管，内径 0.1~1.5mm，长为 1cm，后端管径为 0.6cm）。必要时可在同一穿刺孔重复取血。此法也适用豚鼠和家兔。

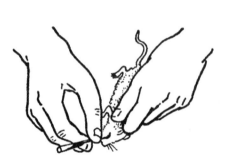

图 2-23　小鼠眼球后静脉丛取血方法

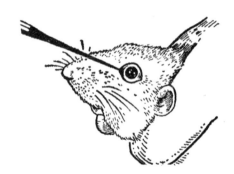

图 2-24　大鼠眼球后静脉丛取血方法

（3）眼眶取血法　此采血方法致死。小鼠倒置 5 秒后，左手持鼠，拇指与食指捏紧头颈部皮肤，使鼠眼球突出，右手持弯镊或止血钳，钳夹一侧眼球部，将眼球摘出，鼠倒置，头部向下，此时眼眶很快流血，将血滴入预先加有抗凝剂的玻璃管内，直至流血停止。此法由于取血过程中动物未死，心脏不断跳动，一般可取鼠体重 4%~5% 的血液量，是一种较好的取血方法，但只适用一次性取血。

（4）心脏取血　动物仰卧固定于鼠板上，用剪刀将心前区毛剪去，用碘酒、酒精消毒此处皮肤，在左侧第 3~4 肋间用左手食指摸到心搏，右手持连有 4# 或 5# 针头的注射器，选择心搏最强处穿刺，当针头正确刺入心脏时，鼠血由于心脏跳动的力量，自然进入注射器（图 2-25）。

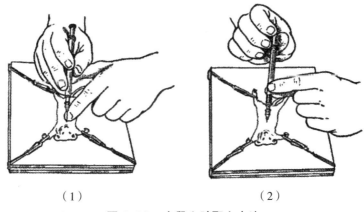

（1）　　　　　　　　　　　　（2）

图2-25　小鼠心脏取血方法

（5）断头取血　实验者带上棉手套，用左手抓紧鼠颈部位，右手持剪刀，从鼠颈部剪掉鼠头迅速将鼠颈端向下，对准预加抗凝剂的试管，收集从颈部流出的血液（图2-26）。小鼠可取血0.8~1.2ml，大鼠可取血5~10ml。

（6）颈动静脉、股动静脉取血：麻醉动物背位固定，一侧颈部或腹股沟部去毛，切开皮肤，分离出静脉或动脉，注射针沿动静脉走向刺入血管（图2-27）。20g小鼠可抽血0.6ml，300g大鼠可抽血8ml。也可把颈静脉或颈动脉用镊子挑起剪断，用试管取血或注射器抽血，股静脉连续多次取血时，穿刺部位应尽量靠近股静脉远心端。

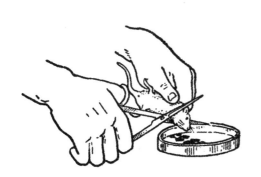

图2-26　小鼠断头取血方法

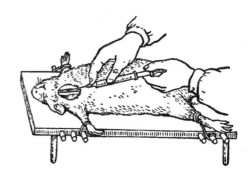

图2-27　大鼠颈静脉取血方法

2. 豚鼠

（1）心脏取血　需两人协作进行，助手以两手将豚鼠固定，腹部面向上，术者用左手在胸骨左侧触摸到心脏搏动处，一般在第4~6肋间、选择心跳最明显部位进针穿刺。针头进入心脏，则血液随心跳而进入注射器内，取血应快速，以防在试管内凝血。如认为针头已刺入心脏，但还未出血时，可将针头慢慢退出一点即可。失败时应拔出重新操作，切忌针头在胸腔内左右摆动，以防损伤心脏和肺脏而致动物死亡。此法取血量大，可反复采血。

（2）背中足静脉取血　助手固定动物，将其右或左后肢膝关节伸直提到术者面前，术者将动物脚背用酒精消毒，找出背中足静脉，以左手的拇指和食指拉住豚鼠的趾端，右手持注射针刺入静脉，拔针后立即出血，呈半球状隆起，用纱布或棉花压迫止血。可反复取血，两后肢交替使用。

3. 家兔

（1）心脏取血　把兔仰卧固定或仰位绑紧在动物解剖台上，用左手指在兔左侧胸部摸到心尖搏动的位置，一般在靠近胸骨剑突左侧上缘3~4肋间，摸到心尖搏动点后，确定针尖刺入部位。在左侧胸部剃毛，用碘酒及75%酒精消毒，然后将经抗凝剂润湿过的注射器（针头为6#~7#）从已确定进针部位垂直刺入胸腔，仔细探索心室位置，感到针头随心尖有力地搏动时，即把针头插入，若插入心室腔内，可见血流涌入注射器，此时固定好注射器位置，缓慢回抽针栓（如果回抽太快引起负压可导致吸不出血）至所需血量后，即拨出针头。

（2）耳缘静脉取血　固定兔身或将兔装入固定箱内，剪去耳根部及耳缘部毛，用电灯照烤加热兔耳或以二甲苯棉球涂擦，使静脉扩张，再以石蜡油擦耳缘，防止流出血液凝固，然后用小动脉夹夹紧耳根部，用大号针头逆静脉血回流方向刺破静脉或刀切小口，用手指轻轻地助血液流出（图2-28）。兔耳缘静脉取血亦可用注射器（针头用6#，预先用抗凝剂湿润）逆静脉血回流方向穿刺取血。

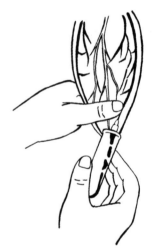

图2-28　兔耳缘静脉取血

（3）耳中央动脉取血　兔置入固定箱内，用手揉擦耳部，使中央动脉扩张。左手固定兔耳，右手持注射器，于中央动脉末端进针，与动脉平行，向心方向刺入动脉。一次取血量为15ml，取血后棉球压迫止血。注意兔中央动脉易发生痉挛性收缩。抽血前要充分使血管扩张，在痉挛前尽快抽血，抽血时间不宜过长。中央动脉末端抽血比较容易，耳根部组织较厚，抽血难以成功。

（4）股静脉取血　行股静脉分离手术，注射器平行于血管，从股静脉下端向心方向刺入，徐徐抽动针栓即可取血。抽血完毕后，要注意止血。股静脉易止血，用干纱布轻压取血部位即可。若连续多次取血，取血部位应尽量选择远心端。

（5）颈静脉取血　将兔固定于兔箱中，倒置使兔头朝下，在颈部上1/3的静脉部位剪去被毛，用碘酒、酒精消毒，剪开一个小口，暴露颈静脉，注射器向近心端刺入血管，即可取血。此处血管较粗，很容易取血，取血量也较多，一次可取10ml以上，用干纱布或棉球压迫取血部位止血。

4. 猫　从前肢皮下头静脉、后肢股静脉、耳缘静脉取血，需大量血液时可从颈静脉取血。

5. 犬

（1）心脏取血　犬心脏取血方法与兔相似。将犬麻醉固定于手术台上，暴露胸部，剪去左侧 3~5 肋间被毛，碘酒、酒精消毒局部，术者触摸心搏最明显处，避开肋骨进针，一般在胸骨左缘外 1cm 第 4 肋间处可触到，用 6#~7# 针头注射器取血，要垂直向背部方向进针。当针头接触到心脏时，即有搏动感觉。针头进入心腔即有血液进入注射器。一次可采血 20ml 左右。

（2）小隐静脉和头静脉取血　小隐静脉从后肢外踝后方走向外上侧，头静脉位于前肢脚爪上方背侧正前位。剪去局部被毛，助手握紧腿，使皮下静脉充盈，术者按常规穿刺即可抽出血。

（3）颈静脉取血　犬以侧卧位固定于犬台上，剪去颈部被毛，常规消毒。助手拉直颈部，头尽量仰。术者左手拇指压住颈静脉入胸腔处，使颈静脉曲张。右手持注射器，针头与血管平行，从远心端向近心端刺入血管，颈静脉在皮下易滑动，穿刺时要拉紧皮肤，固定好血管，取血后用棉球压迫止血。

（4）股动脉取血　麻醉犬或清醒犬背位固定于犬台上，助手将犬后肢向外拉直，暴露腹股沟，剪去被毛，常规消毒，并用左手食指、中指触摸动脉搏动部位，固定好血管，右手持注射器，针头与皮肤呈 45° 角，由动脉搏动最明显处直接刺入血管，抽取所需血液量，取血后，需较长时间压迫止血（图 2-29）。

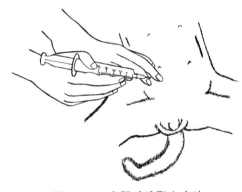

图 2-29　犬股动脉取血方法

六、实验动物的处死方法

（一）颈椎脱位法

对小鼠或大鼠，术者左手持镊子或用拇指、食指固定鼠头后部，右手捏住鼠尾，用力向后上方牵拉，听到鼠颈部咔嚓声即颈椎脱位，脊髓断裂，鼠瞬间死亡。而采用此法处死豚鼠时，由术者左手倒持豚鼠，用右手掌尺侧或木棒猛击颈部，使颈椎脱位迅速死亡。

（二）断头、毁脑法

常用于蛙类。可用剪刀剪去头部或用金属探针经枕骨大孔破坏大脑和脊髓而致死（图 2-30）。大鼠和小鼠也可用断头法处死，术者需戴手套，两手分别抓住鼠头与鼠身，拉紧并显露颈部，由助手持剪刀，从颈部剪断头部。

（三）空气栓塞法

术者用 50~100ml 注射器，向静脉血管内迅速注入空气，气体栓塞心腔和大血管而使动物死亡。使猫与家兔致死的空气量为 10~20ml，犬为 70~150ml。

（四）大量放血法

鼠可用摘除眼球，从眼眶动静脉大量放血而致死。如不立即死亡，可摘除另一眼球。猫可在麻醉状态下切开颈三角区，分离出动脉，钳夹上下两端，插入动脉插管，再松开下方钳子，轻压胸部可放大量血液，动物可立即死亡。对于麻醉犬，可横向切开股三角区，切断股

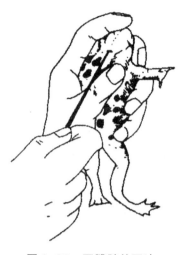

图 2-30　双毁髓处死法

动静脉，血液喷出；同时用自来水冲洗出血部位（防止血液凝固），3~5 分钟动物死亡。采集病理切片标本宜用此法。

第三节　实验动物麻醉

一、麻醉药的选择

进行在体动物实验宜用清醒状态的动物，这样将更接近生理状态。但在一些急、慢性实验中，施行手术前或实验时为了消除疼痛或减少动物挣扎而影响实验结果，必须对动物进行麻醉，以利于实验顺利进行。麻醉药的种类较多，作用原理也各有不同，它们除能抑制中枢神经系统外，还可引起其他生理功能的变化。理想的麻醉药应具备以下 3 个条件：①麻醉完善，实验过程中动物无挣扎或鸣叫现象，麻醉时间大致满足实验要求；②对动物的毒性及所观察的指标影响最小；③使用方便。麻醉药需根据动物的种类和不同实验手术的要求选择，麻醉必须适度，过浅或过深都会影响手术或实验的进程和结果。

常用麻醉有下列两种形式：

（一）局部麻醉

常用 2% 盐酸普鲁卡因，动物实验中多采用局部皮下浸润麻醉。剂量按所需麻醉面积的大小而定，一般不超过 50mg/kg。

（二）全身麻醉

1. 吸入麻醉　乙醚（ether）为吸入性麻醉药，可用于各种动物，尤其是时间短的手术或实验。将乙醚滴在棉球上放入玻璃罩内，利用其挥发的性质，经呼吸道进入肺泡，

对动物进行麻醉。吸入后 10~20 分钟开始发挥作用。其优点包括麻醉深度易于掌握，比较安全，术后动物苏醒较快。缺点为需要专人管理，在麻醉初期常出现强烈兴奋现象，对呼吸道有较强的刺激作用，使黏液分泌增加，易阻塞呼吸道而发生窒息。对于经验不足的操作者，用乙醚麻醉动物时，容易因麻醉过深而致动物死亡。麻醉前可给予一定量的吗啡和阿托品，通常在麻醉前 20~30 分钟，皮下注射硫酸吗啡（5~10mg/kg）及阿托品（0.1mg/kg），前者可降低中枢神经系统兴奋性、提高痛阈、降低乙醚用量及避免麻醉过程中的兴奋期；后者可对抗乙醚刺激呼吸道引起的黏液分泌作用，可防止麻醉过程中发生黏液堵塞呼吸道及手术后发生吸入性肺炎。另外乙醚易燃、易爆，对人亦有作用，使用时应避火、通风，并注意安全。

2. 注射麻醉

（1）巴比妥类　各种巴比妥类药物的吸收和代谢速度不同，其作用时间亦长短不一。戊巴比妥钠在实验中最为常用。该品为白色粉末，常配成 1%~3% 水溶液由静脉或腹腔给药。一次给药麻醉的有效持续时间为 3~5 小时，属中效巴比妥类。静脉注射时，前 1/3 剂量可快速注射，以快速度过兴奋期；后 2/3 剂量应缓慢注射，并密切观察动物的肌张力、呼吸频率、呼吸深度及角膜反射。动物麻醉后，常因麻醉药作用、肌肉松弛和皮肤血管扩张，致使体温下降，所以应设法保温。各种动物常用量如下：

①犬：静脉注射 30mg/kg。

②猫、兔：静脉注射或腹腔注射 30~40mg/kg。

③豚鼠、大鼠、小鼠：静脉注射 40~50mg/kg。

（2）硫喷妥钠　硫喷妥钠为浅黄色粉末，其水溶液不稳定，故需在使用前临时配制成 2.5%~5% 溶液经静脉注射。一次给药可维持 0.5~1 小时。时间较长时可重复给药，维持量为原剂量的 1/10~1/5。适用于较短时程的实验，属短效或超短效巴比妥类。巴比妥类对呼吸中枢有较强的抑制作用，麻醉过深时，呼吸活动可完全停止。故应注意防止给药过多、过快。其对心血管系统也有复杂的影响，故这类药物不用于研究心血管功能的实验动物麻醉。

（3）乌拉坦　乌拉坦又名氨基甲酸乙酯，作用性质温和，易溶于水，对动物麻醉作用强大而迅速，安全范围大，多数动物实验都可使用，常用于兔、大鼠的麻醉。常用量为静脉注射或腹腔注射 1~1.25g/kg。可导致较持久的浅麻醉，对呼吸无明显影响。优点是价廉，使用简便，一次给药可维持 4~5 小时，且麻醉过程较平稳，动物无明显挣扎现象；缺点是苏醒慢，麻醉深度和使用剂量较难掌握。乌拉坦对兔的麻醉作用较强，是家兔急性实验常用的麻醉药，对猫和犬则奏效较慢；在大鼠和兔能诱发肿瘤，不宜用于长期存活的慢性实验动物的麻醉。本药易溶于水，使用时配成 10%~25% 溶液。若注射剂量过大，则可致动物血压下降，且对呼吸影响也很大。用此药麻醉时，动物保温尤为重要。

（4）氯醛糖 本药溶解度较小，常配成1%水溶液。使用前需先在水浴锅中加热，使其溶解，但加热温度不宜过高，以免降低药效。本药安全范围大，能产生持久的浅麻醉，对自主神经中枢无明显抑制作用，对痛觉的影响也小，故特别适用于研究要求保留生理反射（如心血管反射）或神经系统反应的实验。实验中常将氯醛糖与乌拉坦混合使用。以加温法将氯醛糖溶于25%的乌拉坦溶液内，使氯醛糖浓度为5%。犬和猫静脉注射剂量为1.5~2ml/kg混合液，其中氯醛糖剂量为75~100mg/kg。兔也可用此剂量做静脉注射。

与乙醚比较，巴比妥类、乌拉坦和氯醛糖等非挥发性麻醉药的优点是使用简便，一次给药（硫喷妥钠除外）可维持较长时间的麻醉状态，手术和实验过程中不需要专人管理麻醉，而且麻醉过程比较平稳，动物无明显挣扎现象；缺点是苏醒较慢。

常用注射麻醉药物的剂量与给药途径见表2-4。

表2-4　常用注射麻醉药物的剂量与给药途径

麻醉药物	动物	给药途径	溶液浓度（%）	给药剂量（mg/kg）	维持时间	备注
戊巴比妥钠	犬、猫、兔	静注腹腔	3%	30 50	3~5小时 3~5小时	
	豚鼠、大鼠、小鼠	腹腔	2%	40~50	3~5小时	
硫喷妥钠	犬、猫、兔	静注腹腔	5%	20~25 25~50	15~30分钟 15~30分钟	呼吸抑制较严重，故静注宜缓慢
	大鼠	静注腹腔	2%	50~100	15~30分钟	
乌拉坦	犬、兔、猫	静注腹腔	20%	600~1000 1000~1500	2~4小时 2~4小时	毒性较小，安全
	豚鼠、大鼠、小鼠	腹腔	10%	1000~1500	2~4小时	
	蛙	淋巴囊	10%	2000	2~4小时	
氯醛糖	犬、兔、猫	静注	2%	80	5~6小时	安全，肌松不全，但价贵，难溶
	豚鼠、大鼠、小鼠	静注腹腔	2%	80	5~6小时	
氯醛糖+乌拉坦	犬、兔、猫	静注	1%+（3%~4%）	氯60+乌800	5小时	加温60℃~70℃溶解
	豚鼠	腹腔	1%+5%	氯20+乌1000	5小时	

二、麻醉动物注意事项

不同动物个体对麻醉药的耐受性是不同的。因此，在麻醉过程中，除参照表2-4

药物用量标准外，还必须密切注意动物的状态以决定麻醉药的用量。当呼吸突然变深变慢、角膜反射的灵敏度明显下降或消失、四肢和腹壁肌肉松弛、皮肤夹捏无明显疼痛反应时，应立即停止给药。静脉注药时应坚持先快后慢的原则，避免动物因麻醉过深而死亡。麻醉过深时，最易观察到的是呼吸减慢甚至停止，但仍有心跳。此时应立即进行人工呼吸。可用手有节奏地压迫和放松胸廓，或推压腹腔脏器使膈上、下移动，以保证肺通气，与此同时迅速做气管切开，并插入气管套管，连接人工呼吸机以代替徒手人工呼吸，直至自主呼吸恢复。还可给予兴奋剂以促进其恢复，常用的兴奋剂有咖啡因（1mg/kg）、尼可刹米（2~5mg/kg）和洛贝林（0.3~1mg/kg）等。心跳停止时应进行心脏按摩，注射温热生理盐水和肾上腺素。实验过程中如麻醉过浅，可临时补充麻醉药，但一次补充剂量不宜超过总量的1/5。

第四节　实验药品

一、给药剂量的确定

观察一种药物对实验动物的作用时，一个重要问题是给动物多大的剂量比较合适。剂量太小，作用不明显；剂量太大，又可令动物中毒死亡。给药剂量可以按下列方法确定：

（一）根据有关文献、实验教材、实验参考书提供的药物剂量

首先应查阅待研究药物的有关文献（学报、文摘、手册和专著等），了解前人的经验。如能查到为了同一目的给相同种类动物用药的记录，就可以参考试验。但由于药物批号不同，动物、环境条件的差异，必要时需通过预实验调整用药剂量。

（二）根据临床常用有效剂量换算成实验动物剂量

对于新药剂量的确定，先用少量小鼠粗略地探索中毒剂量或致死剂量，然后用中毒量或致死量的若干分之一为应用剂量，一般为1/10~1/5进行尝试。植物药粗制剂的剂量多按生药折算。化学药品可参考化学结构相似的已知药物，特别是其结构和作用都相似的药物剂量。

确定剂量后，如第一次用药的作用不明显，动物也没有中毒的表现（如体重下降、精神不振、活动减少或其他症状），可以加大剂量再次实验。如出现中毒现象，作用也明显，则应降低剂量再次实验。一般情况下，在适宜的剂量范围内，药物的作用常随剂量的加大而增强。所以，有条件时最好同时用几个剂量做实验，以便迅速获得相关药物作用的较完整的资料。如实验结果出现剂量与作用强度之间毫无规律时，则更应慎重分析。

如果查不到待试动物的剂量，但知道其他动物的剂量或人用剂量，这就需要加以换算。关于不同种类动物间用药剂量的换算，一般认为不宜简单地按体重比例增减，而应按单位体重所占体表面积的比值进行换算。但换算而得到的剂量仍有可能偏大或偏小，也只能作参考用。用大动物进行实验时，开始的剂量可采用给鼠类剂量的1/15~1/2，以后可根据动物的反应调整剂量。确定动物给药剂量时，要考虑给药动物的年龄大小和体质强弱。一般确定的给药剂量是用于成年动物的，幼小动物应减小剂量。

确定动物给药剂量时，要考虑因给药途径不同，所用剂量也不同。如口服量为100mg时，灌肠量应为100~200mg，皮下注射量为30~50mg，肌内注射量为25~30mg，静脉注射量为25mg。

（三）药物浓度表示法

药物的重量以"g"为基本单位，容量以"ml"为基本单位，这是衡量的公制，见表2-5。

表2-5 公制重量与容量表

单位名称	简写符号	折算	备注
微克	μg（r）	1/1000mg	/
毫克	mg	0.001g	/
克	g	1000mg	0.3 旧市钱
千克（公斤）	kg	1000g	2市斤
毫升	ml	1/1000L	/
升	L	1000ml	/

药物浓度是指一定量液体或固体制剂中所含主药的分量。常用以下几种表示法：

1. **百分浓度** 是按每100份溶液或固体制剂所含药物的份数来表示浓度，简写为%。由于药物和溶液的量可以用体积和重量表示，因而有三种不同的表示百分浓度的方法：

（1）重量/体积（W/V）法 即每100毫升溶液中含药物的克数，如5%葡萄糖即每100 ml含葡萄糖5 g。此法最常用，不加特别注明的药物百分浓度即指此法。

（2）重量/重量（W/W）法 即每100克制剂中含药物克数，适用于固体、半固体药物，如10%氧化锌软膏100g含氧化锌10g。

（3）容量/容量（V/V）法 即100 ml溶液中含药物的毫升数。适用于液体药物，如消毒用75%乙醇，即为100ml中含无水乙醇75ml，相当于W/W法70%乙醇。

2. **比例浓度** 常用于表示稀溶液的浓度，例如1：5000高锰酸钾溶液是指5000ml溶液中包含高锰酸钾1g；1：10 000肾上腺素即0.01%肾上腺素溶液，是指1ml溶液中含 0.1mg 肾上腺素。

3. 摩尔 / 升（mol/L）浓度 1L 溶液中所含溶质的物质的量，称为该溶液的摩尔 / 升浓度。如 0.1mol/L 的硫酸溶液表示 1L 溶液中含 9.8g H_2SO_4（H_2SO_4 分子量为 98）。

二、实验动物与人用药量的换算

人与动物对同一药物的耐受性相差很大，一般说来，动物的耐受性要比人大，也就是动物的单位体重用药量比人要大。人的用药量很多书上可查到，但动物用药量可查的书较少，一般动物用的药物种类远不如人用的那么多。因此，必须将人的用药量换算成动物的用药量。

一般可按下列比例换算：人用药量为 1，小鼠、大鼠为 25~50，兔、豚鼠为 15~20，犬、猫为 5~10。也可按以下方法进行人与不同种类动物之间药物剂量的换算。

（一）按体表面积直接计算法

1. 人体体表面积（A）计算法 计算中国人的体表面积，一般认为许文生公式较适宜，即：

$$A（m^2）=0.0061 × 身高（cm）+0.0128 × 体重（kg）-0.1529$$

2. 动物的体表面积计算 有许多种方法，在需要由体重推算体表面积时，一般认为 Meeh–Rubner 公式较为适用，即：

$$A（m^2）=K+\frac{W^{\frac{2}{3}}}{10\,000}$$

式中 W 为体重，以 g 计算；K 为一常数，随动物种类而不同，小鼠和大鼠为 9.1、豚鼠 9.8、家兔 10.1、猫 9.9、犬 11.2、猴 11.8、人 10.6（K 值见表 2-6，上列 K 值各报道略有出入）。

但这样计算出来的体表面积还是一种粗略的估计值，不一定完全符合每种动物的实测数值。

例 1：某利尿药大鼠灌胃给药时的剂量为 250mg/kg，试粗略估计犬灌胃给药时可以试用的剂量。

解：实验用大鼠的体重一般在 200g 左右，其体表面积（A）：

$$A=9.1 × \frac{200^{\frac{2}{3}}}{10\,000} =0.031m^2$$

250mg/kg 的剂量如改以 mg/m² 表示，即：

$$\frac{250 × 0.2}{0.031}=1608mg/m^2$$

实验用犬的体重一般在 10kg 左右，其 A 为

$$A=11.2 \times \frac{1000^{\frac{2}{3}}}{10\,000}=0.5198\text{m}^2$$

于是犬的适当试用剂量为

$$\frac{1608 \times 0.5198}{10}=84\text{mg/kg}$$

（二）按 mg/kg 折算 kg/m² 转换因子计算

即：

$$剂量（mg/kg）\times \frac{甲动物换算因子}{乙动物换算因子}$$

mg/kg 的相应转换因子可由表 2-6 查得（即为按 mg/m² 计算的剂量）。

表 2-6 不同种类动物间剂量换算时的常用数据

动物种类	K 值	体重（kg）	体表面积（m²）	mg/kg 折算 mg/m² 转换因子	每千克体重占体表面积相对比值
小鼠	9.1	0.018	0.0063	2.9	1.0
		0.020	0.0067	3.0 粗略值 3	（0.02kg）
		0.022	0.0071	3.1	
		0.024	0.0076	3.2	
大鼠	9.1	0.10	0.0196	5.1	0.47
		0.15	0.0257	5.8 粗略值 6	（0.20kg）
		0.20	0.0311	6.4	
		0.25	0.0461	6.9	
豚鼠	9.8	0.30	0.0439	6.8	0.40
		0.40	0.0532	7.5 粗略值 8	（0.40kg）
		0.50	0.0617	8.1	
		0.60	0.0697	8.6	
家兔	10.1	1.50	0.1323	11.3	0.24
		2.00	0.1608	12.4 粗略值 12	（2.0kg）
		2.50	0.1860	13.4	
猫	9.9	2.00	0.1571	12.7	0.22
		2.50	0.1824	13.7 粗略值 14	（2.5kg）
		3.00	0.2059	14.6	
犬	11.2	5.00	0.3275	15.3	0.16
		10.00	0.5199	19.2 粗略值 19	（10.0kg）
		15.00	0.6812	22.0	
猴	11.8	2.00	0.1873	10.7	0.24
		3.00	0.2455	12.2 粗略值 12	（3.0kg）
		4.00	0.2973	13.5	
人	10.5	40.00	1.2398	32.2	0.08
		50.00	1.4386	34.8 粗略值 35	（50.0kg）
		60.00	1.6246	36.9	

（三）按每千克体重占有体表面积相对比值计算

各种动物的"每千克体重占有体表面积相对比值（简称体表面积比值）"，见表2-6，例题1可按每千克体重占有体表面积相对比值计算。

$$解：250 \times \frac{0.16（犬的体表面积比值）}{0.47（大鼠的体表面积比值）} = 85mg/kg（犬的试用剂量）$$

（四）按人和动物间体表面积折算的等效剂量比值计算

表2-7为人和动物间体表面积折算的等效剂量比值表，例题1还可按人和动物间体表面积折算的等效剂量比值计算。

解：12 kg 犬的体表面积为200g 大鼠的17.8 倍，该药大鼠的剂量为250mg/kg，200g 大鼠的需给药量为 250×0.2=50mg，于是犬的适当试用剂量为：

$$\frac{50 \times 17.8}{12} = 74mg/kg（犬的试用剂量）$$

表 2-7 人和动物间体表面积折算的等效剂量比值表

动物	小鼠（20g）	大鼠（200g）	豚鼠（400g）	家兔（1.5kg）	猫（2.0kg）	猴（4.0kg）	犬（12kg）	人（70kg）
小鼠（20g）	1.0	7.0	12.25	27.8	29.7	64.1	124.2	87.9
大鼠（200g）	0.14	1.0	1.74	3.9	4.2	9.2	17.8	56.0
豚鼠（400g）	0.08	0.57	1.0	2.25	2.4	5.2	9.2	31.5
家兔（1.5kg）	0.04	0.25	0.44	1.0	1.08	2.4	4.5	14.2
猫（2.0kg）	0.03	0.23	0.41	0.92	1.0	2.2	4.1	13.0
猴（4.0kg）	0.016	0.11	0.19	0.42	0.45	1.0	1.9	6.1
犬（12kg）	0.008	0.06	0.10	0.22	0.23	0.52	1.0	3.1
人（70kg）	0.0026	0.018	0.031	0.07	0.078	0.16	0.32	1.0

（五）按人与各种动物以及各种动物之间用药剂量换算

已知 A 种动物每千克体重用药量，欲估计 B 种动物每千克体重用药剂量时，可查表2-8 找出折算系数（W），再按下列公式计算：

$$B 种动物的剂量（mg/kg）=W \times A 种动物的剂量（mg/kg）$$

例2：已知某药对小鼠的最大耐受量为20mg/kg（20g 小鼠用0.4mg），折算为家兔用药量应为多少？

解：查表2-8，A 种动物为小鼠，B 种动物为家兔，交叉点为折算系数 W=0.37，故家兔用药量为：

0.37×20mg/kg=7.4mg/kg，1.5kg 家兔用药量为 1.5kg×7.4mg/kg=11.1mg。

表 2-8 人和动物间的每千克体重等效剂量折算系数（W）

W		A 种动物或成人						
		小鼠（20g）	大鼠（200g）	豚鼠（400g）	兔（1.5kg）	猫（2.0kg）	犬（12kg）	人（60kg）
B 种动物或成人	小鼠（20g）	1.0	1.4	1.6	2.7	3.2	4.8	9.01
	大鼠（200g）	0.7	1.0	1.14	1.88	2.3	3.6	6.25
	豚鼠（400g）	0.61	0.87	1.0	1.65	2.05	3.0	5.55
	兔（1.5kg）	0.37	0.52	0.6	1.0	1.23	1.76	3.30
	猫（2.0kg）	0.30	0.42	0.48	0.81	1.0	1.4	2.70
	犬（12kg）	0.21	0.28	0.34	0.56	0.68	1.0	1.88
	人（60kg）	0.11	0.16	0.18	0.304	0.371	0.531	1.0

三、药物浓度与给药容量的计算与配制

给药剂量定了以后，应该考虑将药物配制成何种浓度。此时应从供试动物以某种特定给药途径时的最适给药容量入手并进行计算，举例说明。

例 3：已知戊巴比妥钠给家兔静脉注射时的适当剂量为 25 mg/kg，请问，将戊巴比妥钠配成何种浓度的溶液，方便给药？

解：查表 2-9 得知，家兔静脉注射时的最适给药剂量为 1ml/kg。因采用戊巴比妥钠 25mg/kg 的剂量，即所配溶液中必须每 1 毫升含戊巴比妥钠 25mg，换算成百分浓度为 2.5%（即每 100 毫升中有 2.5 g 戊巴比妥钠）。

在需要按照预定剂量利用现成药液给药时，又该怎样计算每个动物应当给予的药液容量呢？

例 4：盐酸吗啡给小鼠腹腔注射时的剂量为 15mg/kg。现有药物的浓度为 0.1%，22g 体重的小鼠应注射此种药液多少毫升？

解：按 15mg/kg 的剂量计算，22g 体重的小鼠应给药 15×0.022=0.33mg。

0.1% 浓度的药液是指每 100 毫升中有 0.1g（100mg），即每 1ml 中有 1mg。

0.33/1=0.33，所以 22g 体重的小鼠应注射此种药液 0.33ml。

表 2-9　几种实验动物常用给药途径的适宜给药容量

动物	给药途径	缩写	适宜给药容量
小鼠	灌胃	ig	0.1~0.3ml/10g
	皮下注射	ih	0.05~0.2ml/10g
	肌内注射	im	每腿 0.02~0.05ml
	腹腔注射	ip	0.1~0.2ml/10g
	尾静脉注射	iv	0.1~0.2ml/10g
大鼠	灌胃	ig	1~2ml/100g
	皮下注射	ih	0.5~1ml/100g
	肌内注射	im	每腿 0.1~0.2ml
	腹腔注射	ip	0.5~1ml/100g
家兔	灌胃	ig	20~50 ml/kg
	皮下注射	ih	0.5~1ml/kg
	肌内注射	im	0.5~1ml/kg
	腹腔注射	ip	1~5ml/kg

第五节　实验报告的书写

药理学实验课是模拟的科学研究实验，实验结果是可预测的科学发现，实验报告则是实验结果的科学总结，是向旁人提供研究经验及供本人日后参考的重要资料，相当于一篇短小的科研论文。通过认真总结，可将实验过程中获得的感性认识提高到理性认识，明确已经取得的成果、尚未解决的问题，为今后从事科研工作打基础。

一、实验结果的整理

凡属测量资料（如血压、心率、体温、瞳孔大小、睡眠时间、生化测定数据等）和计数资料（如阳性反应数或阴性反应数、动物死亡与存活数等，记纹鼓曲线、心电图和现象记录等）均应以正确的单位和数值作定量表示，不能笼统表示。必要时应做统计处理，以保证结论有较大的可靠性。尽可能将有关数据组成表格或统计图，使主要结果有重点地表达出来，以便阅读和分析、比较。作表格时，一般将观察项目列在表内左侧，由上而下逐项填写，而将实验中出现的变化，按照时间顺序，由左而右逐项填写。绘图时，应在纵轴和横轴上列出数值刻度，标明单位。一般以纵轴表示反应程度，横轴表示时间或药量，而在图的下方注明实验条件。如不是连续性变化，也可用柱形图表示。凡有曲线记录的实验，应及时在曲线图上标注说明，包括实验项目，实验动物的种类、性别、体重、给药量或其他实验条件等。对较长的曲线记录，可选取出现典型变化的段落,剪下后粘贴保存。这里需注意的是必须以客观的态度进行裁剪工作,不论预期内的或预期外的结果,均应留样参考。

二、实验报告的写作

实验报告要求结构完整、条理分明、文字简练、书写工整,措辞注意科学性和逻辑性,尽量采用科学术语。一般应包括下列内容:

(一)实验题目

相当于科研论文的题目,是对整个实验工作的高度概括。实验指导中每个实验的题目比较明确,应仔细体会其含义。

(二)实验目的

相当于科研论文的引言,主要说明为什么实验及实验的意义。

(三)实验材料

包括实验仪器、药品、动物等。

(四)实验方法

是实验操作的具体步骤。实验指导虽有详尽的说明,但应根据具体实验方法进行简述。如果实验方法临时有所变动,或者由于操作技术方面的原因,影响观察的可靠性时,应做简要说明。

(五)实验结果

是实验报告的核心部分,实验报告上一般只列经过归纳、整理的结果。

需要强调的是原始记录应保存备查。原始记录一般包括:

1. 实验动物条件,如种类、体重、性别、标记、编号、种系等。

2. 实验药品来源、批号、剂型、浓度、剂量、给药途径等。

3. 实验时环境,如日期、室温等。

4. 实验进程、步骤方法的详细记录。

5. 观测各种指标数据和原始描记曲线、图纸和统计学处理分析资料等。

实验结果需要绝对真实性,切不可只选用主观愿望的资料,任意删去不满意的结果。图表要正确,应有标题说明图表的内容。表的结构要简单明了,多采用三线表。假若实验报告中有表又有图时,图与表不要重复用同一数据。表中数据要注意有效数字,文字只提示图表说明什么问题,而不把图表中数据重复记录。文字能简单写明的数据不必用图表。

(六)讨论

是应用已知的理论对实验结果进行分析。应针对实验中所观察到的现象与结果,联系课堂讲授的理论知识进行分析和讨论,切不可离开实验结果去空谈理论;应抓住重点，不要面面俱到，避免外展过多；要判断实验结果是否为预期的，如果属于非预期的，则应分析其可能的原因。切忌文过饰非，应提出实验中的不足和存在的问题。

（七）结论

是实验报告的精华。实验结论是从实验结果归纳而得的概括性判断，也就是对本实验所能说明的问题、验证的概念或理论的简要总结。不必再在结论中重述具体结果。未获证据的理论分析，不能写入结论中。

总之，一篇好的实验报告应具备五性，即创造性、准确性、客观性、确证性、可读性。

创造性：实验中能发现新问题，探索创新。

准确性：目的明确、数据准确、方法可靠。

客观性：实验结果要真实，实事求是。

确证性：作结论要根据实验结果，资料可信。

可读性：文字简明扼要、重点突出、层次清楚、有逻辑性，文字通俗易懂，不能使用口语。

（陈　丽）

第三章 药品的基础知识

第一节 药品管理基本知识

一、药典与药品标准

（一）药典

药典（pharmacopoeia）是一个国家药品规格、标准的法典，由国家编撰，并由政府颁布施行，具有法律的约束力。药典收载功效确切、副作用较小、质量较稳定的常用药物和制剂，并规定其质量标准、制备要求、检验方法、作用与用途、用法与用量等，作为药品生产、检验和使用的依据。药典内收载的药品称为法定药；未收载的称为非法定药。药典还有附录和附表，说明各种剂型与药品质量的详细检定法。药典在一定程度上反映了该国家药物生产、医疗和科技的水平，也体现出医药卫生工作的特点和服务方向。药典在保证人民用药有效安全、促进药物研究和生产上起着重大作用。

目前世界上有 38 个国家的药典及《国际药典》。我国经常参阅的主要有美国药典、英国药典和日本药局方等。随着医药科学事业的发展，新的药物与试验方法亦不断出现，故药典出版后一般每隔几年须修订一次。各国药典的再版修订时间多在 5 年以上。我国药典自 1985 年后，每隔 5 年修订一次。有时为了使新的药物和制剂能及时得到补充和修改，往往在下一版新药典出版前，还会出现一些增补版。

《中华人民共和国药典》（简称《中国药典》，Chinese Pharmacopoeia） 我国于 1953 年颁布了《中国药典》。此后，于 1963 年、1977 年、1985 年又对《中国药典》进行了修订。《中国药典》1963 年版开始将收载内容分为二部，"一部"主要为中药，"二部"为合成药品和抗生素等。此编撰体例沿用至今。《中国药典》1985 年版发行后，决定每 5 年重修订一次。1990 年版有中英文版本，1995 年版取消了药物的拉丁名，沿用药物通用名称。现 2015 年版已发行，是新中国成立以来的第十版。2015 版药典分为四部，进一步扩大药品品种的收载和修订，共收载品种 5608 种。一部为中药上下卷，收载品种 2598 种，其中新增品种 440 种。二部为化学药，收载品种 2603 种，其中新增品种 492 种。三部为生物制品，收载品种 137 种，其中新增品种 13 种、修订品种 105 种。首次将上版药典附录整合为通则，并与药用辅料单独成卷作为新版药典四部。

四部为附录与辅料，收载通则总数 317 个，其中制剂通则 38 个、检测方法 240 个、指导原则 30 个、标准物质和对照品相关通则 9 个；药用辅料收载 270 种，其中新增 137 种、修订 97 种。

《英国药典》（Brifish Pharmacopoeia，B.P.）　是英国药品委员会（British Pharmacopoeia Commission）的正式出版物，是英国制药标准的重要来源。英国药典不仅为读者提供了药用和成药配方标准以及公式配药标准，而且也向读者展示了许多明确分类并可参照的欧洲药典专著。英国药典出版周期不定，1864 年发行第一版，最新的版本为 2016 版，共 6 卷。

《美国药典 / 国家处方集》（U.S. Pharmacopeia/ National Formulary，USP-NF）由美国政府所属的美国药典委员会（The United States Pharmacopeial Convention）编辑出版。对于在美国制造和销售的药物和相关产品而言，USP-NF 是唯一由美国食品药品监督管理局（FDA）强制执行的法定标准。此外，对于制药和质量控制所必需的规范，例如测试、程序和合格标准，USP-NF 还可以作为明确的逐步操作指导。美国药典最新版为 USP 39-NF 34 版，2015 年 12 月出版。

《欧洲药典》（European Pharmacopoeia，E.P.）　欧洲药典是欧洲药品质量控制的标准。欧洲药典的内容具有法律约束力，由行政管理或司法部门强制要求遵守。成员国的国家当局必须采用欧洲药典，必要时可替代相同物质国家标准中的个论。欧洲药典的内容包括活性物质、辅料、化学、动物、人或植物来源的药用物质或制品、顺势疗法制剂和顺势疗法原料、抗生素，以及制剂和容器等。欧洲药典还适用于生物制品、血液和血浆制品、疫苗和放射药品。最新版为第 8 版，包括两个基本卷，于 2013 年 7 月出版发行，以后在每次欧洲药典委员会全会做出决定后，通过非累积增补本更新，每年出 3 个增补本。第 8 版累计共有 8 个非累积增补本（8.1~8.8）。

这些外国药典的最新版本，在收载的品种及标准等方面都有不少更新。在制剂品种方面，由于药典的要求比较严格，收载的数量比市售的品种少。

（二）药品标准

药品标准是国家对药品质量规格及检验方法所做的技术规定，是药品生产、供应、使用、检验和管理部门共同遵循的法定依据。我国药品标准分为二级。《中国药典》和部（局）颁标准属国家药品标准；各省、自治区、直辖市药品监督管理部门及卫生部门批准的属地方药品标准。药品标准具有法规性质，属强制性标准。凡正式批准生产的药品及药用辅料要执行《中国药典》和部（局）颁标准。中药材、中药饮片分阶段、分品种实施，暂可参照执行省、自治区、直辖市药品监督局制订的《炮制规范》。

二、国家基本药物

为了加强国家对药品生产和使用环节的科学管理,保证人民防病治病的基本需求,适应医疗体系改革,打击药价虚高,我国政府有关部门组织制订了《国家基本药物》目录,其所列品种是专家和基层广大医药工作者从我国临床应用的各类药物中通过科学评价,筛选出来的具有代表性的药物。这些药物具有疗效好、不良反应小、质量稳定、价格合理、使用方便等特点。我国原卫生部和国家医药管理总局于 1981 年 8 月首次颁布了《国家基本药物》目录(西药部分),遴选出国家基本药物 278 种。此后每 2 年公布一次。2015 年版《国家基本药物》一共 497 种药品,其中:化学药品和生物制品 292 种,中成药 184 种,民族药 21 种。

三、药品的分类管理

新中国成立以来,我国已先后实行了麻醉药品、精神药品、医疗用毒性药品、放射性药品和戒毒药品的分类管理。药品分类管理是国际通行的管理办法,它是根据药品的安全性、有效性原则,依其品种、规格、适应证、剂量及给药途径等的不同,将药品分为处方药和非处方药并作出相应的管理规定。它的意义在于保障人民用药安全。中国《处方药与非处方药分类管理办法(试行)》于 1999 年 6 月 1 日经国家药品监督管理局审议通过,并由国家药品监督管理局于 1999 年 6 月 18 日公布。该管理办法自 2000 年 1 月 1 日起施行。

(一)处方药

处方药简称 Rx 药,是指经过国家卫生行政部门规定或审定,需凭执业医师或执业助理医师处方才可调配、购买和使用的药品。处方药有以下几种:

1. 刚上市的新药,对其活性或毒副作用还需要进一步观察。

2. 可产生依赖性的药物,例如吗啡类镇痛药及某些镇静催眠药。

3. 药物本身毒性较大,例如抗肿瘤药物。

4. 用于治疗某些疾病所需的特殊药品,如心脑血管疾病的药物,须经医师确诊后开出处方并在医师指导下使用。

此外,我国规定,处方药只准在专业性医药报刊上进行广告宣传,禁止在大众传播媒介进行广告宣传。

(二)非处方药

非处方药(nonprescription drugs, over the counter drugs, OTC),是指经过国家卫生行政部门规定或审定,不需要凭医师处方即可自行判断、购买和使用的药品。OTC 药物大多用于多发病的诊治,如感冒、发热、头痛、消化不良、关节疾病、鼻炎等过敏症、营养补剂(如维生素、某些中药补剂)等。为了保证人民健康,我国非处方药的包装标签、使用说明书中标注了警示语，明确规定药物的使用时间、疗程，并强调指出"如症状未缓解或消失应向医师咨询"。非处方药由处方药转变而来，是经过长期应用、确认有疗效、质量稳定、非医疗专业人员也能安全使用的药物。不过在非处方药中，还有更细的分类，红底白字的是甲类，绿底白字的是乙类（图3-1）。甲乙两类OTC虽然都可以在药店购买，但乙类非处方药安全性更高。乙类非处方药除了可以在药店出售外，还可以在超市、宾馆、百货商店等处销售。

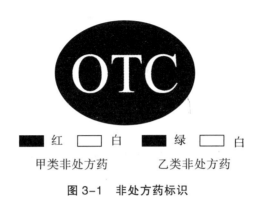

图 3-1 非处方药标识

第二节 药品名称

药品常用名称主要包括通用名称和商品名称。

一、药品通用名称

药品通用名称是由世界卫生组织（WHO）编定国际通用药品名称，在全球通用，各国药典均以其命名，也称法定名称。《中国药品通用名称》是药品的中文标准名称。在医药专业论文、书籍、药品包装上必须使用通用名。药品管理法第五十条规定，列入国家药品标准的药品名称为药品通用名称。药品通用名称是药品的法定名称，其特点是通用性。不同品种的药品拥有不同的药品通用名称，而同一品种的药品则只能使用同一个药品通用名称。

二、药品商品名称

药品商品名称又称商标名。指一家企业生产的区别于其他企业同一产品、经过注册的法定标志名称，其特点是专有性。制药生产企业或药品研发公司为保护知识产权而注册的商品名，一般在药品名的右上角加注®。

我国《处方管理办法》中规定，开具处方应当使用经药品监督管理部门批准并公布的药品通用名称、新活性化合物的专利药品名称和复方制剂药品名称。

第三节　药品说明书和药品标签基本知识

一、药品说明书

药品说明书是指药品生产企业印刷并提供的，用于指导临床正确使用药品的技术性资料。药品生产企业生产供上市销售的最小包装必须附有说明书。药品说明书对药物本身内容进行解释和说明，体现了药企对其产品公开、透明的承诺，同时也作为指导和规范医院购药、医生开药、药师调药以及患者用药等环节的指南和依据。

二、药品标签

药品标签是指药品包装上印有或者贴有的内容，分为内标签和外标签。药品内标签是指直接接触药品包装的标签；外标签是指内标签以外的其他包装的标签。

三、药品说明书和标签上的部分标示

1. 药品批准文号　药品批准文号是中华人民共和国国家食品药品监督管理总局（CFDA）授予生产企业生产、销售药品的法律文件的序号，是最直接、最简单地从外观判断药品合法性的标志之一。其格式为：国药准字 +1 位拼音字母 +8 位数字，如国药准字 H20020205。拼音字母包括 H、Z、S、B、T、F、J，分别表示化学药品、中成药（中药）、生物制品、保健药品、体外化学诊断试剂、药用辅料、进口分包装药品。8 位数字的第 1、2 位代表原批准文号的来源；第 3、4 位代表换发批准文号之年的公元年号的后两位数字；第 5、6、7、8 位为批准文号的顺序号。

2. 药品批号　药品批号表示生产日期和批次，是指生产厂家给同一次投料、同一次生产工艺所生产的药品编排的号码。我国大多数药品批号采用六位数字表示，前两位表示年份，中间两位表示月份，最后两位表示日期。如批号 160210，表示该药为 2016 年 2 月 10 日生产。进口药品从批号上看不出生产日期，如 LOT NO.234，表示药品批号为 234。但在药品外包装上常注明生产日期，如 "Manuf. date Dec. 20. 2015" 的字样，就表示该药品是 2015 年 12 月 20 日生产的。

3. 药品有效期　药品有效期是指药品在规定的贮存条件下,能够保持质量的期限。如某药标明的有效期为 2015 年 2 月 13 日，即表示该药可用至 2015 年 2 月 13 日。有的药品有效期只标明年、月，如 2016 年 3 月，表示该药可用至 2016 年 3 月 30 日，而 2016 年 4 月 1 日即无效。有的药品只标明 "有效期三年"，则可根据药品批号计算出有效期，如批号为 151114，表示该药可用至 2018 年 11 月 13 日。

4. 失效期 药品的失效期是指药品在一定的储存条件下其质量开始下降，达不到原质量标准的期限。如失效期为 2015 年 10 月，则表示该药只能使用到 2015 年 9 月 30 日，10 月 1 日起失效。

5. 生产日期 生产日期是药品生产的具体日期，一般按照"年 + 月 + 日"顺序编制。

四、特殊药品管理

《中华人民共和国药品管理法》规定，对麻醉药品、精神药品、医疗用毒性药品和放射性药品实施特殊管理，以保证其合法、合理使用，正确发挥其防治疾病的作用。

（一）麻醉药品管理

麻醉药品系指连续使用易产生身体依赖性且能成瘾癖的药品。其标识见图 3-2。主要有：

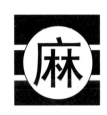

麻醉药品

■ 蓝 □ 白

图 3-2 麻醉药品标识

1. 阿片类 阿片、阿片粉、复方桔梗散、复方桔梗片和阿片酊。

2. 吗啡类 吗啡、盐酸吗啡注射液、盐酸吗啡阿托品注射液和盐酸吗啡片。

3. 盐酸乙基吗啡类 盐酸乙基吗啡、盐酸乙基吗啡片和盐酸乙基吗啡注射液。

4. 可卡因类 可待因、磷酸可待因、磷酸可待因注射液、磷酸可待因片和磷酸可待因糖浆。

5. 福可定类 福可定和福可定片。

6. 合成麻醉药类 哌替啶（度冷丁）、哌替啶注射液、安那度（安侬痛）、安那度注射液、枸橼酸芬太尼注射液、美散痛、美散痛注射液、美散痛片和二氢埃托菲等。

麻醉药品只限于医疗、教学、科研需要，医院制剂室制备含有麻醉药品的制剂，需由当地卫生行政部门批准（县以上卫生行政部门）方可自行配制，未经批准的任何单位和个人不得自行配制。具有麻醉药品处方权的医务人员必须具有医师以上技术职称，并经考核能正确使用麻醉药品，本院医务人员的麻醉药品处方权需经医务科负责批准，并将医师签字式样送药剂科备查。进行计划生育手术的医务人员经考核能正确使用麻醉药品的，在进行手术期间有麻醉药品处方权。

麻醉药品和用量：每张处方注射剂不得超过两日常用量，片剂、酊剂、糖浆剂等不得超过三日常用量，连续使用不得超过七天。

麻醉药品处方书写要求：处方要用专用处方（红底黑字），书写工整、字迹清晰，写明病情，医师签全名，划价、配方、发药及核对人员均应签全名，并进行麻醉药品处方登记，医务人员不得为自己开方使用麻醉药品。

（二）精神药品管理

精神药品是指直接作用于中枢神经系统，使之兴奋或抑制，连续使用能产生依赖性的药品。其标识见图3-3。依据精神药品使人体产生的依赖性和危害人体健康的程度，分为第一类和第二类：

精神药品

■绿 □白

图3-3 精神药品标识

1. 第一类为不准在医药门市部门零售的药 哌醋甲酯（利他林）、司可巴比妥、安息香酸钠咖啡因、咖啡因、布桂嗪和复方樟脑酊。

2. 第二类为定点药房可凭盖有医疗单位公章的医师处方零售的药 异戊巴比妥、格鲁米特（导眠能）、阿普唑仑、巴比妥、利眠宁、氯硝西泮、地西泮、艾司唑仑、甲丙氨酯（眠尔通）、硝西泮、苯巴比妥、氟西泮、三唑仑和氨酚待因片。

医生应当根据医疗需要合理使用精神药品，严禁滥用。除特殊需要外，第一类精神药品的处方，每次不超过三日常用量，第二类精神药品的处方，每次不超过七日常用量。处方应当留存两年备查。精神药品的处方必须载明患者的姓名、年龄、性别、药品名称、剂量、用法等。精神药品的经营单位和医疗单位对精神药品的购买证明、处方不得涂改。经营单位和医疗单位应当建立精神药品收支账目，按季度盘点，做到账物相符，发现问题应当立即报告当地卫生行政部门，卫生行政部门应当及时查处。医疗单位购买的精神药品只准在本单位使用，不得转售。

（三）医疗用毒性药品管理

医疗用毒性药品，系指毒性剧烈、治疗剂量与中毒剂量相近，使用不当会致人中毒或死亡的药品。毒性药品的包装容器上必须印有毒性药品标识，见图3-4。在运输毒性药品的过程中，应当采取有效措施，防止发生事故。

毒性中药品种有：砒石（红砒、白砒）、砒霜、水银、生马钱子、生川乌、生草乌、生白附子、生附子、生半夏、生南星、生巴豆、斑蝥、青娘虫、红娘虫、生甘遂、生狼毒、生藤黄、生千金子、生天仙子、闹羊花、雪上一枝蒿、红升丹、白降丹、蟾酥、洋金花、红粉、轻粉和雄黄。

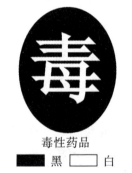

毒性药品

■黑 □白

图3-4 医疗用毒性药品标识

毒性西药品种有：去乙酰毛花苷丙、洋地黄毒苷、阿托品、氢溴酸后马托品、三氧化二砷、毛果芸香碱、升汞、水杨酸毒扁豆碱、亚砷酸钾、氢溴酸东莨菪碱和士的宁。

医疗单位供应和调配毒性药品，需凭医生签名的正式处方。药店供应和调配毒性药品，凭盖有医生所在的医疗单位公章的正式处方。每次处方剂量不得超过两日极量。

处方一次有效，取药后处方保存两年备查。科研和教学单位所需的毒性药品，必须持本单位的证明信，经单位所在地县以上卫生行政部门批准后，供应部门方能发售。群众自配民间单、秘、验方需用毒性中药，购买时要持有本单位或者城市街道办事处、乡（镇）人民政府的证明信，供应部门方可发售。每次购用量不得超过两日极量。

（四）放射性药品管理

放射性药品是指用于临床诊断或者治疗的放射性核素制剂或者其标记化合物。其标识见图 3-5。放射性药品与其他药品的不同之处在于，放射性药品含有的放射性核素能释放射线，释放出的射线具有穿透性，当其通过人体时，可与组织发生电离作用，因此相比一般药品对它更需严加监督检查。凡在分子内或制剂内含有放射性核素的药品都称为放射性药品。放射性药品包括裂变制品、堆照制品、加速器制品、放射性核素发生器及其配套药盒、放射免疫分析药盒等。

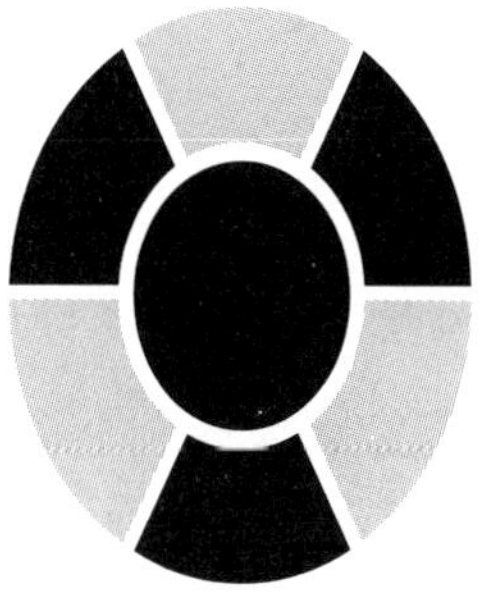

放射性药品

■ 红　■ 黄

图 3-5　放射性药品标识

放射性药品应放在铅罐内，置于贮源室的贮源柜内，平时有专人负责保管，严防丢失。常用放射药品应按不同品种分类放置在通风橱贮源槽内，标志要鲜明，以防发生差错。发现放射性药品丢失时，应立即追查去向，并报告上级机关。放射性药品用于患者前，应对其品种和用量进行严格的核对，特别是在同一时间给几个患者服药时，应仔细核对患者姓名及给药剂量。

第四节　药物剂型

剂型是指根据医疗需要将原料药经过适当加工制成的具有一定形态和规格，便于使用和保存的制品。一种药物可制成多种剂型，但同一种药物，所制备的剂型不同，给药途径亦不相同，可产生不同的作用。例如，硫酸镁制成粉剂口服可导泻，制成注射剂静脉注射可产生抗痉挛、降压等作用。药物常用剂型按形态可分为固体剂型、半固体剂型、液体剂型和气雾剂等。近年来，国内外陆续研制、应用了一些新剂型，包括药物载体制剂如微型胶囊、脂质体、微球剂、磁性微球、前体药物制剂、膜剂及透皮给药制剂等。

常用剂型如下：

一、固体制剂

（一）片剂（tablet）

是将一种或多种药物加入赋形剂经压制而成的片状或异形片状制剂。片剂具有含量准确、使用方便、便于保存和运输等优点。片剂一般在胃液中崩解、溶出和开始吸收，是临床应用最多的一种剂型。片剂可根据需要制成下列不同类型：

1. 多层片　是指由两层或多层构成的片剂，一般由两次或多次加压而制成，每层含有不同的药物或辅料，目的是避免复方制剂中不同药物之间的配伍变化或达到缓释、控释的效果。如多酶片，外层为速释部分药物，内层为缓释部分药物。

2. 植入片（经过灭菌）　埋藏于皮下缓缓溶解、吸收而起长效作用，如睾丸素植入片。

3. 肠溶片　是在片剂外层包有耐酸的肠溶包衣材料，能完整地通过胃部，到达肠部才崩解，如氨茶碱肠溶片。

4. 含毒药和外用片剂　应着色，并压制成与内服片剂能够明显区别的片型。

（二）丸剂（pill）

通常是将药物细粉（多为中草药，100目以上）或药物提取物加适宜的黏合剂或辅料制成的圆球形固体制剂，专供内服用。黏合剂可用蜂蜜、水、米糊或面糊，所制成的丸剂分别称为蜜丸、水丸、糊丸，如银翘解毒丸。

（三）散剂（powder）

系指一种或多种药物均匀混合而制成的干燥粉末制剂，供内服或外用，如冰硼散。

（四）胶囊剂（capsule）

系将药物装入空硬胶囊或软胶囊中制成的制剂，内服，如诺氟沙星胶囊。

（五）颗粒剂（granule）

是将化学药物制成干燥颗粒状的内服用制剂。近年来，以中草药为原料，根据汤剂特点，创制成一种颗粒状制剂（powder granule），临用时加水冲服。既保留了汤剂发挥药效较快的优点，又便于保存和运输，如感冒退热颗粒。

二、半固体制剂

（一）软膏剂（unguent）

是将药物加入适宜基质（如凡士林、液体石蜡、羊毛脂等）制成的半固体外用制剂，如氢化可的松软膏。专供眼部疾患用的极为细腻的软膏又称眼膏剂。

（二）栓剂（suppository）

药物与适宜基质制成的具有一定的形状供腔道给药的固体状外用制剂。栓剂因使用腔道不同而有不同的名称，如肛门栓、阴道栓、尿道栓、喉道栓、耳用栓和鼻用栓等。常用的有肛门栓和阴道栓，如肛门栓剂是圆锥形，重约2g。常用的基质有甘油、明胶和可可豆脂。

三、液体制剂

（一）溶液剂（solution）

一般系指化学药物（非挥发性药物）的内服或外用的均相澄明溶液。如复方碘口服液为内服，4% 硼酸溶液为外用。其溶剂多为水。

（二）注射剂（injection）

又称安瓿剂（amplue），系指药物制成的供注入体内的灭菌溶液、乳浊液和混悬液，以及供临用前配成溶液或混悬液的无菌粉末或浓溶液。注射剂是临床最常用的剂型之一，具有疗效迅速、剂量准确、作用可靠的优点。适用于不宜口服的药物以及不能口服或急症的患者，但混悬液不宜静脉给药。

（三）合剂（mixture）

系指主要以水为分散介质，含一种或一种以上药物成分的内服液体制剂（滴剂除外），如胃蛋白酶合剂。它包括了如真溶液、胶体溶液、混悬液、乳浊液及中草药合剂等各种分散系统的液体制剂。合剂中的药物可以是化学药物，也可以是中药材提取物。

（四）糖浆剂（syrup）

系含有药物、药材提取物或芳香物质的蔗糖近饱和的水溶液，如小儿止咳糖浆。

四、气雾剂

气雾剂是指药物与抛射剂（液化气体或压缩气体）一起装封于带有阀门的耐压容器内的制剂。使用时借助于气化的抛射剂增加器内压力，当阀门打开后，能自动将药液以极细的气雾（颗粒直径一般在 10μm 以下）喷射出来。患者顺势吸入药物直达肺部深处，就能很快发生作用。外用气雾剂可局部用于皮肤创伤，特点为用药均匀可避免涂擦对创面的刺激，多用于外科及烧伤的治疗。

五、新剂型

（一）微型胶囊（microcapsule）

是药物被包裹在囊膜内制成微小的无缝胶囊。外观呈粒状或圆珠形，直径5~400μm 囊心可以是固体或液体药物，包裹材料是高分子物质或共聚物，如氯乙烯醇、明胶及乙基纤维素等。微型胶囊的优点在于可防止药物氧化和潮解，并能控制囊心药物的释放以延长药效，如维生素 A 微囊。

（二）脂质体（liposome）

是将药物包封于类脂双分子层形成的薄膜中间所制成的超微型球状载体制剂，或称为类脂小体，液晶微囊，是一种类似微型胶囊的新剂型。载体可以是一组分子，包裹于药物外，通过渗透或被巨噬细胞吞噬后，载体被酶类分解而释放药物，从而发挥作用。脂质体广泛用作抗癌药物载体，具有增强定向性、延续释放药物、控制药物在组织内分布及提高药物稳定性等特点。

（三）磁性微球（magnetic microsphere）

用人的血清蛋白将药物包成带磁性的微球，制成一种新型的药物载体制剂。服用这种制剂后在体外适当部位用一适宜强度磁铁吸引，将磁性微球引导到体内特定靶区，使达到需要的浓度。这种载体有用量少、局部作用强、提高疗效的优点。

（四）前体药物制剂（pro-drug preparations）

是将一种具有药理活性的母体，导入另一种载体（或与另一种作用近似的母体药物相结合）形成一种新的化合物，这种化合物在人体中经过生物转化（酶或其他生物功能的作用），释放出母体药物而显疗效。这些化合物大多以复盐（或络盐、酯类等）形式存在。如将两个母体药物合并应用往往可使疗效增强，临床应用范围扩大，同时还有提高血药浓度、延长作用时间、降低毒副作用、增加药物溶解度和稳定性等优点，还可制成靶向性制剂。

（五）膜剂（sheet）

是将药物溶解于或混悬于多聚物的溶液中，经涂膜、干燥而制成。按给药途径分为口服膜剂（如安定膜剂），眼用膜剂（如毛果芸香碱眼用膜剂），阴道用膜剂（如避孕药膜），皮肤、黏膜外用膜剂（如冻疮药膜）等。膜剂具有体积小，重量轻，以及便于携带和贮存的特点。

第五节　处方及医嘱的一般知识

一、处方

（一）处方的意义

处方是由注册的执业医师或执业助理医师根据患者病情需要为患者开具的，由药学专业技术人员审核、调配、核对，并作为发药凭证的医疗用药的书面文件。它具有法律、技术和经济上的意义。处方是医师和药师共同对患者负责的一项重要的书面文件。处方选药和用法是否正确，关系到患者健康的恢复和生命安全，所以医务人员必须以对患者高度负责的精神和严肃认真的态度对待处方。凡由于开处方或配制、发药的差错而造成的药疗事故，处方便是重要的证据之一，借以帮助确定医师或药师应负的法律责任。为了正确地书写处方，医师不仅应具有丰富的临床医疗知识，而且要熟悉药物的药理作用、不良反应、剂量、用法、配伍以及制剂学的知识。

（二）处方结构

完整的处方可分作三部分：前记、正文、后记。

1. 前记　包括医疗、预防、保健机构名称，处方编号，费别，患者姓名、性别、年龄，门诊或住院病历号，科别或病室和床位号，临床诊断，开具日期等，并可添列专科要求的项目。

2. 正文　以 Rp.（或 R.）起头，是拉丁文"Recipe"的缩写，是"请取"的意思，即通知药房配发药物。随后书写的内容包括药名、剂型、规格与用法用量等。药名可用中文、英文书写，英文书写时第一字母应大写。不要中英文混写。中文处方药名在前剂型在后；英文处方是剂型在前药名在后。药物的剂量按药典的规定书写，先写出药物单位剂量后再乘以多少倍表示药物的总量。然后再写用法及每次剂量，可用"Sig."标明用法，也可用中文"用法"表示。书写顺序依次为：每次用药剂量，给药途径，用药间隔，特殊标记。口服用药可不注明给药途径。

3. 后记　包括医师签名和/或加盖专用签章，药品金额以及审核、调配、核对、发药的药学专业技术人员签名。医生写完处方，尚需认真检查处方，保证完全无误后才交给患者。急诊处方需立即取药者一般用急诊处方笺书写，或在处方笺左上角写上"急"或"cito"字样，以便药师优先发药。药师有责任检查处方，如发现错误，有权退还医生改正，确认无误才能进行配制发药，并在处方笺上签名。

处方结构示例见图 3-6。

（三）处方的颜色

1. 普通处方　印刷用纸为白色。

2. 急诊处方　印刷用纸为淡黄色，右上角标注"急诊"。

3. 儿科处方　印刷用纸为淡绿色，右上角标注"儿科"。

4. 麻醉药品和第一类精神药品处方　印刷用纸为淡红色，右上角标注"麻"、"精一"。

5. 第二类精神药品处方　印刷用纸为白色，右上角标注"精二"。

（四）处方书写规则及注意事项

1. 处方一律用规范的中文或英文名称书写。书写药品名称、剂量、规格、用法、用量要准确规范，不得使用"遵医嘱"、"自用"等含糊不清字句。

2. 处方记载的患者一般项目应清晰、完整，并与病历记载相一致。处方不得涂改。如有修改，必须在修改处签名及注明修改日期。每张处方只限于一名患者的用药。

3. 医疗、预防、保健机构或医师、药师不得自行编制药品缩写名或用代号。药品名称以《中华人民共和国药典》收载、药典委员会公布的《中国药品通用名称》或经国家批准的专利药品名为准。药品名不得使用商品名或简写。

4. 西药、中成药处方，每一种药品须另起一行。每张处方不得超过五种药品。中

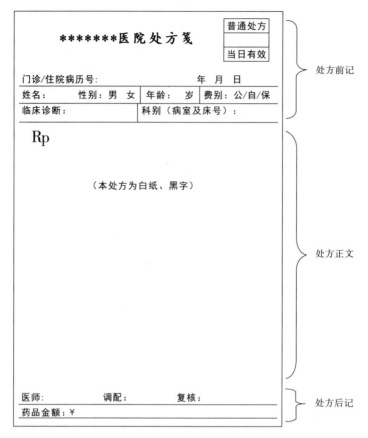

图 3-6　处方结构示例

药饮片处方的书写，可按君、臣、佐、使的顺序排列；药物调剂、煎煮的特殊要求注明在药品之后上方，并加括号，如包煎、先煎、后下、冲服等；对药物的产地、炮制有特殊要求的，应在药名之前写出。

5. 一般应按照药品说明书中的常用剂量使用，特殊情况需超剂量使用时，应注明原因并再次签名。药品剂量与数量一律用阿拉伯数字书写，但在小数前要添 0 加点（即 0.2），在整数后要加点添 0（即 2.0）。剂量应当使用公制单位：重量以克（g）、毫克（mg）、微克（μg）、纳克（ng）为单位；容量以升（L）、毫升（ml）为单位；国际单位（U）、单位（U）计算。片剂、丸剂、胶囊剂、冲剂分别以片、丸、粒、袋为单位；溶液剂以支、瓶为单位；软膏及霜剂以支、盒为单位；注射剂以支、瓶为单位，应注明含量；饮片以剂或付为单位。

6. 处方一般不得超过 7 日用量，急诊处方一般不得超过 3 日用量，对于某些慢性病、老年病或特殊情况，处方用量可适当延长，但医师必须注明理由。麻醉药品、精神药品、医疗用毒性药品、放射性药品的处方用量应当严格执行国家有关规定。开具麻醉药品处方时，应有病历记录。

7. 为便于药学专业技术人员审核处方，医师开具处方时，除特殊情况外必须注明临床诊断。开具处方后的空白处应画一斜线，以示处方完毕。

8. 医师利用计算机开具普通处方时，需同时打印纸质处方，其格式与手写处方一致，打印的处方经签名后有效。药学专业技术人员核发药品时，必须核对打印处方无误后发给药品，并将打印处方收存备查。

9. 处方由调剂、出售处方药品的医疗、预防、保健机构或药品零售企业妥善保存。普通处方、急诊处方、儿科处方保存 1 年，医疗用毒性药品、精神药品及戒毒药品处方保留 2 年，麻醉药品处方保留 3 年。处方保存期满后，经医疗、预防、保健机构或药品零售企业主管领导批准、登记备案，方可销毁。

二、医嘱

医嘱由医师拟定，由护理人员执行。其内容包括医嘱日期、时间、护理常规、护理级别、饮食种类、体位、药物的名称、剂量和用法、各种检查及治疗、医生和护士签名。医嘱又分为长期医嘱、临时医嘱、备用医嘱和停止医嘱四种。本文只介绍医嘱中药物开写基本格式。

1. 开写格式　药名、剂型、每次剂量、给药次数、给药途径、时间、部位等。

2. 示例

例 1：青霉素钠盐注射剂 80 万 U，一日 2 次，肌注。

例 2：利福平片，一次 0.6g，一日 1 次，清晨空腹顿服。

三、处方和医嘱中常用英文缩写与中文对照

（一）常用剂型

常用剂型对照表见表 3-1。

表 3-1　处方、医嘱中常用剂型英文缩写与中文对照表

全名	缩写	中文名	全名	缩写	中文名
Solution	Sol.	溶液剂	Capsule	Caps.	胶囊剂
Misture	Mist.	合剂	Suppository	Supp.	栓剂
Injection	Inj.	注射剂	Unguent	Ung.	软膏
Syrup	Syr.	糖浆剂	Oculentum	Ocul.	眼膏
Tablet	Tab.	片剂	Decoction	Dec.	煎剂
Amplue	Amp.	安瓿剂	Granule	Gran.	颗粒剂

（二）时间

时间对照表见表 3-2。

表 3-2　处方、医嘱中常用时间英文缩写与中文对照表

中文名	缩写	中文名	缩写	中文名	缩写
每日 1 次	qd	隔日 1 次	qod	睡前	hs
每日 2 次	bid	每 2 小时 1 次	q2h	饭前	ac
每日 3 次	tid	每晨	qm	饭后	pc
每日 4 次	qid	每晚	qn	空腹	aj

（三）用法及剂量单位

用法及剂量单位对照表见表 3-3。

表 3-3　处方、医嘱中常用用法及剂量单位英文缩写与中文对照表

中文名	缩写	中文名	缩写	中文名	缩写
各（各等量）	aa	皮下注射	ih	国际单位	U
加至	ad	肌内注射	im	单位	U
给予标记	ds	静脉注射	iv	克	g
混合给予标记	MDS	皮内注射	id	毫克	mg
适量	qs	腹腔注射	ip	微克	μg
立即	Stat！或 St.	双眼	Oculis	毫升	ml
急速地	Cito！	右眼	OD	鼻孔	nar
慢慢地	lent!	左眼	OL	鼻用	nasalis
用法	Sig.	双耳	auribus	按医嘱	md
外用	us ext	右耳	aur.d.	溶解	solv
口服	po	左耳	aur.l.	滴注	still.
灌肠	pr	用于患部	p.a.a.	滴	gtt
必要时	prn	直肠用	pr rect.	咽服、吞服	degl
需要时	sos	阴道用	pr vagin	含嗽	garg
老人用	pr sen	尿道用	pr urethr	头发用	pr capil
成人用	pr ad	皮试后	p.t.c.	咽喉用	pr jug.
婴儿用	pr inf	复方的	Com. 或 Co.		

四、制剂与处方举例

药品经过加工制成便于使用、保存、有效成分基本不变的成品称药物制剂。制剂

的形态称为剂型，临床常用的剂型分为固体、半固体、液体和气体。不同剂型处方格式有所不同，但大致可分为二类。现将常用剂型的特点及处方格式简介如下：

（一）单量处方

按单个剂量开写处方的方法，即指药物剂型的特点是每次用的单量是独立可分的，用于可数剂型如片剂、胶囊剂、注射剂等。例如片剂每片单量是一定的，每次服一片或几片都行；注射剂每支单量是一定的。每次注射一支或几支都行。属于这一类的剂型还有胶囊剂。处方基本格式如下：

请取：

药物及剂型名称　浓度 – 规格 × 所需总份数

用法：每次用量、给药途径、每天给药次数、其他。

说明：药物百分浓度可写在剂型名的前面，也可写在药名后面，用"–"与后面的剂型规格连接。

1. 片剂处方

例1：取黄连素片，常用量每次0.3g，一天3次，给3天量（如果该制剂只有一种规格，可省略规格不写；若有两种以上规格者，则应注明规格。黄连素片有50mg和0.1g两种）。

RP:

　　Tab. Berberini 0.1 × 27

　　Sig. 0.3 tid

例2：取APC（复方阿司匹林）片，每次1片，一天3次，给3天量（药典规定含有固定成分和含量的复方制剂，可不必写出每片含药量）。

RP:

　　Tab. APC 9#

　　Sig. 1# tid

或简化为

　　Tab. APC 1# tid × 3

说明："#"可写在数字左上角或右上角指片、粒、支等。

2. 注射剂处方　注射剂处方格式与片剂基本相同，有的药需先做皮试，应加注明。

例3　取青霉素G注射液，每支80万U，6支；硫酸链霉素注射液，规格为每支0.5ml，6支。混合给予用法：一天2次，经皮试后，肌内注射。

RP:

　　Inj. Penicillini G 80万U × 6

　　Inj. Streptomycini 0.5 × 6

　　M.D.S. im bid ptc

（二）总量处方

是按总剂量开处方的方法，处方中药名后面的剂量为药物的总量，在用法中写明一次用药量。适用于不可数剂型，如溶液剂、合剂、糖浆剂、酊剂、软膏剂等剂型。处方基本格式如下：

请取：

药物及剂型名称 浓度 总需要量

用法：每次用量（或外用） 每天用药次数

1. 溶液剂

例 4：取催眠药 10% 水合氯醛，每次 10.0ml，临睡前服，给 3 天药量。

RP：

  Sol. Chlorali Hydratis 10% 30.0ml

  Sig. 10.0ml hs

也可写成 10% 水合氯醛 10.0ml，hs × 3

2. 合剂

例 5：取胃蛋白酶合剂，每次 10.0ml，一天 3 次。

Rp：

  Mist. Pepsini 100.0ml

  Sig. 10.0ml tid

3. 糖浆剂

例 6：取磷酸可待因糖浆，每瓶 30.0ml，每次 5.0ml，一天 3 次。

Rp：

  Syr. Codeini Phosphatis 30.0ml

  Sig. 5.0ml tid

4. 酊剂

例 7：取颠茄酊 3.0ml，用蒸馏水稀释至 30.0ml，必要时服一次，每次 5.0ml。

Rp：

  Tr. Belladonna 3.0ml

  Aq. dest. ad 30.0ml

  Sig. 5.0ml prn

5. 半固体剂型

半固体剂型如软膏、眼膏、糊剂等的处方格式相同。

例 8：取 10% 鱼石脂软膏，一支 30.0g，外用涂患处，一日 2 次。

Rp：

  10% Ung. Ichthammol 30.0g

  Sig. us. ext bid

（韦运东）

第二部分　药理学实验

实验一　实验动物捉拿和给药方法

实验目的

学习　小鼠的捉拿、标记及给药方法，家兔的捉拿、标记和给药方法。

实验原理

略，详见第一部分第二章第二节。

实验材料

1. 器材　注射器、灌胃针头、5# 注射针头、玻璃钟罩、小鼠尾静脉注射固定器、天平或电子秤、兔开口器、兔固定箱、导尿管。

2. 药品　生理盐水、20% 碳素墨水或黄色苦味酸。

3. 动物　小鼠，家兔。

实验方法

一、小鼠的标记、捉拿和给药方法

1. 标记方法　标记方法详见上篇第一部分第二章第二节。以 20% 碳素墨水或黄色苦味酸进行小鼠标记练习。

2. 捉拿方法　捉拿方法见上篇第一部分第二章第二节。学习小鼠捉拿方法，并熟练掌握。

3. 不同途径给药方法　不同途径给药方法详见上篇第一部分第二章第二节。

（1）灌胃　小鼠灌胃的药液量一般为 0.1~0.3ml/10g。以生理盐水进行灌胃练习。

（2）腹腔注射　小鼠腹腔注射的药液量一般为 0.1~0.2ml/10g。以生理盐水进行腹腔注射练习。

（3）皮下注射　小鼠皮下注射的药液量一般为 0.05~0.2ml/10g。以生理盐水进行皮下注射练习。

（4）肌内注射　小鼠肌内注射，不宜超过每腿 0.1ml。以生理盐水进行肌内注射练习。

（5）尾静脉注射　小鼠尾静脉注射的药液量一般为 0.1~0.2ml/10g。以生理盐水进行尾静脉注射练习。

二、家兔的标记、捉拿和给药方法

1. 标记方法　一般采用挂牌法，详见上篇第一部分第二章第二节。

2. 捉拿方法　捉拿方法见上篇第一部分第二章第二节。学习家兔捉拿方法，并熟练掌握。

3. 不同途径给药方法　不同途径给药方法详见上篇第一部分第二章第二节。

（1）灌胃　家兔灌胃给药时的药液量一般为 5.0~20ml/kg。以生理盐水进行灌胃练习。

（2）静脉注射　家兔静脉注射给药时的药液量一般为 0.2~2.0ml/kg，等渗药液可达 10ml/kg。以生理盐水进行静脉注射练习。

（3）皮下、肌内及腹腔注射　家兔皮下与肌内注射的药液量一般为 0.5~1.0ml/kg，腹腔注射的药液量一般为 1.0~5.0ml/kg。以生理盐水进行皮下、肌内及腹腔注射练习。

╬ 注意事项

1. 小鼠灌胃时若灌胃器向下进入有阻力，应退出后再进入，不能用力强行进入，以免刺破食道或误入气管，致小鼠死亡。

2. 小鼠腹腔注射进针部位不能太高，刺入不能太深，以免伤及内脏。

3. 小鼠尾静脉注射穿刺血管时，宜从鼠尾末端开始，以便失败后可在第一次穿刺点的近心端重新进行穿刺。

4. 家兔灌胃时导尿管易插入气管，应注意观察家兔插管后的反应。若插入气管，家兔会剧烈挣扎和呼吸困难。

5. 家兔耳缘静脉穿刺推注时如有阻力、局部肿胀，表明针头不在血管内，应立即拔针重新穿刺。

╬ 思考题

小鼠和家兔的皮下、肌内及腹腔注射有何区别？

（冯艺萍）

实验二　药物的局部作用和吸收作用

╬ 实验目的

1. 掌握　小鼠的捉拿和腹腔注射方法。

2. 熟悉　小鼠坐骨神经封闭的操作技术。

3. 了解　药物的局部作用与吸收作用、兴奋作用与抑制作用及两药间的对抗作用，观察普鲁卡因和戊巴比妥钠的作用。

实验原理

局部作用是指药物吸收入血以前，在用药部位产生的作用。如抗酸药氢氧化铝的中和胃酸作用、口服硫酸镁的导泻和利胆作用。吸收（全身）作用是指药物从给药部位吸收入血后，分布到机体各组织器官而产生的作用。如口服阿司匹林的退热作用、肌内注射硫酸镁的降血压和抗惊厥作用。

普鲁卡因是局麻药，可直接阻断神经细胞膜 Na^+ 通道，抑制 Na^+ 内流，动作电位不能形成，从而阻止神经冲动的产生和传导，产生局麻作用。普鲁卡因亲脂性低，对黏膜的穿透力弱，一般不用于表面麻醉，常用于浸润麻醉、阻滞麻醉、腰椎麻醉、硬膜外麻醉及封闭疗法等。大量吸收或静脉给药过量可发生毒性反应，表现为中枢神经先兴奋（不安、抽搐、惊厥等）后抑制（昏迷、呼吸抑制等），并致血压下降，甚至心跳停止。一旦发生，应采取维持呼吸和循环功能的措施抢救。戊巴比妥钠为巴比妥类镇静催眠药，用于催眠、麻醉前给药、癫痫，以及破伤风、子痫、高热等引起的惊厥。

实验材料

1. 器材　天平或电子秤、注射器、5# 针头、玻璃钟罩。

2. 药品　3.5% 普鲁卡因溶液、0.3% 戊巴比妥钠、生理盐水。

3. 动物　小鼠（18~22g）。

实验方法

1. 每组取小鼠 2 只，称重，编号。

2. 观察小鼠正常活动情况，如四肢和爬行状态、肌张力、呼吸等，并用针刺右后肢，观察有无痛觉反射。

3. 在 1 号小鼠右后肢股骨粗隆下端坐骨神经周围注射 3.5% 普鲁卡因 0.1ml/10g，2 号小鼠作为对照在其右后肢股骨粗隆下端坐骨神经周围注射生理盐水 0.1ml/10g。

4. 1 分钟后观察两只小鼠右腿活动情况，用针刺右后肢，观察有无痛觉反射，并记录。

5. 继续观察小鼠的全身状况，当小鼠出现抽搐时，立即腹腔注射 0.3% 戊巴比妥钠 0.1ml/10g，观察小鼠的症状有何改变。

6. 根据结果分析，哪些作用属于局部作用、吸收作用、抑制作用和两药间的对抗作用？

╬ **实验结果**

将结果分别记录于实验表 1 中。

实验表 1　普鲁卡因和戊巴比妥的局部作用和吸收作用

鼠号	体重（g）	给药	给药剂量	用药前右后肢刺激反应及肌张力	用①号药后右后肢刺激反应	用①号药后肌张力变化	用②号药后右后肢刺激反应	用②号药后肌张力变化
1		①坐骨神经周围注射 3.5% 普鲁卡因　②抽搐后 ip 0.3% 戊巴比妥钠	①普鲁卡因：　②戊巴比妥钠					
2		①坐骨神经周围注射生理盐水　② 抽 搐 后 ip 0.3% 戊巴比妥钠	①生理盐水：　②戊巴比妥钠					

╬ **注意事项**

1. 找到坐骨神经注射部位是关键。

2. 预先做好抢救准备，戊巴比妥钠应先准备，一旦出现抽搐立即腹腔注射抢救。

3. 戊巴比妥钠推注时应先快后慢，注意观察，防止呼吸抑制。

╬ **思考题**

1. 本实验中什么结果反映了药物的局部作用、吸收作用、兴奋作用、抑制作用和两药间的对抗作用。

2. 注射普鲁卡因为什么会出现局部麻醉作用？机制如何？

3. 普鲁卡因的吸收毒性表现在哪里？临床上应如何防治？

（冯艺萍）

实验三　药物剂量对药物作用的影响

╬ **实验目的**

1. 观察　药物不同剂量对药物作用的影响。

2. 复习　小鼠的捉拿及腹腔注射给药方法。

实验原理

在一定的剂量范围内，药物的效应随药物剂量的增加而增强，但超过一定范围，作用不会继续增强，而会产生毒性反应。

尼可刹米为呼吸中枢兴奋药，能选择性地兴奋延髓呼吸中枢。在一定范围内随剂量增大而中枢兴奋作用增强。给药后，小鼠兴奋强弱顺序为竖毛，竖尾，角弓反张，抽搐，死亡。如果改用家兔，现象较为明显。

戊巴比妥是中枢神经系统抑制药，具有镇静催眠作用。在一定范围内可随剂量的增大而呈现明显的药效变化。镇静作用的指标主要是动物自发活动减少；催眠作用是以动物的共济失调为指标，当环境安静时，可以逐渐入睡。翻正反射的消失可以代表药物的催眠作用，也可反映药物的麻醉作用。

实验材料

1. 器材　天平或电子秤、注射器、5# 针头、玻璃钟罩。

2. 药品　2% 尼可刹米溶液、1% 尼可刹米溶液、0.5% 尼可刹米溶液、0.8% 戊巴比妥溶液、0.4% 戊巴比妥钠溶液、0.2% 戊巴比妥钠溶液、黄色苦味酸染料。

3. 动物　小鼠（18~22g）。

实验方法

1. 药品为尼可刹米　取体重接近的小鼠 3 只，称重编号，观察其正常活动。各鼠分别经腹腔注射 2%、1%、0.5% 的尼可刹米溶液 0.2ml/10g，而后置于玻璃罩中，密切注意先后出现的反应。

2. 药品为戊巴比妥　取体重接近的小鼠 3 只，称重编号，观察其正常活动，检查翻正反射情况。各鼠分别经腹腔注射 0.8%、0.4%、0.2% 的戊巴比妥钠溶液 0.1ml/10g，而后置于玻璃罩中，记录翻正反射消失及恢复的时间。

实验结果

将结果分别记录于实验表 2 和实验表 3 中。

实验表 2　不同剂量的尼可刹米对小鼠的作用

鼠号	体重（g）	剂量（ml）	给药方法	给药前表现	潜伏期（分钟）	给药后表现
1			ip 2% 尼可刹米			
2			ip 1% 尼可刹米			
3			ip 0.5% 尼可刹米			

实验表 3　不同剂量的戊巴比妥钠对小鼠的作用

鼠号	体重（g）	剂量（ml）	给药方法	给药时间（分钟）	翻正反射消失时间（分钟）	翻正反射恢复时间（分钟）	睡眠潜伏期（分钟）	睡眠持续时间（分钟）
1			ip 0.8%戊巴比妥钠					
2			ip 0.4%戊巴比妥钠					
3			ip 0.2%戊巴比妥钠					

╬ 注意事项

1. 腹腔注射在小鼠下腹部，切勿进针过深损伤内脏，否则可因内脏出血导致小鼠死亡，影响实验进行。

2. 角弓反张是指背肌强直性痉挛，使头和下肢后弯而躯干向前成弓形的状态。

3. 翻正反射是指在清醒状态下的人和动物处于不正常体位时，可通过一系列动作将体位恢复常态的反射活动。观察小鼠的翻正反射：用手轻轻将小鼠侧卧或仰卧，小鼠能立即翻正体位、恢复正常姿势，说明翻正反射正常；将小鼠置于背卧位时，如超过 30~60 秒不能翻正者，即认为翻正反射消失，进入睡眠。从给药到翻正反射消失的时间为睡眠潜伏期，翻正反射消失到翻正反射恢复的时间为睡眠持续时间。

4. 比较各鼠所出现反应的时间、严重程度和发生快慢。

╬ 思考题

1. 药物剂量与作用的关系如何？药物剂量对药物起效的速度、作用的强度有何影响？

2. 药物的量效关系对临床用药有何意义？

（冯艺萍）

实验四　不同给药途径对药物作用的影响

╬ 实验目的

观察　不同给药途径对硫酸镁作用性质、作用速度和强度的影响，药物的拮抗作用。

╬ 实验原理

给药途径不但可直接影响药物作用的快慢、强弱，而且可以影响药物作用的性质。

硫酸镁因给药途径不同而呈现不同的药理作用，临床用途也有很大的差异。硫酸镁口服给药不易被肠道吸收，停留于肠腔内，使肠内容物的渗透压升高，使肠腔内保有大量水分，容积增大，刺激肠壁增加肠蠕动而致泻；也可刺激十二指肠黏膜，反射性地引起胆总管括约肌松弛、胆囊收缩，促进胆囊排空，产生利胆作用。硫酸镁注射给药，抑制中枢神经系统，减少运动神经末梢乙酰胆碱的释放，阻断周围神经肌肉接头，产生镇静、松弛骨骼肌、抗惊厥的作用；注射过量镁离子可直接舒张周围血管平滑肌，使血管扩张，血压下降。硫酸镁外敷，还有消炎祛肿的功效。

实验材料

1. 器材　天平或电子秤、注射器、5#针头、灌胃针头、玻璃钟罩。
2. 药品　10%硫酸镁溶液、2.5%氯化钙溶液。
3. 动物　小鼠。

实验方法

1. 取体重接近的小鼠2只，称重编号，观察其正常活动。

2. 1号鼠灌胃10%硫酸镁溶液0.2ml/10g，置于玻璃钟罩中，密切注意观察呼吸变化、肌肉有无松弛、瘫痪等反应，记录出现的时间。

3. 2号鼠腹腔注射10%硫酸镁溶液0.2ml/10g，置于玻璃钟罩中，密切注意观察呼吸变化、肌肉有无松弛、瘫痪等反应，记录出现的时间。症状出现后立即腹腔注射2.5%氯化钙溶液0.2ml/10g解救，继续观察呼吸和肌张力变化。

实验结果

将实验结果整理记录于实验表4中。

实验表4　不同给药途径对硫酸镁作用的影响

鼠号	体重（g）	给药前		给药剂量（ml）	给药方法	硫酸镁给药后		氯化钙给药后	
		肌张力	呼吸			肌张力	呼吸	肌张力	呼吸
1				硫酸镁	ig 硫酸镁，0.2ml/10g				
2				①硫酸镁；②氯化钙	①ip硫酸镁，0.2ml/10g；②ip氯化钙，0.2ml/10g				

注意事项

1. 掌握正确的灌胃操作技术，不要误入气管或插破食管，前者可致窒息，后者可出现如同腹腔注射的吸收症状，重则死亡。

2. 注射后作用发生较快，需注意观察。

3. 为解救及时，需将氯化钙溶液提前准备好。

思考题

1. 从作用机制说明，为什么硫酸镁给药途径不同，药理作用不同？

2. 试分析钙剂缓解硫酸镁过量中毒的原理。

（冯艺萍）

实验五　药物血浆半衰期、表观分布容积和清除率的测定

实验目的

1. 掌握　血药浓度测定方法，以及血浆半衰期、表观分布容积及清除率 CL 三种药代动力学参数的计算方法。

2. 观察　静脉注射苯酚红（PSP）后不同时间内血浆药物浓度的变化。

实验原理

药物在机体内由于代谢、排泄等原因，血液中药物浓度逐渐下降。多数药物在体内按一级动力学规律消除，即药物血药浓度的对数与相应时间呈直线关系。静脉注射后，如以血浆药物浓度的对数值作为纵坐标，时间为横坐标，其时量关系常呈直线，该直线的方程式为

$$\lg C_t = \lg C_0 - \frac{k}{2.303}t$$

药物血浆半衰期为

$$t_{1/2} = \frac{0.693}{k} \quad （\text{以“小时”或“分钟”计}）$$

给药后各时间测出相应血浆药物浓度，以时间 t 和血浆药物浓度的对数作回归直线，由该直线得出斜率（s），$s = \dfrac{k}{2.303}$，则消除速率常数 $k = -2.303s$，即可求出值，代入上述药物血药浓度半衰期公式，就可以算出 $t_{1/2}$。

表观分布容积 V_d 是指按血浆中的初始药物浓度 C_0 计算而得到的，假设全部药量在体内均匀分布，达到与血浆中相同浓度时所需要的容积。

$$V_d = \frac{\text{静脉注射进入体内药量（mg/kg）}}{C_0（\text{mg/kg}）} \qquad （\text{以 ml/kg 或 L/kg 计}）$$

清除率 CL 是指在单位时间内，机体能将其含有的药物全部清除的血浆毫升数，其数值大小与成反比。

$$CL = \frac{0.693}{t_{1/2}} V_d \qquad 〔\text{以 ml/（min·kg）计}〕$$

苯酚红是一种测定肾功能的染料，也是一种指示剂，在酸性溶液中无色，在碱性溶液中呈紫色，可用比色法定量。

➕ 实验材料

1. 器材　分光光度计、离心机、EP 管（5ml）、玻璃试管（10ml）、试管架、移液管、滴管、移液枪、注射器、兔固定箱。

2. 药品　1% 苯酚红注射液、1% 肝素钠、2.5mol/L 氢氧化钠溶液、0.01mol/L 盐酸溶液、0.5% 碳酸氢钠溶液。

3. 动物　家兔（2~3kg）。

➕ 实验方法

1. 取家兔 1 只，置于兔固定箱内，左耳静脉采血 2ml，置 5ml EP 管（预先加入 1% 肝素钠 50μl 润湿抗凝）中，轻轻摇动 5 分钟（不能剧烈振摇，以免溶血）。

2. 从右耳静脉注射苯酚红 20mg/kg（1% 溶液为 2ml/kg），记录注射时间。于注射后第 5、10、20、30、40 分钟从家兔左耳静脉分别取血 2ml，处理方法同给药前。

3. 将各管抗凝血样（包括给药前血样）3000r/min 离心 10 分钟，分出血浆。

4. 从每管吸出血浆 0.5ml，转移至 10ml 剥离试管中，加入 0.01mol/L 盐酸溶液 5.5ml，再加 2.5mol/L 氢氧化钠溶液 1 滴，混匀后 3000r/min 离心 10 分钟。

5. 取上清液以给药前血样为空白对照调零，于分光光度计 560nm 波长处进行测定，记录光密度值。同法处理给药后的上清液。

6. 利用标准曲线求出各份血浆中 PSP 含量（μg/ml），按前述公式算出 PSP 的、和 CL 值。计算时，可将时量关系曲线向纵轴反向延伸，与纵坐标交点读数的反对数即为值。

7. 以 0.5% 碳酸氢钠溶液配制浓度为 100μg/ml 的苯酚红标准溶液。取试管 5 支，按下表进行操作。以 0.5% 碳酸氢钠溶液做空白校正零点，所得光密度与相应的苯酚红浓度做回归直线。

实验表 5　苯酚红标准溶液的配制方法

试管编号	1	2	3	4	5
加 100μg/ml 的 PSP 溶液（ml）					
加 0.5% 碳酸氢钠溶液（ml）					
相当于血浆 PSP 浓度（μg/ml）					

实验结果

1. 将实验数据填写在实验表 6 中。

实验表 6　血样药物浓度测定记录

采血时间 t（分钟）	5	10	20	30	40
光密度 A					
C_t（μg/ml）					
$\lg C_t$					

2. 以浓度为横坐标，以光密度为纵坐标，绘制标准曲线，计算回归方程。

3. 以血浆药物浓度的对数为纵坐标，时间为横坐标，绘制时量曲线。一级消除动力学的时量关系呈直线，该直线的方程式为

$$\lg C_t = \lg C_0 - \frac{k}{2.303} t$$

4. 记录 CL 的计算过程及结果。

注意事项

1. 采取血样时应绝对避免注射时残留于家兔耳廓上的 PSP 玷污血样。

2. 明显溶血的血浆不能用于 PSP 的含量测定。

3. 本试验介绍的值计算步骤是一种粗略算法，其精确算法详见药代动力学相关专著。

4. 如条件许可，可用酶标仪代替分光光度计测定血浆药物浓度。

思考题

简述 $t_{1/2}$、V_d 和 CL 的定义和意义。

（陈　丽）

实验六 水杨酸钠血浆半衰期的测定

实验目的

掌握 药物血浆半衰期（$t_{1/2}$）的测定方法及计算。

实验原理

水杨酸钠在酸性环境中成为水杨酸，与三氯化铁生成一种紫色络合物。该络合物在 520nm 波长下比色，其光密度与水杨酸的浓度成正比。将光密度代入公式计算得出半衰期。

实验材料

1. 器材 721 分光光度计、离心机、烧杯（50ml）、试管（10ml）、试管架、注射器（5ml）及针头、移液管（0.5ml、1ml、5ml）、玻璃记号笔、吸球、婴儿秤、兔固定箱、纱布。

2. 药品 10% 水杨酸钠、10% 对氨基水杨酸钠、0.02% 水杨酸钠标准溶液、10% 三氯醋酸、10% 三氯化铁、0.5% 肝素（用生理盐水配制）、蒸馏水。

3. 动物 家兔（约 3kg）。

实验方法

1. 取试管 4 支，编号，各管加入 10% 三氯醋酸 3.5ml。

2. 取兔 1 只，称重。注射器内壁用 0.5% 肝素润湿后，由心脏（或麻醉后由颈动脉、股动脉，或用刀片划破耳缘静脉）取血 2.0ml，分别加入 1 号管（对照管）和 2 号管（标准管）内各 1.0ml，摇匀静置。

3. 由耳缘静脉缓慢注射 10% 水杨酸钠 2.0ml/kg，并记录给药时间。

4. 给药后 5 分钟、35 分钟，先后取血 1ml，分别置于 3 号管和 4 号管，摇匀静置。

5. 将 0.02% 水杨酸钠标准溶液 1ml 加入 2 号管内。其余各管加蒸馏水 1ml，摇匀。

6. 将 4 支试管离心 5 分钟（1500~3000r/min），精确吸取上清液 3ml，分别放入另一对应编号的试管中，每管再加入 10% 三氯化铁 0.5ml，摇匀显色。

7. 用分光光度计在 520nm 波长处，以 1 号管为对照，测定其余各管的光密度值。

8. 由标准管的光密度值（Y）和浓度（X）求比值 K，即

$$K= \frac{X}{Y}$$

9. 再根据 $X=K \cdot Y$，由 Y_1（3 号管）和 Y_2（4 号管）求得 X_1（3 号管）和 X_2（4 号管），代入下式：

$$t_{1/2}= \frac{0.301}{(\lg X_1-\lg X_2)/\Delta t}$$

式中：X_1 和 X_2 分别为 3 号管和 4 号管的血药浓度，Δt 为两次取血间隔时间。

另外，$t_{1/2}$ 也可用作图法求出。在半对数坐标纸上，以时间为横坐标，血浆药物浓度的对数值为纵坐标。将两次测算的 X_1 和 X_2 作点连线，即为药时曲线，在此线上找出血浆药物浓度下降一半所对应的时间，即为该药的半衰期。

实验结果

结果记录在实验表 7 中。

实验表 7　水杨酸钠血药浓度测定步骤

试管	10% 三氯醋酸	血	蒸馏水	操作提示	10% 三氯化铁	光密度 K 值	实测浓度 （μg/ml）
对照管 （1 号管）	3.5ml	1.0ml	1.0ml		0.5ml		
标准管 （2 号管）	3.5ml	1.0ml	标准液 1.0ml	取上清液 3.0ml，充分 摇匀，离心 5 分钟	0.5ml		
给药 5 分钟 （3 号管）	3.5ml	1.0ml	1.0ml		0.5ml		
给药 35 分钟 （4 号管）	3.5ml	1.0ml	1.0ml		0.5ml		

注意事项

1. 注意严格按照方法步骤操作，试管编号、所加溶液不可混乱。
2. 标准溶液的配制、抽取血样和试液容量都必须准确。

思考题

测定药物的血浆半衰期有何意义？

（陈　丽）

实验七　药物半数致死量的测定

实验目的

学习　测定药物半数致死量（LD_{50}）的方法、步骤和计算过程，了解急性毒性实验的常规方法。

实验原理

半数致死量（LD_{50}）是衡量药物毒性大小的重要指标。LD_{50} 是以动物死亡或存活作为反应指标，表示能使 50% 实验动物死亡的药物剂量。由于实验动物的抽样误差，药物的致死量对数值大多数在 50% 质反应的上下呈正态分布。在质反应中，药物剂量和质反应成 S 形曲线，S 形曲线的两端较平，但在 50% 质反应处曲线斜率最大，因此这里的药物剂量稍有变动，质反应变化就会很明显，所以测定 LD_{50} 能比较准确地反映药物毒性的大小。

LD_{50} 的测定方法很多，如：目测概率单位法、加权概率单位法（Bliss 法）、寇氏法（Karber 法）和序贯法等。其中 Bliss 法最为常用。此法要求剂量按等比级数排列，每组小鼠数相等（一般 10~20 只），剂量范围接近或等于 0~100% 死亡率，一般分 5~8 个剂量组。

实验材料

1. 器材　天平或电子秤、注射器（1ml）、5# 针头、玻璃钟罩、电子计算器。
2. 药品　2% 盐酸普鲁卡因、苦味酸染料。
3. 动物　小鼠（体重 20g 左右）。

实验方法

1. 预备试验（探索剂量范围）

（1）先找出 100% 及 0% 死亡的剂量，即上下限剂量（D_m 及 D_n）。方法是：取小鼠 9~12 只，每组 3 只，按估计量（根据经验或文献资料定出）按组分别腹腔注射给药，观察出现的症状并记录死亡数，如 3 只小鼠全死则剂量减少一半，如没有死亡则增加剂量 1 倍，如部分死亡，则按 2：1 的比例向上、向下调整剂量，由此找出上下限剂量。

（2）确定组数，计算各组剂量。

①确定组数（G）：可根据适宜的组距确定组数，一般分为 5~8 个剂量组。

②计算各组剂量：要求各组剂量按等比级数排列，找出 D_m 及 D_n 和确定组数后，按下列公式求出公比 r：

$$r = \sqrt{\frac{D_m}{D_n}}$$

再按公比计算各组剂量 D_1、D_2、D_3、D_4、D_5……D_m，其中 $D_1 = D_n =$ 最小剂量，$D_2 = D_1 \times r$，$D_3 = D_2 \times r$，$D_4 = D_3 \times r$，$D_5 = D_4 \times r$，……$D_G = D_G - 1 \times r$。r 值一般为 1.7~1.5 为宜。

③计算举例：已知某药在致死毒性实验中，$D_m = 187.5$mg/kg，$D_n = 76.8$mg/kg，确定组数 G 等于 5，求 r 及各组剂量。先将 D_m 和 D_n 代入上述公式求出 $r = 1.25$，再计算各组剂量 $D_1 = D_n = 76.8$mg/kg，$D_2 = 76.8 \times 1.25 = 96$mg/kg，依次计算出 D_3、D_4、D_G（即 D_5）分别为 120mg/kg、150mg/kg 和 187.5mg/kg。

（3）配制等比稀释药液系列，使每只小鼠给药容积相等，一般为 0.1~0.25ml/10g。每

液浓度 $C=\dfrac{D_m}{\text{等容注射量}}$，如本例中某药的 $D_m=187.5$ mg/kg，等容注射量为 0.2ml/10g，则母液浓度 $C=\dfrac{187.5}{0.2}=0.94$。按此配制母液 25ml 放入第 5 组小烧杯中，即为第 5 组药液；从中吸出 20ml 放入第 4 组小烧杯中，加水至 25ml，即为第 4 组药液；同法依次配制出第 3、2、1 组的药液。

2. 正式试验

（1）分组编号 取小鼠 50 只，称重，将体重相似的小鼠放一笼，用苦味酸标记。用分层随机法进行分组，分为 5 组，每组 10 只小鼠，雌雄各半，各组小鼠平均体重尽可能一致。实验前禁食不禁水 12 小时。

（2）给药 先计算小鼠腹腔注射等容注射液药量（0.2ml/10g），取相应的等比稀释药液，给小鼠腹腔注射。给药顺序：如分为 5 组，先按 2、3、4 组顺序给药，再根据实验结果决定是向上或向下注射（先从中剂量组开始，以便能从最初几组动物接受药物后的反应来判断两端的剂量是否合适，可随时进行调整）。

（3）观察记录 用药后观察小鼠中毒表现，记录小鼠死亡数，计算每组死亡率。观察时间可根据药物作用快慢而定，直到小鼠不再因药物作用死亡为止。一般观察时间为 24 小时，作用快者可观察 10~30 分钟。记录每组剂量和动物死亡数。本次实验观察时间为 30 分钟，小鼠注射普鲁卡因后 1~2 分钟出现不安症状，继而惊厥，然后转入抑制，部分小鼠死亡，未死亡的小鼠一般在 15~20 分钟内恢复常态。实验结果记录于实验表 8 中。

（4）计算 LD_{50} 及 95% 可信区间（孙氏改进寇氏法）

① LD_{50} 的计算：

· 当最小剂量组的死亡率为 0，最大剂量组的死亡率为 100% 时，按以下公式求 LD_{50}：

$$LD_{50}=\lg^{-1}[X_m-i(\textstyle\sum p-0.5)]$$

其中：$X_m=$ 最大剂量对数值；$P=$ 动物死亡率（用小数表示）；$\sum p=$ 动物死亡率的总和（$P_1+P_2+P_3\cdots\cdots$）；$i=$ 相邻两组剂量（D）对数值之差（大剂量组减小剂量组）或相邻两组剂量（D）比值的对数值。

· 当最小剂量组的死亡率大于 0% 而又小于 30%，或最大剂量组的死亡率小于 100% 而又大于 70% 时，可按校正公式求 LD_{50}：

$$LD_{50}=\lg^{-1}[X_m-i(\textstyle\sum p-\dfrac{3-P_m-P_n}{4})]$$

其中：$P_m=$ 最大剂量组的死亡率；$P_n=$ 最小剂量组的死亡率。

② LD_{50} 的标准误差的计算公式：

$$SlgLD_{50}=\sqrt{\frac{\sum P-\sum P^2}{n-1}}$$

其中：$n=$ 每组的动物数。

③ LD_{50} 的 95% 可信区间的计算公式：

$$lg^{-1}（lgLD_{50}\pm 1.96SlgLD_{50}）$$

实验结果

按实验表 8 列出：

实验表 8　LD_{50} 测定实验记录

组别	受试物剂量 D（mg/kg）	对数剂量 X（lgD）	动物数（只）	死亡数（只）	死亡率 P	概率单位（Y）	LD_{50} 及 95% 可信区间
1							
2							
3							
4							
5							

附

一、LD_{50} 测定中应观察记录的项目

1. 实验各要素　实验题目，实验日期，室温，检品的批号、规格、来源、理化性状、配制方法及所用浓度等，动物品系、来源、性别、体重、给药方式及剂量（药物的绝对量与溶液的容量）和给药时间等。

2. 给药后各种反应　潜伏期（从给药开始出现毒性反应的时间），中毒现象及出现的先后顺序、开始出现死亡的时间，死亡集中时间，末只死亡时间，死前现象等。逐日记录各组死亡只数。

3. 尸解及病理切片　从给药时开始计时，凡两小时以后死亡的动物，均及时尸解以观察内脏的病变，记录病变情况。若有肉眼可见变化时则需进行病理检查。整个实验一般要观察 7~14 天，观察结束时，对全部存活动物称体重，处死尸解，同样观察内脏病变并与中毒死亡尸解情况相比较。当发现有病变时，也同样做病理检查，以比较中毒后病理改变及恢复情况。

二、戊巴比妥钠 LD_{50} 测定的实验示例（寇氏法）

✚ 实验方法

取体重 20g 左右小鼠 50 只，分为 5 组，每组 10 只，各组分别腹腔注射不同剂量戊巴比妥钠，注射后 24 小时记录各组出现的死亡鼠数，结果如下所示，求 LD_{50}。

✚ 实验结果

实验结果记录见实验表 9。

实验表 9　小鼠腹腔注射戊巴比妥钠 LD50 测定实验记录（示例）

组别	剂量 D （mg/kg）	对数剂量 X （lgD）	实验鼠数 （只）	死亡鼠数 （只）	死亡百分率 （%）	死亡率 P	LD_{50} （mg/kg）
1	187.5	2.273	10	10	100	1	
2	150	2.176	10	7	70	0.7	
3	120	2.079	10	6	60	0.6	120
4	96	1.982	10	2	20	0.2	
5	76.8	1.885	10	0	0	0	
						P 总计（$\sum_P$）=2.5	

按公式：$LD_{50}=lg-1[X_m-i(\sum p -0.5)]$ 计算，求 LD_{50}。

$X_m = \lg 187.5 = 2.273$

$\sum P = 1.0+0.7+0.6+0.2+0=2.5$

$i=\lg \dfrac{187.5}{150}=0.097$

将实验结果代入公式：

$LD_{50}=\lg^{-1}[X_m-i(\sum p -0.5)]=\lg^{-1}[2.273-0.097 \times (2.5-0.5)]=10^{2.079}=120mg/kg$

✚ 注意事项

1. 本实验为定量药物效价测定，要求较高的准确性，在实验过程中要求实验者做到准确无误。

2. 动物种类、体重范围、给药途径、实验观察时间等因素对 LD_{50} 及 ED_{50} 的测定结果都有影响，在报告结果时都应加以注意。

3. 改进寇氏法的基本要求　反应情况符合或接近对数正态分布；相邻两剂量的比值应相等；各组动物数相等或相近，一般为 10 只；不要求死亡率必须包括 0% 与 100%，但两者之和最好在 80%~120%。

思考题

1. 什么叫 LD_{50}？
2. 测定 LD_{50} 的意义和根据是什么？

（陈　丽）

实验八　拟胆碱药与抗胆碱药对家兔瞳孔的作用

实验目的

观察　拟胆碱药、抗胆碱药对瞳孔的作用并分析其作用机制。

实验原理

瞳孔的大小取决于眼虹膜上的括约肌和开大肌的张力，前者受胆碱能神经的支配，后者受肾上腺素能神经的支配，凡能影响这两种神经或所支配的受体功能的药物，均能调节瞳孔的大小。

M胆碱受体阻断药通过阻断瞳孔括约肌上分布的 M 受体，使括约肌松弛，开大肌（瞳孔辐射肌）张力不变，故瞳孔散大；M 受体激动药通过激动瞳孔括约肌上分布的 M 受体，使括约肌向中心方向收缩，开大肌（瞳孔辐射肌）张力不变，故瞳孔缩小。

实验材料

1. 器材　兔固定箱、注射器（1ml）、测瞳尺、剪刀。
2. 药品　1% 硫酸阿托品溶液、1% 硝酸毛果芸香碱溶液。
3. 动物　家兔（约 3kg）。

实验方法

1. 取家兔 1 只，放入兔固定箱内，置于固定方向的光源之下，剪去眼睫毛，测量并记录两眼正常瞳孔直径（mm），然后按下列顺序给药（每眼 2 滴）：左眼滴 1% 硫酸阿托品溶液；右眼滴 1% 硝酸毛果芸香碱溶液。

2. 滴药 15 分钟后，在同样强度的光线下，分别测量并记录家兔左右眼瞳孔大小。如滴 1% 硝酸毛果芸香碱溶液的瞳孔已明显缩小，则在该侧眼内再滴硫酸阿托品，15 分钟后再观测瞳孔变化。右眼不再给药，观察瞳孔大小。

实验结果

将结果记录于实验表 10 中。

实验表 10　阿托品和毛果芸香碱对兔瞳孔的作用

眼睛	药物	瞳孔直径（mm）			
		给药前	给药后		
			5分钟	10分钟	15分钟
左	1% 硫酸阿托品溶液				
右	1% 硝酸毛果芸香碱溶液				
	15分钟后再滴 1% 硫酸阿托品溶液				

注意事项

1. 测量瞳孔勿刺激角膜，光照强度及角度须前后一致，否则将影响测瞳结果。

2. 各眼滴药量要准确，在眼内停留时间要一致。

3. 药液滴入眼后，将下眼睑向上合拢，使眼球充分接触药液，注意勿使药液流出。让药液停留 1 分钟后放开下眼睑。

4. 实验动物应为一周内未用过眼药者。

思考题

通过实验结果分析阿托品与毛果芸香碱对眼瞳孔的作用有何不同？

（于宜平）

实验九　传出神经系统药物对血压的影响

实验目的

1. 观察　拟肾上腺素药对动物血压的影响，受体阻断剂对激动剂作用的影响。

2. 学习　麻醉动物血压实验使用的装置和方法。

实验原理

传出神经系统药物大部分是通过激动或抑制相应受体而发挥其药理作用，激动剂和抑制剂之间存在相互拮抗的效应。

本实验通过观察药物对兔血压的影响来理解其药理作用和药物之间的相互关系。利用直接测定血压的方法，插入颈总动脉的动脉插管与压力换能器构成抗凝密闭系统，通过与压力换能器相连的 BL-420 系统可读出血压值。

实验材料

1. 器材　兔手术台、手术器械 1 套、BL-420 生物机能实验系统、Y 形气管套管、压力换能器、颈动脉插管、动脉夹、注射器（1ml、2ml、5ml）、6[#]针头、线绳、丝线、纱布等。

2. 药品　0.01% 盐酸肾上腺素溶液、0.01% 重酒石酸去甲肾上腺素溶液、0.5% 盐酸酚妥拉明溶液、6% 枸橼酸钠（或 1% 肝素）、生理盐水、20% 乌拉坦溶液。

3. 动物　家兔。

实验方法

1. 实验装置　学习生物信号处理采集系统的参数设置和正确使用。

2. 麻醉与固定　取家兔 1 只，称重后耳缘静脉注射 20% 乌拉坦溶液 5ml/kg 麻醉。注射时密切观察家兔的肌张力、呼吸、角膜反射和痛反射，避免麻醉过深。麻醉后将家兔仰卧位固定于手术台上，打开台下的灯以保持体温。

3. 手术

（1）气管插管　剪去颈部的毛，正中切开颈部皮肤约 10cm，分离气管。在气管上作一 "T" 形切口，插入 Y 形气管套管，结扎固定。

（2）颈动脉插管前准备　颈动脉导管经三通管连接压力换能器，导管内充满 6% 枸橼酸钠（或 1% 肝素），排尽动脉导管内的空气。家兔耳缘静脉注射 1% 肝素 0.2ml/kg 体重，防止血液在动脉导管内凝固、形成栓塞，影响血压测定。

（3）颈动脉插管　于气管旁分离出一侧颈总动脉，其下穿两条线，一条线结扎动脉远心端，另一条线备用（固定动脉插管）。在距远心端结扎处 1.5~2cm 的近心端，用动脉夹夹闭动脉以阻断血流。然后在结扎部位下方约 0.3mm 处用眼科剪剪一斜行小口，朝近心端插入充有枸橼酸钠（或 1% 肝素）的动脉插管，并用线结扎固定。松开动脉夹，通过生物信号处理采集系统记录血压变化。

4. 开机进入系统

（1）用鼠标选择 "输入信号" 菜单中的 "1 通道" 菜单项，以弹出 "1 通道" 子菜单。

（2）在 "1 通道" 子菜单中选择 "血压" 信号。

（3）使用鼠标单击工具条上的 "启动波形显示" 命令按钮，或从 "基本功能" 菜单中选择 "启动波形显示" 命令项。

5. 给药　以上操作完成后，打开动脉夹，稳定 5 分钟后启动记录，描记一段正常血压曲线，然后从耳缘静脉插入与注射器相连的头皮静脉注射针头，然后依次由耳缘静脉注射下列药物，待血压恢复原水平或平稳以后，再给下一药物。每次给药后再立即推入生理盐水 2ml，目的是将余药冲入静脉内。给药速度要慢。给药步骤如下：

A 组：观察拟肾上腺素药的作用。

（1）盐酸肾上腺素 0.1ml/kg。

（2）重酒石酸去甲肾上腺素 0.1ml/kg。

（3）异丙肾上腺素 0.05ml/kg。

B 组：观察应用 α 受体阻断剂酚妥拉明后对拟肾上腺素药作用的影响。

（1）酚妥拉明 0.1ml/kg 缓慢注入，用药后 2~3 分钟再给下列药物。

（2）重酒石酸去甲肾上腺素 0.1ml/kg。

（3）盐酸肾上腺素 0.1ml/kg。

╬ **实验结果**

将结果记录于实验表 11 中。

实验表 11　传出神经系统药物对兔血压的影响

组别	给药步骤	血压值（kPa）			
		基础	最高	最低	变化值
A	①盐酸肾上腺素				
	②重酒石酸去甲肾上腺素				
	③异丙肾上腺素				
B	①盐酸酚妥拉明				
	②重酒石酸去甲肾上腺素				
	③盐酸肾上腺素				

╬ **注意事项**

1. 本实验用家兔进行，因家兔的耐受性较差，可能有些结果不很典型。

2. 麻醉药不宜超量，且应密切注意实验动物的呼吸情况。

3. 为避免形成血栓，静脉通道在不给药时应连续、缓慢地推注生理盐水。

4. 给药时，拟肾上腺素药要快注，而 α 受体阻断药应慢注，并边注射边观察动物能否承受。为使实验能顺利进行，还应注意要先给兴奋心脏及收缩血管的药物，后给抑制心脏及扩张血管的药物。

╬ **思考题**

1. 根据实验结果说明肾上腺素、去甲肾上腺素、异丙肾上腺素对血压作用的特点，并分析其作用机制。

2. 给予 α 受体阻断药后，对各拟肾上腺素药的作用有何影响？为什么？

3. 用生理盐水后血压有何变化，为什么？

（高　思）

实验十 药物对离体肠的作用

实验目的
观察 乙酰胆碱、阿托品对肠管平滑肌的作用，并分析其作用原理。

实验原理

消化道平滑肌与骨骼肌、心肌一样，具有肌肉组织共有的特性，如兴奋性、传导性和收缩性等。但消化道平滑肌兴奋性较低，收缩缓慢，富有伸展性，具有紧张性、自动节律性，对化学、温度和机械牵张刺激较敏感等特点。给予离体肠肌以接近于体内情况的适宜环境，消化道平滑肌仍可保持良好的生理特性。

胃肠道、膀胱等平滑肌以胆碱能神经占优势，小剂量或低浓度的乙酰胆碱即能激动 M 胆碱受体，产生与兴奋胆碱能神经节后纤维相似的作用，兴奋胃肠道平滑肌。阿托品与胆碱受体结合而本身不产生或较少产生拟胆碱作用，却能阻断胆碱能递质或拟胆碱药物与受体的结合，从而产生抗胆碱作用。

实验材料

1. 器材 BL-420 生物机能实验系统、离体组织灌流装置、小剪刀、小镊子、温度计、注射器（1ml）。
2. 药品 台氏液、0.1% 阿托品溶液、0.1% 乙酰胆碱溶液。
3. 动物 家兔（豚鼠）。

实验方法

取家兔或豚鼠 1 只，用木槌将其击昏，立即解剖，取出回肠，用台氏液冲干净后，置台氏液中保养。实验时取小肠管 1 段，长 1.5~2cm，用缝针在肠管两端各穿一根线，作为固定肠肌之用。将 25ml 台氏液放入麦氏浴槽中（装置见实验图 1），保温 37℃ ±1℃，将制成的肠管标本一端固定于标本钩上，另一端连接于张力换能器并与 BL-420 生物机能实验系统相连。浴槽中的肠肌承受约 1g 的拉力。通气管接 95% O_2+5% CO_2 混合气体，调节至浴槽中气泡 2~3 个气泡 / 秒。

开动记录仪，描记一段正常活动曲线，依次加入下列药物：

1. 0.1% 乙酰胆碱 0.1ml，待药物作用显出最大强度时，加入下一药物。
2. 0.1% 阿托品 0.1ml，待药物作用显出最大强度时，加入下一药物。
3. 重复给予 0.1% 乙酰胆碱 0.1ml，作用不明显时，可补加适量药物。

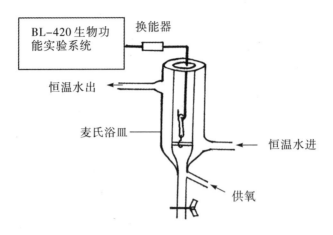

实验图1 离体肠平滑肌实验装置

实验结果

复制描记曲线，注明药物和剂量。

以描记曲线和文字描述正常离体肠肌的张力和舒缩情况，以及加入各种药物后的反应，并对实验结果作适当分析讨论。

注意事项

1. 本实验既可用兔肠来做，也可用豚鼠肠来做，但两者稍有区别：

（1）兔肠的肌层较厚，通气最好用95% O_2+5% CO_2。用药后需多换几次台氏液，才能将药物洗去，豚鼠肠的肌层较薄，一般空气即可，洗去药物也较容易。

（2）兔肠的肌层较厚，收缩力较强，以加1g左右的负荷为宜。豚鼠肠的肌层较薄，收缩力较弱，以加0.5g左右的负荷为宜。

（3）兔肠的腔道较宽，自发收缩也较多，剪成短段置于台氏液中后，其内容物可自动洗出。豚鼠肠常需用小心地向肠管内滴加台氏液的方法将其中的内容物洗出。

（4）兔的肠段自发活动较多，适宜于做观察药物对肠运动影响的实验。豚鼠肠自发活动较少，基线稳定，适宜于做生物检定（特别是组胺）的实验。

2. 所用兔或豚鼠实验前禁食12小时，解剖取出回肠，用台氏液轻轻冲洗干净后，置台氏液中保养。冲洗时冲力不能过大，以免影响离体回肠功能。多余肠管如不及时应用，可剪成数段，连同台氏液置于4℃冰箱中保存，12小时内仍可使用。

3. 在实验过程中，麦氏浴槽中的台氏液温度应保持在37℃±1℃。

4. 实验中加入药物时，用注射器将药物注入浴槽的剥离管内，勿触碰换能器连接线，勿搅动浴槽内台氏液，以免影响结果。

5. 实验中要加入多个药物时，应在上一个药物的作用显出最大强度时，才可加下一个药物。

6. 方法中的药物用量是以 25ml 台氏液为准。如台氏液的容量有所改变，则用药量也应做相应调整。

思考题

分析乙酰胆碱和阿托品对肠肌的作用（根据受体学说），并讨论这些作用的临床意义。

（陈　丽）

实验十一　药物对小鼠肠蠕动的影响（墨汁法）

实验目的

观察　不同药物对小鼠肠蠕动的影响。

实验原理

肠道平滑肌运动形式有紧张性收缩、分节运动和蠕动，对食物进行机械性消化，并有利于化学性消化和吸收，而肠蠕动对肠内容物有推进作用。药物可通过不同作用机制抑制或增强肠蠕动。本实验利用墨汁作为指示剂，观察不同药物对小鼠肠蠕动的影响。

实验材料

1. 器材　天平或电子秤、注射器（1ml）、5# 针头、灌胃针头、手术剪刀、眼科镊、尺子、玻璃钟罩。

2. 药品　0.1% 阿托品溶液、0.1% 乙酰胆碱溶液、0.3g/L 新斯的明溶液、生理盐水、墨汁。

3. 动物　小鼠（18~22g）。

实验方法

1. 取禁食 12 小时的体重相近小鼠 4 只，称重，编号（1~4 号）。

2. 按实验表 12 灌胃给药，各药液中加入墨汁显色。

3. 给药后 40 分钟将小鼠颈椎脱位处死，立即剖腹，暴露胃肠，肉眼观察各鼠肠蠕动情况。分离幽门至直肠的肠系膜，将肠自然拉直平铺于实验台，测量幽门至墨汁向前移动的最远距离（墨汁移动距离）和幽门至直肠末端的距离（肠总长度），计算墨汁向前移动百分率（%）。

$$墨汁移动百分率（\%）= \frac{墨汁移动距离（cm）}{肠总长度（cm）} \times 100\%$$

➕ 实验结果

将实验结果记录于实验表 12 中。

实验表 12　药物对小鼠肠蠕动的影响

鼠号	体重 （g）	药物及剂量 （ml）	墨汁移动长度 （cm）	小肠总长度 （cm）	墨汁移动百分率 （%）
1		0.1% 阿托品 0.2ml/10g			
2		0.1% 乙酰胆碱 0.2ml/10g			
3		0.3g/L 新斯的明 0.2ml/10g			
4		生理盐水 0.2ml/10g			

➕ 注意事项

1. 给药剂量应准确，各鼠灌药与处死时间必须一致。

2. 分离肠系膜及测量肠段时应轻拉，否则影响测量长度的准确性。

3. 墨汁向前移动若有中断现象，应以移动最远处为测量点。

➕ 思考题

1. 阿托品、新斯的明对小鼠肠蠕动有何影响？各有何临床意义？

2. 简述阿托品、新斯的明影响肠蠕动的作用机制。

（杨　柯）

实验十二　有机磷酸酯类农药中毒及其解救

➕ 实验目的

观察 有机磷农药的中毒症状和中毒机制，阿托品和碘解磷定对有机磷农药中毒的解救作用及解毒机制。

➕ 实验原理

机体在正常情况下，神经末梢释放的乙酰胆碱（ACh）可迅速被胆碱酯酶（AChE）水解，从而避免了 ACh 在体内的堆积。有机磷酸酯类通过难逆性抑制 AChE 活性，使 AChE 失去水解 ACh 的能力，造成 ACh 在体内大量堆积，从而引起一系列中毒症状。轻者以 M 样症状为主，中度者可同时有 M 样及 N 样症状，重度者还可出现中枢症状。

M 受体阻断药通过阻断 M 受体，竞争性地对抗有机磷酸酯类中毒时体内大量 ACh 所产生的 M 样中毒症状（如呕吐、流涎、大小便失禁、呼吸困难等）。胆碱酯酶复活药如碘解磷定是一类能使已被有机磷酸酯类结合的 AChE 恢复活性的药物，对 M 样及

N 样症状均有效，对缓解肌颤效果好。胆碱酯酶复活药分子中都含有带正电荷的季胺基和肟基两个功能基团，其带正电荷的季胺氮与磷酰化胆碱酯酶的阴离子部位以静电引力相结合，结合后使其肟基趋向磷酰化胆碱酯酶的磷原子，进而与磷酰基形成共价键结合，形成解磷定－磷酰化胆碱酯酶复合物，进一步裂解为磷酰化解磷定，游离胆碱酯酶，恢复其水解乙酰胆碱的活性。此外，胆碱酯酶复活物也能直接与体内游离的有机磷酸酯类结合，形成无毒的复合物排出体外。

实验材料

1. 器材　婴儿秤、注射器、5# 针头、量瞳尺、烧杯（50ml）。
2. 药品　10% 敌百虫溶液、0.05% 阿托品溶液、2.5% 碘解磷定溶液、生理盐水。
3. 动物　家兔（2~3kg）。

实验方法

1. 取禁食 12 小时的家兔 1 只，称重，观察并记录下列指标：一般活动、瞳孔大小、唾液分泌、呼吸频率、大小便、肌张力及有无肌震颤等。

2. 腹腔注射 2.5% 敌百虫溶液 2.0ml/kg。给药后观察家兔中毒情况：一般活动、瞳孔大小、唾液分泌、呼吸频率、大小便、肌张力及有无肌震颤等。

3. 家兔中毒明显后，先腹腔注射 0.05% 阿托品溶液 4.0ml/kg，后腹腔注射 2.5% 碘解磷定 2.0ml/kg，观察给药后上述指标的变化情况。

实验结果

将结果记录于实验表 13 中。

实验表 13　家兔敌百虫中毒及其解救实验记录

动物	体重（kg）	给药剂量（ml）	给药	瞳孔大小（mm）	唾液分泌（有/无）	呼吸频率（/min）	大小便（有/无）	肌震颤（有/无）
			给药前					
			ip 2.5% 敌百虫溶液					
			ip 0.05% 阿托品溶液					
			ip 2.5% 碘解磷定溶液					

注意事项

1. 本实验过程中如皮肤等接触到敌百虫,应立即用自来水冲洗,不能用肥皂水冲洗,因其在碱性环境中可转变成毒性更大的敌敌畏。

2. 测量瞳孔时,注意前后光线应一致。

思考题

1. 有机磷农药的中毒机制是什么？可出现哪些症状？

2. 阿托品和碘解磷定的解毒机制各是什么？

3. 本实验解毒时为什么先注射阿托品,后注射碘解磷定？

（高　思）

实验十三　尼可刹米对中枢性呼吸抑制的解救作用

实验目的

观察 吗啡急性中毒对呼吸的抑制作用,尼可刹米对吗啡所致呼吸抑制的解救作用,并联系其临床意义及用药注意事项。

实验原理

尼可刹米可直接兴奋延脑呼吸中枢,也可刺激颈动脉体化学感受器而反射性兴奋呼吸中枢,能提高呼吸中枢对 CO_2 的敏感性,使呼吸加深加快。

尼可刹米可用于各种原因所致的中枢性呼吸衰竭和循环衰竭,各种中枢神经抑制药及麻醉药中毒所致的昏迷。其对肺心病所致的呼吸衰竭和吗啡引起的呼吸抑制效果好,而对吸入麻醉药和巴比妥类药中毒效果较差。

实验材料

1. 器材　兔固定箱、婴儿秤、Y 形管、橡胶管、铁支架、兔呼吸口罩、双凹夹、螺旋夹、注射器（5ml 和 10ml）、针头、压力换能器、BL-420 生物机能实验系统。

2. 药品　1% 盐酸吗啡注射液、5% 尼可刹米溶液、75% 酒精棉球、1% 苯巴比妥钠。

3. 动物　家兔（2~3kg）。

实验方法

1. 取家兔 1 只,称重,置于兔固定箱内固定。

2. 用带有中开圆口橡皮膜的呼吸口罩将兔的口鼻罩住,呼吸口罩的下端连接 Y 形管,管的一端以橡胶管与外界通气以供家兔呼吸,并用螺旋夹调节通气量（注意避免家兔窒息,空气量调节好后不能再动螺旋夹,否则会影响实验结果）；Y 形管的另一端以橡胶管与压力换能器相连，换能器的输入端插头与 BL-420 系统前面板上的 1 通道输入插口接好。

3. 用鼠标选择菜单条上"输入信号"中的"1 通道"菜单项，在"1 通道子菜单"中选择"呼吸"信号，使用鼠标单击⊥具条上的"启动波形显示"命令按钮，或者从"基本功能"菜单中选择"启动波形显示"命令项。此时在 1 通道显示窗口中显示家兔正常呼吸曲线。

4. 观察记录一段正常呼吸曲线后，从耳缘静脉缓慢注射 1% 盐酸吗啡溶液 1~2ml/kg，观察并记录呼吸频率、幅度及瞳孔大小。呼吸频率极度减慢、幅度（曲线）显著降低时，立即从耳缘静脉缓慢注射 5% 尼可刹米 1~2ml/kg，观察并记录呼吸变化。

5. 待呼吸抑制解除后，以稍快的速度再静脉注射 5% 尼可刹米 0.5ml，观察惊厥的产生。惊厥产生后静脉注射 1% 苯巴比妥钠 1~2ml/kg，缓解惊厥。

实验结果

保存实验数据，并将实验现象记录于实验表 14 中，分析描记的呼吸曲线。

实验表 14　尼可刹米对抗吗啡的呼吸抑制作用实验记录

动物	体重（kg）	观察指标	正常	iv 吗啡中毒	iv 尼可刹米解救	过快、过量 iv 尼可刹米	iv 苯巴比妥钠解救
		呼吸频率（/min）					
		呼吸幅度（cm）					
		兔瞳孔大小（mm）					

注意事项

1. 通气量螺旋夹调节好后不要再变动，否则记录幅度不准确。
2. 吗啡注射速度要根据呼吸抑制曲线来调节，可先快后慢。
3. 注射尼可刹米要及时，必须事先做好准备，注射不宜过快，否则易引起惊厥。
4. 准备好苯巴比妥钠，一旦中枢兴奋药过量、出现惊厥时立即解救之。
5. 家兔应固定好，以免挣扎影响呼吸曲线描记。
6. 可通过观察家兔鼻翼扇动情况来判断其呼吸快慢。

思考题

1. 为什么临床常选用尼可刹米用于吗啡急性中毒的解救？
2. 应用吗啡时应注意什么？解救吗啡中毒的药物还有哪些？作用机制有何不同？

（高　思）

实验十四　强心苷对离体蛙心的作用

✚ 实验目的

1. *掌握*　离体蛙心的制备操作过程。

2. *了解*　离体器官在体外存活所必需的理化条件。

3. *观察*　强心苷对离体蛙心的正性肌力作用及致心律失常作用，强心苷与 Ca^{2+} 的协同作用，并联系其临床应用。

✚ 实验原理

强心苷能选择性地作用于心肌，能加强心肌收缩性，并能减慢窦性频率。强心苷是一类治疗指数较低的药物，一般治疗量已接近中毒量的 60%，故较易过量中毒。

心肌具有自动节律性收缩特点，离体蛙心在任氏液中能在较长时间保持其生理特性（自动节律性、兴奋性、传导性、收缩性）。改变任氏液的组成成分，心脏跳动的频率和幅度会随之发生改变。青蛙的心脏离体后，把含有任氏液的蛙心套管插入心室，用这种人工灌流的方法保持心脏的新陈代谢，维持蛙心有节律地收缩和舒张。通过生物信号处理系统，记录心脏搏动情况。

✚ 实验材料

1. *器材*　蛙板、小剪刀、小镊子、蛙足钉、蛙心夹、蛙心套管、铁支架、双凹夹、试管夹、棉线、滴管、探针、烧杯、张力换能器、BL-420 生物机能实验系统。

2. *药品*　任氏液、低钙任氏液（含钙量为 10%）、1% 氯化钙、10% 洋地黄溶液（或 0.005% 地高辛溶液、0.025% 毒毛花苷 K 溶液、20% 夹竹桃叶浸液）。

3. *动物*　青蛙。

✚ 实验方法

1. *青蛙固定*　取青蛙 1 只，用探针由枕骨大孔刺入，破坏青蛙脑和脊髓，取仰位用蛙足钉固定于蛙板上。

2. *制备离体蛙心*　依次切开胸部皮肤、肌肉和胸骨，打开胸腔，剪开心包膜充分暴露心脏。在主动脉干分支处穿一根线，打松结备结扎用。然后用剪刀在左主动脉上（手术剪尖端朝向心脏方向）作一个"V"形切口，将盛有任氏液的蛙心套管插入主动脉，按实验图 2 的实线方向移动插管位置，此时插管的长轴与心脏的轴大体一致，再将插管插入心室（插入心室的动作与心室收缩一致），若套管内液面随心搏而上下移动，表明已插入心室。扎紧主动脉下方的线，并固定在套管侧壁的小钩上，用吸管吸去管内血液，换上任氏液。剪断左右主动脉，轻轻提起心，在静脉窦下方把其余血管一起扎紧，在线结以下剪断。用吸管吸去套管内的血液，加入任氏液冲洗至灌流液无色，并使液面保持恒定，即成斯氏离体心脏标本。

3. 固定观察　将蛙心套管固定于铁支架上，用带有长线的蛙心夹夹住心尖（在心舒张期夹住心尖），将长线连接于张力换能器，再经张力换能器连接 BL-420 生物机能实验系统。观察、记录心脏搏动曲线。

4. 给药　记录一段正常的心脏搏动曲线后，依次换加下列药液。每加一种药液后，密切注意心脏收缩强度、心率、节律等方面的变化。

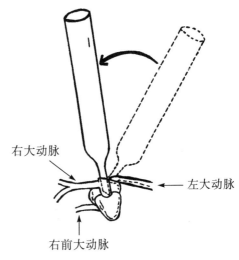

实验图 2　斯氏离体心脏制备时套管插入法

（1）换入等量低钙任氏液（制备心功能不全模型）。

（2）当心脏收缩显著抑制时，向插管内加入 10% 洋地黄溶液 2~3 滴。

（3）当心搏加强后，再向插管内滴入 1% 氯化钙 2~3 滴，观察心脏变化。

（4）待心脏出现中毒后，以正常任氏液冲洗。

实验结果

将实验结果记录于实验表 15 中。

实验表 15　强心苷对离体蛙心的正性肌力作用及致心律失常作用实验记录

观察指标	任氏液	低钙任氏液	洋地黄溶液	氯化钙	任氏液冲洗后
心搏振幅（cm）					
心率（/min）					
心搏节律					

注意事项

1. 本次实验用蛙心较好，因为蟾蜍皮下腺体有强心苷样物质，可降低心脏对强心苷药物的敏感性。

2. 在整个实验过程中应保持套管内液面高度不变，以保证心脏固定的负荷。为保持管内液面恒定，每次加入药液后，应吸出同样滴数的灌流液。

3. 在实验过程中，基线的位置、放大倍数、描记速度应始终一致。

4. 在实验中以低钙任氏液灌注蛙心，使心脏的收缩减弱，可以提高心肌对强心苷的敏感性。

思考题

1. 心脏营养液为何换用低钙任氏液？为什么要使液面保持恒定？
2. 在本实验中可以看到强心苷的哪几种药理作用？

（陈　丽）

实验十五　硝酸甘油的扩张血管作用

实验目的

观察　硝酸甘油的扩血管作用，分析其抗心绞痛的作用机制。

实验原理

硝酸甘油为 NO 供体，在平滑肌内经谷胱甘肽转移酶的催化，释放出 NO。NO 的受体是鸟苷酸环化酶活性中心的 Fe^{2+}，两者结合可激活鸟苷酸环化酶，使环磷酸鸟苷生成增加，激活环磷酸鸟苷依赖性蛋白激酶，减少细胞内 Ca^{2+} 释放和外 Ca^{2+} 内流，减少细胞内 Ca^{2+}，使肌球蛋白轻链去磷酸化而松弛血管平滑肌。同时促进降钙素基因相关肽的合成与释放，激活平滑肌细胞 ATP 敏感型 K^+ 通道，使细胞膜超级化，产生扩血管效应。

实验材料

1. 器材　兔固定箱、开口器、滴管。
2. 药品　1% 硝酸甘油。
3. 动物　家兔（2~3kg）。

实验方法

1. 取家兔一只，称重，置于兔固定箱内。观察正常兔耳血管的粗细、密度、皮肤颜色和温度。
2. 用开口器从嘴角撬开兔嘴，滴管吸取 1% 硝酸甘油溶液滴于兔舌下 4~5 滴。
3. 用药 1~2 分钟后观察并记录兔耳血管的粗细、密度、皮肤颜色和温度。

实验结果

将实验结果记录于实验表 16 中，并根据结果进行分析。

实验表 16　硝酸甘油对兔耳的扩血管作用

观察项目	血管粗细	血管密度	皮肤颜色	皮肤温度
用药前				
用药后				

注意事项

用药前后观察兔耳血管的粗细和密度应在同一部位。

思考题

硝酸甘油抗心绞痛的作用机制是什么？

（林国彪）

实验十六　普萘洛尔的抗缺氧作用

实验目的

1. 观察　普萘洛尔提高心肌耐受缺血缺氧的能力。
2. 学习　抗心绞痛药物的筛选方法。

实验原理

异丙肾上腺素为 β 受体激动药，能激动 β 受体，对心脏有强大的兴奋作用，可使心脏传导加快、心率加快、收缩力增强、心输出量增多，并明显增加心肌耗氧量，同时促进糖原和脂肪分解，增加组织耗氧量。

普萘洛尔为 β 受体阻断药，可阻断心脏 $β_1$ 受体，对心脏产生抑制作用，使传导减慢、心率减慢、心脏收缩力减弱、心输出量减少，降低心肌耗氧量，同时抑制糖原和脂肪分解，减少组织耗氧量。

实验材料

1. 器材　天平或电子秤、烧杯（1000ml）、广口瓶（250ml）、纱布、注射器（1ml）、针头、棉签、玻璃钟罩。
2. 药品　1% 盐酸普萘洛尔溶液、0.05% 异丙肾上腺素、生理盐水、钠石灰、凡士林。
3. 动物　小鼠（18~22g）。

实验方法

1. 取小鼠 3 只，称重，编号，置玻璃钟罩内，观察正常表现。

2. 按实验表 17 两次分别给药，每种药物给药剂量均为 0.2ml/10g，给药后注意观察小鼠表现，并记录。

3. 第二次给药 3 分钟后，取 250ml 玻璃磨砂广口瓶 3 个，瓶内分别放入 6g 用纱布包裹的钠石灰，每个瓶内放入小鼠 1 只，迅速盖上玻璃瓶盖，同时记录时间。

4. 观察小鼠活动，记录小鼠死亡时间。

实验结果

将实验结果记录于实验表 17 中，并根据结果进行分析。

实验表 17　普萘洛尔抗缺氧作用实验记录

编号	体重（g）	第一次给药		第二次给药		存活时间（分钟）
		药物	剂量（ml）	药物	剂量（ml）	
1						
2						
3						

注意事项

1. 广口瓶必须完全密闭不漏气，可用凡士林涂在瓶口。

2. 小鼠腹腔注射部位应稍靠左下腹，勿损及肝脏，还应避免将药液注入肠腔或膀胱。

3. 室温应保持在 25℃左右。

思考题

1. 普萘洛尔抗心绞痛的机制是什么？

2. 普萘洛尔和硝酸甘油合用于抗心绞痛的原因是什么？

（刘雪萍）

实验十七　硫酸镁的导泻作用

实验目的

观察　硫酸镁对肠道的作用，分析其导泻作用原理。

实验原理

硫酸镁易溶于水，水溶液中的 Mg^{2+} 和 SO_4^{2-} 均不易为肠壁所吸收，使肠内渗透压升高，体液的水分向肠腔移动，使肠腔容积增加，肠壁扩张，从而刺激肠壁的传入神经末梢，反射性地引起肠蠕动增加而导泻，其作用在全部肠段，故作用快而强。

硫酸镁和液体石蜡都具有导泻作用，但作用机制及作用特点不同。液体石蜡为无色透明矿物油，在肠道内不被消化吸收，可通过润滑肠壁及阻止水分吸收，使粪便软化，并易于排出。

实验材料

1. 灌胃法

（1）器材　注射器、灌胃针头、手术剪、镊子、蛙板、量尺、棉球。

（2）药品　1% 卡红生理盐水、1% 卡红硫酸镁溶液（1% 卡红溶液加入 10% 硫酸镁溶液中）。

（3）动物　小鼠（禁食 12 小时）。

2. 肠内注射法

（1）器材　兔手术台或蛙板，注射器（10ml、20ml），手术剪，镊子，止血钳，量尺，烧杯。

（2）药品　生理盐水、20% 乌拉坦溶液、20% 硫酸镁溶液、液体石蜡。

（3）动物　家兔（2~3kg，禁食 12 小时）或青蛙。

实验方法

1. 灌胃法

（1）取已禁食 12 小时小鼠 2 只，编号，分别灌胃给卡红硫酸镁溶液和卡红生理盐水，给药量均为 1ml。

（2）40 分钟后将小鼠分别拉颈椎脱位处死，固定于蛙板上，沿腹正中线剖开腹腔，观察肠蠕动及肠膨胀情况，两只鼠加以比较。

（3）将胃提出腹腔外，将幽门部至直肠段肠系膜小心分离，将肠管轻轻拉直，分别测量两只鼠肠管内卡红离开幽门部的距离，比较两只鼠卡红液在肠管的距离长短。

2. 肠内注射法

（1）取家兔 1 只，称重，耳缘静脉注射 20% 乌拉坦 5ml/kg，麻醉后取仰位固定在手术台上（若实验动物为青蛙，则此步操作为：用探针损毁青蛙大脑后固定于蛙板上）。

（2）沿腹正中线切口，打开腹腔，取出小肠，于回盲区将肠内容物轻轻挤向结肠，并以用线结扎成互不相通的 3 段，每段长约 3cm。

（3）向各肠段分别注入 20% 硫酸镁、液体石蜡、生理盐水各 2ml。注射后将肠段回纳入腹腔，用止血钳夹闭腹腔，温生理盐水纱布覆盖手术切口。

（4）2 小时后打开腹腔，观察各肠段的变化（如膨胀与充血情况等）。再用注射器抽取各肠段内的液体，记录其容积。最后剪开肠壁，观察肠内壁充血情况。

实验结果

小鼠法实验结果记录于实验表 18 中，家兔（或青蛙）法实验结果记录于实验表 19 中。

实验表 18　硫酸镁对小鼠的导泻作用

鼠号	卡红液在肠管的距离（cm）	现象（肠蠕动及膨胀）
1		
2		

实验表 19　硫酸镁对家兔（或青蛙）的导泻作用

肠段	药物	肠管膨胀程度	肠黏膜充血程度	肠内液体容积（ml）
1				
2				
3				

┿ 注意事项

1. 小鼠灌胃时不要将灌胃器误插入气管或插破食管，否则可致硫酸镁的吸收作用，前者可致窒息，后者可出现如同腹腔注射的吸收症状，重则死亡。

2. 打开动物腹腔后操作要轻柔，应尽量减少刺激内脏，切勿伤及肠系膜的血管。

3. 肠内注射法中所分离的肠段力求等长，经常用少量温生理盐水润湿之。肠管结扎要紧，以免注入的药物进入其他肠段。

┿ 思考题

1. 简述硫酸镁、液体石蜡的导泻原理及临床用途。
2. 试比较硫酸镁、液体石蜡导泻作用的特点。

（陆桂喜）

实验十八　普鲁卡因的传导麻醉作用

┿ 实验目的

1. 掌握　青蛙的捉持方法，破坏青蛙脊髓的方法及青蛙股部坐骨神经的分离方法。
2. 观察　普鲁卡因对青蛙坐骨神经的传导麻醉作用。

┿ 实验原理

青蛙大脑被损毁后，随意运动消失，但由于脊髓反射弧完整，仍可对疼痛刺激作出保护性逃避反应。

神经兴奋的发生和传导有赖于细胞膜上 Na^+ 内流。普鲁卡因可阻滞 Na^+ 内流进入细胞内，从而抵制神经冲动的发生与传导，产生局部麻醉作用。

盐酸作为疼痛刺激物，可刺激青蛙趾蹼产生缩腿反射。本实验以缩腿反射为指标，观察普鲁卡因对青蛙坐骨神经的传导麻醉作用。

┿ 实验材料

1. 器材　手术剪、小镊子、探针、铁支架、双凹夹、止血钳（或铁夹）、小烧杯、秒表、玻璃分针、丝线、脱脂棉。

2. 药品　1% 盐酸普鲁卡因溶液、2% 盐酸溶液。

3. 动物　青蛙或蟾蜍。

实验方法

1. 取青蛙 1 只，用探针自枕骨大孔垂直插入，直达椎管，改变探针方向刺入颅腔，左右搅动，彻底破坏蛙的脑组织。用止血钳夹持青蛙下颌，悬吊在铁支架上。

2. 用手术剪剪开右侧股部皮肤，在半膜肌和股三头肌（实验图 3）之间找到坐骨神经和股动脉，小心分离坐骨神经，在坐骨神经下垫一小棉条，包绕神经，将神经与肌肉隔开，待用。

3. 当蛙腿不动时，将趾蹼浸入 2% 盐酸溶液中，记录趾蹼接触盐酸溶液到缩腿的时间（秒），即缩腿反射时间，测三次，即为用药前缩腿反射时间。

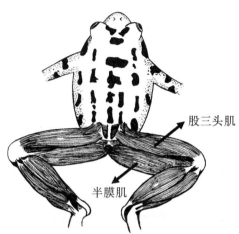

实验图 3　青蛙股部肌肉背面观

4. 用滴管将 1% 普鲁卡因溶液滴在包绕坐骨神经的棉条上，待普鲁卡因作用 2~5 分钟后，重复步骤 3 的操作，记录缩腿反射时间。

5. 重复上述 2~4 的操作，刺激左侧趾蹼，记录缩腿反射时间。

实验结果

将结果记录于实验表 20 中。

实验表 20　普鲁卡因对蛙坐骨神经传导麻醉的作用的实验记录

后肢	用药前缩腿反射时间（秒）				用药后缩腿反射时间（秒）			
	第一次	第二次	第三次	平均	第一次	第二次	第三次	平均
左								
右								

注意事项

注意每次缩腿反射后，立即将趾蹼浸入清水中洗净盐酸，并用干净纱布将清水擦干，以免盐酸过度腐蚀趾蹼和残余清水稀释盐酸。

思考题

1. 普鲁卡因在使用过程中误入血管时会出现什么不良反应，如何处理？

2. 普鲁卡因常用于哪些麻醉，有何特点？

（苗久旺）

实验十九　地西泮的抗惊厥作用

实验目的

观察　地西泮（安定）的抗惊厥作用，联系其临床用途。

实验原理

惊厥系物理、化学或精神性刺激所引发的中枢神经系统过度兴奋的一种症状，表现为全身骨骼肌不自主的强烈收缩，常见于小儿高热、破伤风、癫痫大发作、子痫和中枢兴奋药中毒等。地西泮主要通过作用于 GABAA 受体，增加 Cl^- 通道开放的频率，增强 γ – 氨基丁酸能神经的功能而产生中枢抑制作用，具有强大的抗惊厥作用。

惊厥模型的制备：

1. 物理方法　①电休克法，以强电流通过角膜电极或耳电极，对动物脑部进行短时间刺激，引起惊厥发作；②听觉刺激；③光刺激。

2. 化学方法　应用大剂量的化学药物使动物中枢神经系统过度兴奋，常用的药物有尼可刹米、硝酸士的宁、戊四唑、印防己毒素和氨基脲等。

常用的抗惊厥药：

1. 苯二氮䓬类　如地西泮，为镇静催眠药，随剂量增大，相继出现抗焦虑、镇静催眠和抗惊厥作用。

2. 巴比妥类　如苯巴比妥、异戊巴比妥、硫喷妥，属镇静催眠药，随剂量增大，相继出现镇静、催眠、抗惊厥和麻醉作用。

3. 硫酸镁　静脉注射具有抗惊厥作用。因 Mg^{2+} 可拮抗 Ca^{2+} 的作用，抑制神经递质传递和骨骼肌收缩，从而使肌肉松弛，临床常用于妊娠子痫。

本实验所用的致惊厥药为尼可刹米，用量较大时可导致惊厥。抗惊厥药为地西泮，其用量大于镇静催眠量，故给完药后小鼠可能进入睡眠。

实验材料

1. 器材　天平或电子秤、注射器、5# 针头、玻璃钟罩。

2. 药品　2.5% 尼可刹米溶液、0.5% 地西泮溶液、生理盐水。

3. 动物　小鼠（18~22g）。

实验方法

1. 取小鼠 2 只，称体重，编号，置于玻璃钟罩中观察小鼠正常活动。

2. 1 号小鼠腹腔注射 2.5% 尼可刹米溶液 0.2ml/10g，然后紧接着腹腔注射 0.5% 地西泮溶液 0.05ml/10g；2 号鼠腹腔注射 2.5% 尼可刹米溶液 0.2ml/10g，然后紧接着腹腔注射等容量生理盐水，观察比较两鼠反应情况。

实验结果

将结果记录于实验表 21 中。

实验表 21　地西泮抗尼可刹米致惊厥作用实验记录

鼠号	体重（g）	剂量（ml）	给药	给药前表现	给药后表现
1		①尼可刹米溶液；②地西泮溶液	2.5% 尼可刹米溶液 +0.5% 地西泮溶液		
2		①尼可刹米溶液；②生理盐水	2.5% 尼可刹米溶液 + 生理盐水		

注意事项

1. 剂量要准确，时间掌握好。

2. 给药后应保持室内安静，避免刺激实验动物。

3. 腹腔注射在小鼠下腹部，切勿进针过深损伤内脏，否则内脏出血致小鼠死亡。

4. 也可用硫酸镁代替地西泮进行本次抗惊厥实验。

思考题

地西泮为什么能解救尼可刹米所致的惊厥？

（陆桂喜）

实验二十　镇痛药的镇痛作用

实验目的

1. 掌握　扭体法镇痛实验方法。

2. 了解　常用的镇痛实验方法。

3. 观察并比较　哌替啶与颅痛定的镇痛作用。

实验原理

任何刺激达到一定阈值时，均可引起动物疼痛反应，导致情绪、行为甚至生理功能障碍。根据疼痛所表现出的行为反应，目前应用的疼痛模型有化学刺激法（扭体法）、热刺激法、电刺激法及机械刺激法（加压法）等。均以疼痛作为观察指标，通过痛阈提高率的比较，确定不同镇痛药的镇痛作用强度、作用特点等。本实验采用扭体法。

1. 化学刺激法　许多化学物质如强酸、强碱、钾离子、缓激肽等，接触到完整的皮肤和黏膜时，即引起疼痛反应。因此，用这些化学物质刺激动物，可产生疼痛，造成疼痛模型。化学刺激法常作为研究疼痛生理及筛选镇痛药物的方法。小鼠扭体法是筛选镇痛药的常用方法之一，采用一些化学刺激物注入小鼠腹腔内，引起深部的、大面积而且较持久的疼痛刺激，致使小鼠产生"扭体"反应（腹部内凹、躯干与后腿伸张、臀部抬高）。观察给予化学刺激药物15分钟内发生"扭体"反应的小鼠数量或各小鼠发生的"扭体"的次数，将给药组与对照组相比，若使扭体反应发生率减少50%以上的，可认为有镇痛作用。常用致痛剂有酒石酸锑钾、醋酸等。

2. 热刺激法

（1）辐射热刺激法　用一定强度的温度刺激动物躯体的某一部分，使其产生疼痛反应。大鼠以甩尾反应时间为疼痛反应指标。实验时，用秒表计时，从照射开始到甩尾的时间作为痛阈。

（2）热板法　实验时，把小鼠放在预先加热到55℃金属板上，以舔后足为常用疼痛反应指标。给药后痛反应时间延长1倍以上者作为有效镇痛药物。

①注意事项：反复连续测定应注意防止局部烫伤；注意正常鼠体温应与室温相近，室温应在20℃左右；给药前测试痛阈时，注意反应时间少于2秒（热板法为10秒）或大于10秒（热板法为30秒）表示该动物反应过敏或迟钝，则剔除不用；热板法要求必须用雌性动物。

②方法评价：仪器装置简单，反应灵敏，指标明确；对组织损伤小，可反复利用动物；痛反应潜伏期长，利于比较药物镇痛作用的强弱、快慢、持续时间；可用于筛选麻醉性和非麻醉性镇痛药；但由于辐射热刺激法甩尾反应纯粹是一种脊髓反射，因此骨骼肌松弛药也会出现阳性结果，应加以注意。

3. 机械刺激法（大鼠尾尖压痛法）　用钝刀口用力压大鼠尾，以产生嘶叫作为痛阈值。此法与大鼠的年龄关系很大，以100~150g体重为宜。压痛部位以大鼠尾尖1/3处敏感性较高。

4. 电刺激法

（1）齿髓刺激法　目前公认牙髓神经是对痛颇敏感的刺激部位，其痛反应近似临床病理性疼痛。因此齿髓刺激法是标准而可靠的评价镇痛药的方法。此法适用于犬、猫、家兔、大鼠等，其中以家兔应用最多。动物在麻醉下用电钻在牙齿上钻孔后，将电极插入齿髓作慢性埋藏电极。电刺激时，动物因疼痛会出现咀嚼运动与摆头等反应，这些反应可视为痛阈的指标。

方法评价：反应灵敏、稳定，电刺激引起的舔舌/咀嚼反应比较一致。

（2）鼠尾刺激法　以串脉冲方波刺激大鼠尾尖1/3处，以引起甩尾和嘶叫反应的电流强度作为痛反应指标。

实验材料

1. 器材　天平或电子秤、注射器、5#针头、玻璃钟罩。
2. 药品　1% 醋酸溶液、0.2% 盐酸哌替啶溶液、0.2% 颅痛定溶液、生理盐水。
3. 动物　小鼠（18~22g）。

实验方法

1. 取小鼠 3 只，称体重，编号，置于玻璃钟罩中观察小鼠正常活动。

2. 分别给 3 只小鼠腹腔注射 0.2% 盐酸哌替啶溶液 0.2ml/10g、0.2% 颅痛定溶液 0.2ml/10g 及生理盐水 0.2ml/10g。

3. 30 分钟后，分别给 3 只小鼠腹腔注射 1% 醋酸溶液 0.2ml/10g，观察 15 分钟内小鼠是否出现扭体反应，记录每只小鼠扭体反应的次数。

4. 汇总实验室数据，计算镇痛药的镇痛百分率。

实验结果

综合全实验室数据记录于实验表 22 中，根据公式计算镇痛药镇痛百分率（%）。

实验表 22　哌替啶与颅痛定镇痛作用实验记录

组别	小鼠数量（只）	给药	扭体反应数（只）	无扭体反应数（只）	镇痛百分率（%）
哌替啶组		0.2% 盐酸哌替啶溶液 +1% 醋酸溶液			
颅痛定组		0.2% 颅痛定溶液 +1% 醋酸溶液			
生理盐水组		生理盐水 +1% 醋酸溶液			

注意事项

1. 1% 醋酸溶液应临用临配，以免醋酸挥发。

2. 动物的疼痛反应个体差异较大，因此实验用动物数量越多结果越可靠。统计全实验室数据，当给药组比对照组的扭体反应发生率减少 50% 以上时，才能认为有镇痛效力。

3. 小鼠体重轻，扭体反应发生率低；室温低于 10℃不易产生扭体反应。

4. 扭体反应表现为小鼠腹部两侧内凹，身体扭曲，躯干与后腿伸展，臀部抬高。以上表现有任何一项即可认为阳性。

思考题

1. 吗啡类镇痛药与解热镇痛药的作用机制有何不同？

2. 根据实验结果比较哌替啶和颅痛定的镇痛作用特点。

（陆柱喜）

实验二十一 氯丙嗪对小鼠激怒反应的影响

✛ 实验目的

1. 学习 电刺激使用方法。
2. 观察 氯丙嗪的安定作用，联系其临床用途。

✛ 实验原理

氯丙嗪能阻断脑干网状结构上行激活系统外侧部位的 α 受体，抑制特异性感觉传入冲动沿侧支向网状结构传导，对中枢神经系统具有安定作用，能减少动物的自发活动。以弱电流或低电压刺激鼠足部，引起鼠间对峙、格斗和互咬等激怒反应。给予氯丙嗪后可抑制此类反应。本实验通过记录小鼠使用氯丙嗪前后的活动变化，观察氯丙嗪的安定作用。

✛ 实验材料

1. 器材 生理多用仪、电激怒刺激板、天平或电子秤、注射器、5# 针头、玻璃钟罩。
2. 药品 0.1% 盐酸氯丙嗪溶液、生理盐水。
3. 动物 雄性小鼠（18~22g）。

✛ 实验方法

1. 选 4 只体重相近且较活跃的雄性小鼠，称重，编号，分两组，先观察其正常活动情况。

2. 将两组小鼠分别置电刺激板上，用 250ml 烧杯罩住，接生理多用仪，将刺激电流由弱增强，测定引起小鼠格斗的激怒阈电压。

3. 实验组小鼠腹腔注射 0.1% 盐酸氯丙嗪溶液 0.2ml/10g，对照组小鼠腹腔注射生理盐水 0.2ml/10g，20 分钟后，重复步骤 2，测定引起小鼠格斗的激怒阈电压。

✛ 实验结果

将结果记录于实验表 23 中。

实验表 23 氯丙嗪的安定作用实验记录

组别	药物	鼠号	体重（g）	剂量（ml）	激怒阈电压（V）			
					给药前	平均	给药后	平均
实验组	0.1% 盐酸氯丙嗪溶液	1						
		2						
对照组	生理盐水	3						
		4						

注意事项

1. 多用仪连接电激怒刺激板,选择参数: 开关拨"电惊厥"档,刺激方式拨"连续","B时间" 1 秒, "A 频率" 4Hz。通电, 按下"启动"钮, 即开始刺激, 输出电压由小到大, 每次 10 秒, 间隙 30 秒, 重复几次, 直至两鼠竖立, 厮打, 怒叫, 即为激怒反应, 此电压为激怒阈电压。

2. 刺激电压应从小到大, 过低不引起激怒, 过高易致小鼠逃避。

3. 每组小鼠体重应尽量接近。

4. 本实验如果采用异笼喂养、体重 250~300g 雄性大鼠, 效果更佳。

5. 亦可用血管钳同时夹两鼠的尾部(距尾尖 1/3 处), 使之疼痛, 引起两鼠竖立互斗, 代替药理生理多用仪。

思考题

1. 氯丙嗪的安定作用机制是什么? 与巴比妥类药物的镇静作用有何差别?

2. 试述氯丙嗪阻断 α 受体还可产生哪方面的作用。

（陆桂喜）

实验二十二　呋喃苯胺酸的利尿作用

实验目的

1. 观察　呋喃苯胺酸的利尿作用, 联系其临床用途。

2. 了解　利尿药的实验方法。

实验原理

呋塞米为强效利尿剂, 抑制肾小管髓袢升支粗段髓质及皮质部 Na^+-K^+-$2Cl^-$ 共同转运系统, 减少 NaCl 的重吸收, 降低肾脏对尿液的稀释和浓缩功能。本实验可采用膀胱造瘘法、导尿管法或输尿管法, 收集给药前、后的尿液, 通过比较给药前、后尿量及测定尿液中电解质含量, 观察呋噻米的利尿作用。

利尿药的实验方法

1. 动物选择　可用大鼠、小鼠、家兔、猫和犬, 其中以大鼠较为常用。

2. 实验方法

（1）代谢笼实验法　适用于大鼠、小鼠。

（2）直接自输尿管或膀胱收集尿液　适用于较大动物（家兔、猫、犬）。

实验材料

1. 器材　兔手术台、兔固定箱、手术器械、膀胱套管、胃管、导尿管、开口器、量筒、烧杯、注射器（100ml、10ml）。

2. 药品 25%乌拉坦溶液、1%呋喃苯胺酸溶液、液体石蜡、温开水、生理盐水。

3. 动物 家兔（雄性，2~3kg）。

■ 实验方法

1. 给予水负荷 取雄性家兔1只，称体重，用开口器插入兔口腔，将胃管从开口器中央小孔插入直至胃内，用烧杯盛少量水，将胃管末端插入水中，检查胃管是否插入气管。若无气泡溢出，用100ml注射器从胃管末端缓缓注入温开水，50ml/kg。

2. 固定麻醉 用25%乌拉坦溶液4ml/kg由耳缘静脉注入（注意：注射速度要缓慢，随时观察角膜反射，反射消失即停止注射）。麻醉后，取仰位，固定于兔手术台上。

3. 手术操作 可选用下列方法之一收集尿液。

（1）导尿管法 将涂有液体石蜡的导管经尿道插入膀胱8~12cm，入膀胱后即有尿液滴出，再插入1~2cm，用胶布将导尿管固定于兔手术台，轻压下腹部使膀胱内余尿排尽，然后正式收集尿液10分钟，记录下给药前的尿量。

（2）膀胱造瘘法 剪去家兔下腹部被毛，在耻骨前正中线切开皮肤4~6cm，小心剪开腹膜，暴露膀胱，用注射器抽出积尿。在近尿道端膀胱侧壁，避开血管剪一长度约1cm的切口，插入已装满生理盐水的膀胱套管（应对准输尿管口），用线将套管与膀胱结扎固定。松开夹在套管橡皮管上的止血钳，积尿经橡皮管流出。将膀胱连同套管头部回纳腹腔（切勿扭曲），用生理盐水纱布敷盖切口。接5分钟尿液弃掉，然后正式留存尿液10分钟，记录下给药前的尿量。

（3）输尿管法 剪去家兔腹部被毛后，自下腹部正中线纵向切开皮肤直至耻骨联合处，长6~8cm。打开腹腔，找出膀胱，在膀胱上方找到左右两根输尿管，仔细分离输尿管约2cm，结扎近膀胱段管。然后在结扎线上方剪一"V"形小口，将塑料导管或连有橡皮管的玻璃导管向肾方向插入输尿管，用线扎紧固定，以防导管滑出。将两根导管的游离端一并引入量筒内收集尿液。接5分钟尿液弃掉，然后正式留存尿液10分钟，记录下给药前的尿量。

4. 给药方法 从兔耳静脉注入1%呋喃苯胺酸溶液0.5ml/kg，每10分钟记录尿量一次，共30分钟，比较给药前、后尿量的变化值。

■ 实验结果

将结果记录于实验表24中。

实验表 24　呋喃苯胺酸对家兔尿量的影响实验记录

药前 10 分钟尿量（ml）	药物	药后尿量（ml）		
		10 分钟	20 分钟	30 分钟
	1% 呋喃苯胺酸溶液			

注意事项

1. 插胃管时，应注意将胃管从兔的舌上方插入。并避免将胃管误插入气管。当胃管插好后，可将导管的外端放入水中，如有气泡，则说明误插入气管中，应拔出重新插。

2. 导尿管法插导管时动作应轻巧，以免引起膀胱括约肌痉挛；插入深度应适当，过多可致卷曲或管口上翘。为避免导尿不畅，可在导尿管的尖端两侧各剪一小孔。

思考题

呋喃苯胺酸的利尿作用机制是什么？有何临床用途？

（陆桂喜）

实验二十三　肝素的体内抗凝作用

实验目的

1. 掌握　小鼠尾静脉注射法。
2. 观察　肝素的体内抗凝作用。

实验原理

肝素具有强大的体内、外抗凝作用，主要通过增强抗凝血酶Ⅲ（AT Ⅲ）的功能，灭活凝血因子Ⅱa、Ⅸa、Ⅹa、Ⅺa、Ⅻa 等含丝氨酸的蛋白酶，起到抗凝血作用。

实验材料

1. 器材　注射器、5# 针头、毛细管（内径 1mm）、载玻片、鼠笼、棉球。
2. 药品　50U/ml 肝素注射液、生理盐水。
3. 动物　小鼠（18~22g）。

实验方法

1. 毛细管法

（1）取 20g 左右的小鼠 2 只，称重、标记。

（2）1 号鼠尾静脉注射肝素 10U/10g；2 号鼠尾静脉注射等容量（0.2ml/10g）生理盐水。

（3）30分钟后，以毛细管作眼眶内穿刺，获取长约5cm的血柱。

（4）然后每隔30秒折断毛细管一小段，观察有无黏丝状物（凝血丝）出现。记录从毛细管采血直至出现凝血丝的时间，即为凝血时间。

2. 玻片法

（1）取20g左右的小鼠2只，称重、标记。

（2）1号鼠尾静脉注射肝素10U/10g，2号鼠腹腔注射等容量（0.2ml/10g）生理盐水。

（3）30分钟后，作眼眶内穿刺取血，分别于清洁载玻片的两端滴1滴血（血滴直径为5mm左右）。

（4）每隔30秒用干针头挑动血滴1次，有细丝出现为凝血，记录凝血时间（以两滴血的凝血时间均数计算）。

✛ 实验结果

将结果记录于实验表25中。

实验表25　肝素体内抗凝作用实验记录

鼠号	药物	剂量	凝血时间（分钟）	
			毛细管法	玻片法
1	50U/ml 肝素注射液			
2	生理盐水			

✛ 注意事项

1. 尾静脉注射时，针头必须与尾静脉走向平行。

2. 毛细管法和玻片法可任选其一。

3. 体内抗凝实验应在15℃~20℃条件下进行。

✛ 思考题

1. 两只小鼠的血液凝固时间存在差异，其产生的原因是什么？

2. 如果用肝素做体外抗凝实验，应如何操作？

（林春英）

实验二十四　枸橼酸钠的体外抗凝作用

✛ 实验目的

观察　枸橼酸钠的体外抗凝作用。

实验原理

凝血过程必须有 Ca^{2+} 参与，枸橼酸钠中的枸橼酸根能与血液中的 Ca^{2+} 形成可溶性的络合物，降低 Ca^{2+} 浓度，具有体外抗凝的作用。

实验材料

1. 器材　恒温水浴箱、试管、试管架、注射器（1ml）、5# 针头、酒精棉球、秒表。
2. 药品　3.8% 枸橼酸钠、3% 氯化钙溶液、生理盐水。
3. 动物　家兔（2~3kg）。

实验方法

1. 取试管 2 支，标记。1 号管加 3.8% 枸橼酸钠 0.5ml（即 19mg），2 号管加等量生理盐水做对照。

2. 取家兔 1 只，从耳缘静脉取血 2ml，分别加入 2 支试管，充分混合后放入 37℃ ±0.5℃恒温水浴中，记录时间。

3. 每隔 30 秒倾倒试管 1 次，以试管轻轻倒转血液不往下流为凝血，记录凝血时间。

4. 15 分钟后，在未凝血试管中加入 3% 氯化钙溶液 4 滴，混匀，再次观察是否出现凝血。

实验结果

将实验结果记录于实验表 26 中。

实验表 26　枸橼酸钠体外抗凝作用实验记录

试管编号	药物浓度及用量	血液量	血液是否凝固	血液凝固时间（秒）
1	① 3.8% 枸橼酸钠溶液 0.5ml ② 3% 氯化钙溶液 4 滴	1ml		
2	① 生理盐水 0.5ml ② 3% 氯化钙溶液 4 滴	1ml		

注意事项

1. 试管应清洁并干燥，内径均匀，加血时应避免产生气泡。
2. 实验前出现血凝块的血液不可再供实验使用。

思考题

枸橼酸钠为何只在体外抗凝血而在体内无抗凝作用？

（刘雪萍）

实验二十五 胰岛素的过量反应及其解救

实验目的

观察 胰岛素引起的低血糖反应及解救方法。

实验原理

胰岛素是胰岛 B 细胞所分泌的一种激素，具有降低血糖的作用，但胰岛素过量可以引起低血糖反应，甚至死亡。脑组织的糖原贮存量极少，对血糖浓度降低极为敏感，严重时可出现惊厥与昏迷。本实验通过注射过量胰岛素，观察胰岛素引起的家兔低血糖反应，以及静脉注射葡萄糖的治疗效果。

实验材料

1. 器材 注射器（5ml、10ml）、5# 针头、婴儿秤。
2. 药品 普通胰岛素（40U/ml）、25% 葡萄糖溶液、酸性生理盐水。
3. 动物 家兔（2~3kg）。

实验方法

1. 取禁食但不禁水 24 小时的家兔 1 只，称重后观察正常活动。

2. 耳缘静脉注射胰岛素 1ml/kg（即 40U/kg），记录时间，观察家兔行为活动变化情况。

3. 在注射胰岛素约 1 小时后，当家兔出现低血糖反应时，迅速由耳缘静脉注射 25% 葡萄糖 4ml/kg（即 1g/kg），继续观察家兔行为活动，并记录缓解时间。

实验结果

将实验结果记录于实验表 27 中。

实验表 27 胰岛素过量反应及其解救实验记录

动物	药物	药量	一般活动情况	姿势及肌张力	惊厥及昏迷情况	出现及缓解时间
	给药前					
	胰岛素					
	25% 葡萄糖					

注意事项

1. 动物在实验前必须禁食 18~24 小时。

2. 使用 pH2.5~3.5 的酸性生理盐水配制胰岛素溶液，以免胰岛素溶解度降低，稳定性下降。

3. 酸性生理盐水的配制　将 10ml 0.1mol/L 盐酸加入 300ml 生理盐水中，调整其 pH 在 2.5~3.5。

4. 低血糖反应表现　站立不稳、行为蹒跚、肢体颤抖、惊厥、抽搐或昏迷。但以倒地和抽搐的出现为给予急救的指征。

5. 注射胰岛素的动物最好放在 30℃ ~37℃ 环境中观察，夏天可为室温。因温度过低，反应出现较慢。

◀ 思考题

1. 胰岛素的药理作用及临床应用有哪些？

2. 胰岛素过量会引起什么不良反应？如何抢救？

（吴　钢）

实验二十六　茶叶浸剂对铁剂的沉淀作用

◀ 实验目的

观察　茶叶浸剂对铁剂的沉淀作用。

◀ 实验原理

铁剂是治疗缺铁性贫血的特效药，疗效明显而迅速。铁剂不宜与牛奶、钙剂、浓茶同服。因牛奶中的磷、钙和茶中的鞣酸均可使铁剂沉淀，影响铁的吸收。

◀ 实验材料

1. 器材　试管、试管架、吸量管、橡皮吸球、滴管、量筒。

2. 药品　0.5% 鞣酸、0.3% 三氯化铁、茶叶浸剂。

◀ 实验方法

取试管 2 支，编号后，1 号管加入 0.5% 鞣酸 2ml，2 号管中加入茶叶浸剂 2ml，然后再向两管分别滴加 0.3% 三氯化铁各 3~5 滴，观察两试管中溶液的颜色变化及透明性。

◀ 实验结果

将结果分别记录于实验表 28 中。

实验表 28　茶叶浸剂对铁剂的沉淀作用实验记录

试管	步骤	结果
1	0.5% 鞣酸 2ml + 0.3% 三氯化铁 3~5 滴	
2	茶叶浸剂 2ml + 0.3% 三氯化铁 3~5 滴	

注意事项

加三氯化铁溶液时边加边振摇，观察其颜色的变化及透明性，以判断是否生成沉淀。

思考题

简述临床应用铁剂时需要注意什么？

（吴　钢）

实验二十七　　可的松对细胞膜的保护作用

实验目的

观察 糖皮质激素对细胞膜的保护作用，分析可的松的作用原理。

实验原理

皂苷可与细胞膜上的胆固醇形成复合物，导致细胞膜去稳定，细胞溶解，从而引起溶血。可的松的膜稳定作用可对生物膜起到保护作用，从而对抗溶血；可的松可抑制炎性介质的释放，并调节细胞因子，从而起到抗炎作用。

实验材料

1. 器材　试管、试管架、吸量管、橡皮吸球、滴管、量筒。
2. 药品　2% 红细胞液、0.5% 醋酸可的松溶液、4% 桔梗煎剂、生理盐水。

实验方法

1. 取试管 3 支，编号后各加入 2% 红细胞悬液 3ml。

2. 1 号管加入生理盐水 1.5ml，2 号管加入生理盐水 1.0ml，3 号管加入 0.5% 醋酸可的松溶液 1.0ml（吸取前将该药摇匀），沿管壁缓缓加入，轻轻摇匀。

3. 20 分钟后将 4% 桔梗煎剂各 0.5ml 分别加入 2 号管和 3 号管中，轻轻摇匀，对光观察上述各管有何颜色及通透性的改变，每 2~3 分钟观察 1 次。注意三管有无溶血现象，并比较分析。

实验结果

将结果记录于实验表 29 中。

实验表 29　可的松对红细胞膜的保护作用实验记录

试管	2% 红细胞液（ml）	生理盐水（ml）	0.5% 醋酸可的松溶液（ml）	20 分钟后加 4% 桔梗煎剂（ml）	溶血情况
1	3.0	1.5	–	–	
2	3.0	1.0	–	0.5	
3	3.0	–	1.0	0.5	

注意事项

1. 2% 红细胞混悬液的制备　取家兔 1 只，从心脏采血，置于盛有玻璃珠的三角烧瓶中振摇（或用棉签搅拌），去掉纤维蛋白。加入 3~4 倍体积的生理盐水摇匀，离心，弃上层清液。再用生理盐水反复洗涤、离心，直至离心后上层清液呈无色透明为止。根据红细胞容量，用生理盐水稀释成 2% 红细胞混悬液。

2. 红细胞混悬液在冰箱可冷藏保存 3~5 天，稳定性更高，比新配制的效果更好。

思考题

1. 糖皮质激素对细胞膜保护作用的原理是什么？
2. 糖皮质激素的抗炎作用机制是什么？

（吴　钢）

实验二十八　氢化可的松对二甲苯所致小鼠耳廓肿胀的作用

实验目的

1. 熟悉　小鼠耳廓肿胀炎症模型的实验方法。
2. 观察　氢化可的松对二甲苯所致小鼠耳廓急性炎症模型的抗炎作用。

实验原理

鼠耳肿胀法不需特殊的设备，简便易行，实验时间短，模型复制成功率高，适用于抗炎药常规筛选。

鼠耳肿胀法常用的致炎剂有二甲苯、巴豆油、70% 乙醇等。二甲苯为无色澄清液体，其致炎作用快、强。涂抹于小鼠耳廓两面后，由于其刺激作用，可引起鼠耳局部毛细血管充血，通透性增加，渗出增多，发生水肿，表现出红、肿、热、痛等症状。

氢化可的松为体内重要的糖皮质激素，药用剂量具有较强的抗炎作用，可增高血管张力，降低毛细血管通透性，明显缓解炎症的红、肿、热、痛等症状。

实验材料

1. 器材　天平或电子秤、鼠笼、注射器、剪刀、打孔器（8mm）。
2. 药品　生理盐水、100% 二甲苯、0.5% 氢化可的松溶液、苦味酸液。
3. 动物　小鼠（雄性，20~24g）。

实验方法

1. 取雄性小鼠 2 只，称重，编号。
2. 1 号鼠腹腔注射 0.5% 氢化可的松溶液 0.1ml/10g（即 0.5mg/10g），2 号鼠腹腔注射等容量生理盐水。

3. 30 分钟后用二甲苯 0.05ml 涂于动物左耳前后两面，右耳不作任何处理作为自身空白对照。

4. 1 小时后将动物颈椎脱位处死，在每鼠的左右两耳相同部位分别用打孔器取一耳片进行称重。

5. 将全实验室的对照鼠与给药鼠的实验数据汇总、列表并进行统计分析。

6. 观察指标公式

肿胀度 = 每组左耳总重 – 每组右耳总片重

$$平均肿胀度 = \frac{肿胀度}{动物数}$$

$$平均肿胀率\% = \frac{平均肿胀度}{右耳片重的平均值} \times 100\%$$

实验结果

将结果记录于实验表 30 中。

实验表 30　氢化可的松的抗炎作用实验记录（鼠耳肿胀法）

组别	药物	给药量（mg/10g）	平均肿胀度（mg）	平均肿胀率（%）
给药组	ip 0.5% 氢化可的松溶液 + 二甲苯涂左耳			
对照组	ip 生理盐水 + 二甲苯涂左耳			

注意事项

1. 对照组和给药组涂抹致炎剂的量和被涂抹的面积应一致。

2. 打孔器应锋利，一次性取下耳片，取下的耳片面积应相同。

3. 涂致炎剂的部位应与取下的耳片相吻合，且对照组和给药组取下的部位应一致。

思考题

糖皮质激素的抗炎作用特点及其机制是什么？

（陆桂喜）

实验二十九 青霉素 G 钾和青霉素 G 钠快速静脉注射的毒性比较

实验目的

1. 掌握 鼠尾静脉注射的方法。

2. 比较 青霉素 G 钾和青霉素 G 钠快速静脉注射对小鼠的毒性。

实验原理

青霉素 G 毒性很低，但一次过量静脉推注青霉素 G 钾盐，容易引起血钾过高致心脏骤停。

实验材料

1. 器材 天平或电子秤、注射器（1ml）、5 号针头、酒精棉球、鼠笼。

2. 药品 青霉素 G 钾溶液〔10 万 U/ml、100 万 U 青霉素 G 钾中含 K^+ 65mg（1.7 mmol）〕，青霉素 G 钠溶液（10 万 U/ml）。

3. 动物 小鼠（18~22g）。

实验方法

1. 取小鼠 2 只，称重，编号。

2. 1 号鼠快速尾静脉注射青霉素 G 钾溶液，2 号鼠快速尾静脉注射青霉素 G 钠溶液，剂量均为 0.17ml/20g。观察并记录两鼠反应情况。

实验结果

将结果记录于实验表 31 中，并根据实验结果进行分析。

实验表 31 青霉素 G 钾和青霉素 G 钠快速静脉注射对小鼠的毒性实验记录

鼠号	体重（g）	药物	给药量（ml/20g）	用药后反应
1		青霉素 G 钾		
2		青霉素 G 钠		

注意事项

给药剂量要准确，并控制给药速度，要求在 2 秒内注射完。

思考题

1. 青霉素 G 钾快速静脉注射会引起什么后果？

2. 青霉素 G 钾在临床应用中要注意什么问题？

（陆桂喜）

实验三十 链霉素的毒性反应和钙剂的拮抗作用

实验目的

观察 链霉素阻断神经肌肉接头的毒性作用和钙剂的拮抗作用,联系其临床应用。

实验原理

大量链霉素可产生非去极化神经肌肉接头阻滞的作用,能引起心肌抑制、呼吸衰竭等,注射钙剂或新斯的明可减轻此毒性反应。

实验材料

1. 器材 天平或电子秤、注射器、5# 针头、玻璃钟罩。

2. 药品 4% 硫酸链霉素溶液、1% 氯化钙溶液、生理盐水。

3. 动物 小鼠(18~22g)。

实验方法

1. 取小鼠 2 只,称体重,编号,置于玻璃钟罩中观察小鼠正常活动。

2. 1 号鼠腹腔注射 1% 氯化钙溶液 0.1ml/10g,2 号鼠腹腔注射生理盐水 0.1ml/10g。

3. 5 分钟后给两鼠分别腹腔注射 4% 硫酸链霉素溶液 0.1ml/10g,观察并对比二鼠各有何反应。

实验结果

将结果记录于实验表 32 中。

实验表 32 链霉素阻断神经肌肉的毒性作用和钙剂的拮抗作用实验记录

鼠号	体重(g)	剂量(ml)	给药	给药前表现	给药后表现
1			1% 氯化钙溶液 + 4% 硫酸链霉素		
2			生理盐水 + 4% 硫酸链霉素		

注意事项

1. 链霉素腹腔注射后约 10 分钟产生毒性反应,并逐渐加重。

2. 实验中应注意观察小鼠用药前后的呼吸、翻正反射、四肢张力等情况。

思考题

链霉素有哪些不良反应?用药应注意什么?

(吴 钢)

实验三十一　药品的基础知识

✢ 实验目的

1. **熟悉**　药典，药品的批号、有效期、失效期、批准文号的意义。
2. **认识**　特殊管理药品。常用药物剂型和制剂。

✢ 实验材料

2015 版药典（四部）、医院空白处方、空药盒。

✢ 实验内容

指导内容详见上篇第一部分第三章"药品的基础知识"。根据指导内容完成下列填空。

1. 我国药典的全称为_____，现行的药典是_____版，分为_____、_____、_____和_____四部。

2. 我国对_____药品、_____药品、_____药品和_____药品实行特殊管理。其中：吗啡属于_____药品；咖啡因属于_____药品；阿托品属于_____药品；^{131}I 属于_____药品。

3. 非处方药（OTC）分为_____、_____两类，_____比_____不良反应相对较轻，更安全些。

4. 药品的批号、有效期和失效期。

（1）某药品的批号为 150912：表示_____；有效期三年，可用至_____；失效期为三年，可用至_____。

（2）有效期为 180911，表示该药可用至_____；失效期为 180911，表示该药可用至_____。

5. 太极集团重庆涪陵制药厂有限公司生产的"藿香正气口服液"的批准文号为：国药准字 Z50020409，Z 表示_____，50 表示_____，0_2 表示_____，0409 表示_____。

6. 根据发放的空白处方，填写处方的一般知识。

（1）处方是_____根据_____开具的，由_____审核、调配、核对，并作为_____书面文件，具有_____、_____与_____的意义。

（2）处方结构分为_____、_____、_____三部分。

7. 根据发放的空药盒，下列剂型各举 2 例。

注射液：_____、_____。 滴眼剂：_____、_____。

片剂：_____、_____。 丸剂：_____、_____。

胶囊剂：_____、_____。 酊剂：_____、_____。

软膏剂：_____、_____。 滴鼻剂：_____、_____。

糖浆剂：_____、_____。 滴耳剂：_____、_____。

口服液：_____、_____。 栓剂：_____、_____。

眼膏剂：_____、_____。 颗粒剂：_____、_____。

气雾剂：_____、_____。 粉剂：_____、_____。

8. 特殊管理药品归类、举例（实验表 33）。

实验表 33 特殊管理药品归类、举例

药品种类	代表药物	标 签
		麻醉药品 ■ 蓝 □ 白
		精神药品 ■ 绿 □ 白
		毒性药品 ■ 黑 □ 白
		放射性药品 ■ 红 ▨ 黄

（韦运东）

实验三十二　临床用药案例分析

✚ 实验目的

掌握　药物的临床应用，具备初步的用药指导能力。

✚ 实验材料

临床用药案例若干份。

✚ 实验方法

1. 案例分析讨论

（1）学生以组为单位，根据用药案例，讨论分析。

（2）每组推选 1~2 名同学代表发言，其他各组同学可进行提问。

（3）最后由教师讲评、总结，并根据学生参与讨论的情况给予评分。

2. 案例

案例一：患者，女，57 岁。高血压，头晕，时而情绪激动、烦躁不安、失眠。下列处方是否合理，为什么？

Rp：

地西泮片　2.5mg×20

Sig. 2.5mg bid po

可乐定片　0.075mg ×40

Sig. 0.075mg bid po

案例二：患者，女，42 岁。乳腺癌手术后疼痛剧烈并伴有烦躁不安、失眠。下列处方是否合理，为什么？

Rp：

哌替啶注射液　50mg×6

Sig. 50mg im qd

盐酸异丙嗪注射液　25mg×6

Sig. 25mg im qd

案例三：患者，女，29 岁。风湿性关节炎伴支气管炎，浓痰难咳出。下列处方是否合理，为什么？

Rp：

阿司匹林片　0.5g×30

Sig. 1.0g tid po

100g/L 氯化铵溶液 100ml

Sig. 10ml tid po

案例四：患者，男，60 岁。有慢性心功能不全史。2 天前因着凉感冒，感觉胸闷。今晨患者出现严重呼吸困难，不能平卧，频繁咳嗽并咯出粉红色泡沫样痰，诊断为急性左心衰竭。下列处方是否合理，为什么？

Rp：

西地兰 0.2mg

5% 葡萄糖注射液 30ml ⎰ ×2

Sig. b.i.d. iv

呋塞米 20mg

Sig. bid iv

1% 氯化钾口服液 100ml

Sig. 5ml bid po

案例五：患儿，男，20 天。腹泻，诊断为细菌性痢疾。下列处方是否合理，为什么？

Rp：

氯霉素片 0.25g×10

Sig. 25mg/kg tid

维生素 C 片 0.1g×10

Sig. 0.05g tid

案例六：患者，女 27 岁。妊娠 7 个月。发热，咳嗽多日，确诊为支原体肺炎。下列处方是否合理，为什么？

Rp：

四环素片 0.25g×40

Sig. 0.5g qid po

阿司匹林片 0.5g×15

Sig. 0.5g tid po

案例七：患者，男，36 岁。急性黄疸性肝炎。在抗炎保肝前提下加服泼尼松。请问处方是否合理，为什么？

Rp：

泼尼松片 5mg×30

Sig. 0.5mg tid po

案例八：患者，女，25 岁。妊娠 5 个多月。因低热、盗汗来院查体，诊断为肺结核。下列处方是否合理，为什么？

Rp：

链霉素注射液　0.75mg×10

Sig.　0.75mg　im　qd

异烟肼片　0.1g×60

Sig.　0.3g　qd　po

案例九：患者，男，25岁。因急性上呼吸道感染，医生开具处方如下，请分析该处方是否合理，为什么？

Rp：

阿莫西林胶囊　0.25g×48

Sig.　0.5g　qid　po

罗红霉素片　0.15g×12

Sig.　0.15g　bid　po

案例十：患者，女，40岁。发热数日，并出现代谢性酸中毒，医生开出了如下处方，请分析处方是否合理，为什么？

Rp：

青霉素钠注射液　800万U

5%碳酸氢钠注射液　100ml ╱×2

10%葡萄糖注射液　250ml

Sig.　qd　iv　gtt

案例十一：患者，女，28岁。2日前受凉后出现鼻塞、流涕，无咳嗽、咳痰，体温37.3℃，诊断为上呼吸道感染。请分析下列处方是否合理，为什么？

Rp：

头孢噻肟钠2g ╱×2
生理盐水250ml

Sig.　bid　iv　gtt

酚麻美敏片　12#×1盒

Sig.　1#　tid　po

案例十二：患者，男，70岁。腹痛、腹泻5小时，诊断为急性胃肠炎。请分析下列处方是否合理，为什么？

Rp：

阿托品　0.3mg×10

Sig.　0.6mg　tid　po

诺氟沙星　0.2g×24

Sig. 0.4g bid po

案例十三：患者，女，72 岁。诊断为高胆固醇血症、单纯性肥胖症。请分析下列处方是否合理，为什么？

Rp：

洛伐他汀胶囊 20mg×24#

Sig. 20mg po

消胆胺散 4g×24#

Sig. 4g tid po

案例十四：患者，男，63 岁。高血压伴 2 型糖尿病。检验尿蛋白（＋）。请分析下列处方是否合理，为什么？

Rp：

硝苯地平缓释片 20mg

Sig. bid po

卡托普利片 25mg

Sig. tid po

缬沙坦片 80mg

Sig. qd po

案例十五：患者，男，58 岁。因右眼老年性成熟期白内障入院。在局麻下进行白内障摘除术。手术前一晚右眼滴 10g/L 阿托品滴眼液 3 次，1~2 滴／次，滴眼 0.5 小时后，患者自觉口干，下腹部胀满感，欲解小便未成。查体：面部无潮红，右眼瞳孔已扩大约 5mm，下腹部膀胱区胀满隆起，触之软，稍有波动感。确诊为阿托品引起的尿潴留。立即导尿 700ml。次日上午手术前又滴 10g/L 阿托品滴眼液 3 次，1~2 滴／次，滴眼 0.5小时后患者又出现上述症状，再一次导尿 850ml，留置导尿管。术后当日晚导尿管自行滑出，患者能自行解小便。停用阿托品滴眼液后，上述症状不再出现。

讨论：

（1）案例中阿托品滴眼液致尿潴留的原因是什么？

（2）阿托品常见的不良反应及禁忌证有哪些？

案例十六：患者，男，50 岁。因反复胸闷、喘憋 3 年，加重 5 天入院。患者 3 年前发热后出现胸闷、喘憋，活动时加重，休息后减轻，并逐渐出现双下肢、颜面部水肿，5 天前因登山后感胸闷、乏力、伴心悸并逐渐加重入院。诊断为扩张型心肌病、充血性心力衰竭。给予地高辛、单硝酸异山梨酯、卡托普利及氢氯噻嗪治疗，症状有所缓解。

讨论：

（1）充血性心力衰竭选用上述药物的理论依据是什么？

（2）选用上述药物时应如何做好用药护理？

案例十七：患者，女，60岁。因突发寒战、高热住院。体温40.7℃，脉搏118/min，血压11/6kPa，神志不清。经X线检查，确诊为肺炎伴休克。入院后，肌内注射青霉素及吸氧。静脉输入去甲肾上腺素，浓度为20mg/L，80滴/分钟，因血压仍不回升，遂将浓度增为30mg/L，加氢化可的松，36~40滴/分钟，血压恢复正常，患者烦躁好转，心率90/min。第3天患者自述两手发麻，发现双下肢静脉切开处皮肤大片呈暗红色，遂用普鲁卡因、酚妥拉明每天局部封闭2次，第4天发现双足10个末端趾节以及右手2~5指、左手2~4指的末端指节均呈紫色，经热敷处理，指趾末端及双胫前皮肤缺血也无改善，且逐渐有所进展，第6天指趾末端形成典型干性坏死。

讨论：

（1）去甲肾上腺素引起末端肢体坏死的原因是什么？应用去甲肾上腺素时应注意什么？

（2）静注去甲肾上腺素时，如发生外漏应采取哪些措施？

案例十八：患者，男，40岁。因轻度腹泻2天就诊于当地乡医院，诊断为肠炎。给予50g/L葡萄糖注射液500ml+庆大霉素24万U静滴。第2天病情好转，治疗同第1天。输注完毕后约3小时，患者感到胸闷且迅速加重，烦躁不安。经异丙嗪25mg肌注后未见好转而急转市医院。入市医院时患者神志不清，瞳孔等大而圆，轻度发绀，呼吸表浅，呼吸音极低，心律齐。四肢屈伸正常，巴氏征阴性。脑脊液常规检查正常。诊断为氨基糖苷类抗生素引起的神经肌肉接头阻滞毒性反应。患者呼吸肌麻痹，立即气管插管，人工辅助呼吸。同时大量静脉输液，肌注新斯的明1mg，缓慢静注葡萄糖酸钙2g。约0.5小时后，患者神志转清，发绀消退，安静。每日静脉输液3000ml，肌注维生素B_1、B_6各50mg，第7天痊愈出院。

讨论：

（1）庆大霉素引起呼吸肌麻痹的机制是什么？

（2）如何救治氨基糖苷类所致的呼吸肌麻痹？并说明药理依据。

案例十九：患者，男，8个月。因咳嗽就诊。查体患儿发育正常，精神好，反应灵敏，憋喘状态，双肺散在哮鸣音，诊断为急性气管炎。给予小诺米星15mg肌内注射，2/d，并口服止咳平喘药物。用药后第3天，家长诉说患儿反应迟钝，对呼叫、引逗反应差，并逐渐加重。查体：患儿原有症状及体征消失，但对引逗、恐吓无任何反应。考虑为小诺米星所致药物性耳聋，立即停药。

讨论：

（1）婴幼儿不能主诉，应用氨基糖苷类抗生素时应注意什么问题？

（2）氨基糖苷类抗生素还有哪些严重不良反应？

案例二十：患者，女，50岁。因乏力、纳差7个月并逐渐加重，腹水3个月，以肝硬化并腹水入院。入院后，经保肝、利尿等支持疗法，自觉症状有所好转。2周后出现发热，体温在37.8℃~38.6℃波动，下腹部有压痛和轻微反跳痛，考虑腹水感染。经皮试阴性后，用头孢噻肟钠3.0g+5%葡萄糖40ml，缓慢静注。输注30ml时，患者口诉不适，面部发热、潮红，立即停药。2分钟后，患者感到胸闷、呼吸困难、恶心、呕吐。查体：面色苍白、烦躁、血压6/4kPa，心率104/min，呼吸26/min，心电图示窦性心动过速。考虑为过敏性休克，立即给氧，予肾上腺素1mg、氟米松5mg、肌注多巴胺10mg、静滴间羟胺20mg，0.5小时后病情好转，憋气、胸闷等症状消失，呼吸平稳。

讨论：

（1）抢救头孢噻肟钠过敏性休克中应用了哪些药物？为什么使用这些药物抢救？

（2）头孢噻肟钠还有哪些不良反应？

（韦运东）

实验三十三 中枢神经系统药物鉴别实验设计

实验目的

1. 掌握 各类药物的作用特点及机制。

2. 培养 学生发现问题、提出问题、分析问题和解决问题的能力。

实验原理

不同药物对实验动物某一组织、某一器官的效应不同，原理也不一样。通过观察药物的药效，选用工具药进行鉴别。

实验内容

以下题目请任选，设计出最简单可行的实验方法进行鉴别。

题目1：在分装盐酸肾上腺素和重酒石酸去甲肾上腺素时，忘记及时在瓶上贴标签，两药液从外观看都是无色澄明溶液，难以区分。请设计动物实验进行鉴定，以便确定哪一瓶是肾上腺素，哪一瓶是去甲肾上腺素。

题目2：两瓶外观相同的无色澄明溶液，其中一瓶是氯化钡溶液，另一瓶是氯化乙酰胆碱溶液。请设计实验进行鉴别。

题目3：有一种作用于交感神经系统的药物溶液，可能是异丙肾上腺素、多巴胺、普萘洛尔或妥拉唑林，请设计一种最简单的实验程序鉴定药品。

题目4：一种未知药物粉末，可能是硫酸阿托品，也可能是盐酸肾上腺素，现在只有1只家兔可供做1天实验，但不得动手术或处死动物。请设计实验，鉴定出是什么药物。

题目 5：现有 A、B、C 三瓶药物溶液，已知它们是氯丙嗪、地西泮和尼可刹米，但不知分别装在哪一个药瓶里。请设计实验证明 A、B、C 三瓶各是什么药物。

（陈　丽）

实验三十四　作用于中枢神经系统药物的综合性实验

综合性实验需要把某些实验有机结合起来，为完成某一特定的任务服务。这与科研和实际工作的情况相似，从而更有利于培养学生独立思考能力和综合分析能力。学生可根据之前的药理实验以及查阅有关文献资料，独立或分小组进行实验设计，拟订方案，然后进行具体实验。要求将取得的实验数据进行适当的处理和分析，做出正确的结论，并写出合格的报告或总结。综合性实验基本步骤如下。

例如：从某一种中药中提取出一种成分，可能具有镇痛、抗炎作用，在确定是否作为新药开发之前，请为该成分的有效性和安全性作初步评价。

第一，明确目的。确切了解实验要解决的问题是什么，有什么意义。在本例中，要解决的问题是对这种成分的有效性和安全性作初步评价。

第二，认真查阅文献。通过图书馆、互联网查找新近的有关资料或有关工具书，周密思考，有哪些方法可以解决所提出的问题。在本例中，可参考本指导中的相关实验内容进行综合设计。

第三，周密设计实验。根据所在实验室的具体条件，考虑如何设计实验：采用什么动物，多少例数，如何分组，选用什么指标，如何安排用药顺序，如何初步确定用药剂量等。在本例中，可测定其 LD_{50}，并测定其镇痛或抗炎的 ED_{50}，即可计算出治疗指数，对毒性和安全性有一个初步了解；再做 1~2 项镇痛实验和抗炎实验，对其镇痛、抗炎作用作出初步评价。

第四，客观观察与记录。要全面细致地做好原始记录，不要遗漏信息，更不要忽视例外情况。

第五，数据整理和总结。用图或表简明地将实验结果表达出来，并对实验结果作出统计学结论和专业结论。最后是撰写论文报告。论文分前言、实验方法、实验结果、讨论与小结五部分撰写，文字要简练。

实验目的

1. 熟悉　从选题、实验设计、亲自动手操作到结果分析和论文撰写的全过程。
2. 培养　学生发现问题、提出问题、分析问题和解决问题的能力。
3. 提高　动手能力、实践能力和团队协作能力。

✛ 实验材料

1. 器材　天平或电子秤、注射器、针头、烧杯、称量纸、灌胃针、鼠笼。

2. 药品　中枢性药物6种，安慰剂6种，每组任选1组药物（1种中枢药物，1种安慰剂）。

3. 动物　小鼠（体重18~22g，雌雄各半；预实验18只，正式实验50只）。

✛ 实验方法

分三次实验课完成本次实验。总学时12学时。

第一次实验课前　由指导教师布置预习任务，让学生预习及查阅的相关文献。

教师布置的预习内容：

①实验设计的原则（重复、随机、对照），讲授 ED_{50} 或 LD_{50} 的测定方法，如何确定预实验的剂量分组。

②实验观察的指标应根据实验设计要求，由学生自己确定。教师列举本次实验所能提供的仪器和药品。

③讲授科学论文的格式以及写作方法。

④复习 t 检验的相关知识及计算方法。

⑤设计好实验方案。

第一次实验课任务　在所给的试样中，筛选出中枢神经系统药物。测定筛选出的中枢神经系统药物的 ED_{50} 或 LD_{50}。

1. 实验方案论证　初步选题后，课前由指导教师根据设计方案的目的性、科学性、创新性和可行性进行初审，然后与学生一起对实验方案进行论证。

2. 实验准备　根据实验方案准备药品、试剂、动物。

3. 预实验　按照实验设计方案和操作步骤认真进行预实验，筛选出具有某种特定作用的药物，并探索其阳性反应率100%和阳性反应率0%的剂量。在预实验过程中，学生要做好各项实验的原始记录。

4. 整理实验结果　实验结束后，应及时整理实验结果，发现和分析预实验中存在的问题和需要改进、调整的内容，并向指导教师进行汇报。得到教师的同意之后，在正式实验时加以更正。

第二次实验课任务　由学生独立完成所选的药物 ED_{50} 或 LD_{50} 的测定。

1. 正式试验　按照修改后的实验设计方案和操作步骤认真进行正式实验，做好各项实验的原始记录。

2. 实验结果的记录、归纳与分析　各实验小组在实验过程中认真记录实验结果，对所记录的实验数据进行归纳和处理。

第三次实验课任务　实验汇报，点评、总结。

1. 论文答辩　答辩以小组为单位，每位小组成员均须参加答辩，其中确定一位作为主答辩人，负责课题的汇报，回答同学和教师提出的问题。

2. 评分　依据每组设计性综合性实验的科学性、先进性、创新性，以及实验完成的情况和论文质量进行评分。

依据每个同学在整个设计性实验过程中的具体表现，如方案设计的参与程度、实验动手能力、论文的质量、回答问题、提出问题的能力进行评分（实验表 34）。

实验表 34　实验设计评分标准

项　目		指　　标	满分
小组分 （组间互评后取 平均分，占总分 50%）	报告内容	实验设计（方法的科学性、合理性）	15
		结果与讨论（准确性、数据处理方法、归纳分析能力）	15
	PPT 制作	内容（准确而简明扼要、突出重点） 可观性（图文表现力，版面设计美观程度）	10
	答辩过程	回答内容（理论依据是否充足，基本概念是否清晰） 语言表达能力	10
教师分 （占 30%）	科学论文	格式（结构完整、格式规范）	10
		内容（方法是否科学合理，数据处理是否准确，语言表述是否简明扼要、突出重点）	20
个人分 （组内自评，占 总分 20%）	实验过程	每人在本组实验设计各环节中所起的作用	10
	答辩过程	每人在答辩过程提出问题或回答问题的次数及内容	10
合计			100

实验结果

每个同学根据实验结果写出一份科学论文形式的实验报告。

注意事项

1. 预实验中的 0% 和 100% 剂量务求准确，否则对后续正式实验有较大影响。

2. 学生应做好准备工作，在第一次实验前设计好实验方案（包括预试验、正式实验）。

（陈　丽）

下篇

学习指导

一、总 论

知识点集

主要内容	知识要点
药理学研究内容	药理学研究内容包括药效学和药动学
药物作用	药效学研究药物的作用，包括药物的基本作用，即兴奋和抑制作用
药物作用的两重性，包括防治作用和不良反应	
药物作用的基本规律	药物作用的基本规律体现在量效关系，即药物剂量与药物效应的对应规律
药物作用机制	药物的作用机制重点在药物的受体理论
药物的体内过程	药物的体内过程包括药物的吸收、分布、代谢和排泄，以及每一过程的影响因素
药动学参数	药动学基本参数重点掌握半衰期、稳态血药浓度、生物利用度、表观分布容积、清除率、曲线下面积及其生物学意义
影响药物效应的因素	机体方面的年龄、性别、遗传等因素；药物方面的剂量、剂型、给药途径等因素

知识检测

一、单选题

1. 药物的副作用是在下列哪种情况下发生的

    A. 极量
    B. 治疗剂量

    C. 最小中毒量
    D. 患者体质特异

    E. LD_{50}

2. 脂溶性药物通过生物膜的方式是

    A. 简单扩散
    B. 膜孔扩散
    C. 易化扩散

    D. 主动转运
    E. 胞饮转运

3. 药物的吸收是指

    A. 药物进入胃肠道

    B. 药物随血液分布到各组织或器官

    C. 药物从给药部位进入血液循环

D. 药物与作用部位结合

E. 静脉给药

4. 弱酸性药物在碱性环境中

   A. 解离度降低　　　　　　　　B. 脂溶性增加

   C. 易通过血脑屏障　　　　　　D. 易被肾小管重吸收

   E. 经肾排泄加快

5. 强心苷加强心肌收缩力是属于

   A. 兴奋作用　　　　　　　　　B. 先兴奋后抑制作用

   C. 抑制作用　　　　　　　　　D. 原有功能不变

   E. 产生新的功能

6. 引起毒性反应因素的叙述不包括

   A. 一般剂量应用过久　　　　　B. 用药剂量过大

   C. 肝肾功能不良　　　　　　　D. 特殊体质有关

   E. 药物安全范围小

7. 血药浓度达到坪值时意味着

   A. 药物的吸收过程达到平衡

   B. 药物的体内分布达到平衡

   C. 药物的作用最强

   D. 药物的吸收速度与消除速度达到平衡

   E. 药物的消除过程已经开始

8. 药物血浆半衰期对临床用药的参考价值是

   A. 决定用药剂量　　　　　　　B. 决定给药间隔

   C. 决定选用药物剂型　　　　　D. 决定给药途径

   E. 估计药物安全性

9. 药物作用的两重性是指

   A. 药物有效与无效　　　　　　B. 量反应与质反应

   C. 兴奋作用与抑制作用　　　　D. 治疗作用与不良反应

   E. 高敏性与耐受性

10. 酸化尿液可使弱碱性药经肾排出时

   A. 解离多，再吸收多，排出少　　　　B. 解离少，再吸收多，排出少

   C. 解离少，再吸收少，排出多　　　　D. 解离多，再吸收少，排出多

   E. 解离多，再吸收少，排出少

11. 药物与血浆蛋白结合率高者

　　A. 起效快，作用长　　　　　　　B. 起效慢，作用短

　　C. 起效快，作用短　　　　　　　D. 起效慢，作用长

　　E. 起效快，作用时间不变

12. 药物出现作用最快的给药途径是

　　A. 肌内注射　　　　　　B. 皮下注射　　　　　　C. 静脉注射

　　D. 口服　　　　　　　　E. 灌肠

13. 药物的过敏反应与哪项有关

　　A. 用药量大小　　　　　　　　　B. 年龄及性别

　　C. 药物毒性大小　　　　　　　　D. 用药时间

　　E. 体质因素

14. 注射给药的优点不包括

　　A. 显效快　　　　　　　　　　　B. 吸收完全

　　C. 作用强　　　　　　　　　　　D. 不受消化液和消化酶的影响

　　E. 安全性大

15. 药物的肝肠循环可影响

　　A. 药物作用的强度　　　　　　　B. 药物作用的快慢

　　C. 药物作用的长短　　　　　　　D. 药物的分布

　　E. 药物的吸收

16. 某药半衰期为 10 小时，一次给药后，药物在体内基本消除的时间为

　　A. 10 小时左右　　　　　　　　　B. 20 小时左右

　　C. 1 天左右　　　　　　　　　　D. 2 天左右

　　E. 5 天左右

17. 阿托品治疗胆绞痛，患者伴有口干、心悸等反应，称为

　　A. 兴奋作用　　　　　　　　　　B. 副作用

　　C. 后遗效应　　　　　　　　　　D. 继发反应

　　E. 过敏反应

18. 药物达到坪值的时间需经过

　　A. 1~2 个 $t_{1/2}$　　　　　　　　B. 3~4 个 $t_{1/2}$

　　C. 4~5 个 $t_{1/2}$　　　　　　　　D. 6~7 个 $t_{1/2}$

　　E. 10 个 $t_{1/2}$

19. 药物的首过消除可能发生于

　　A. 舌下给药后　　　　　B. 吸入给药后　　　　　C. 口服给药后

D. 静脉给药后　　　　　E. 皮下给药后

20. 为了维持药物的疗效，应该

A. 加倍剂量

B. 每天三次或三次以上给药

C. 根据药物半衰期确定给药间隔时间

D. 每 2 小时用药一次

E. 不断用药

21. 当每隔一个半衰期给药一次时，为了迅速达到稳态的血药浓度可将首次剂量

　　A. 增加半倍　　　　　　B. 增加一倍　　　　　　C. 增加两倍

　　D. 增加三倍　　　　　　E. 增加四倍

22. 药物或其代谢物排泄的主要途径是

　　A. 肾　　　　　　　　　B. 胆汁　　　　　　　　C. 乳汁

　　D. 汗腺　　　　　　　　E. 呼吸道

23. 药物的半衰期短，说明该药

　　A. 作用强　　　　　　　B. 作用快　　　　　　　C. 吸收少

　　D. 消除慢　　　　　　　E. 消除快

24. 用药的目的在于改善疾病的症状称为

　　A. 对因治疗　　　　　　B. 对症治疗　　　　　　C. 化学治疗

　　D. 局部治疗　　　　　　E. 全身治疗

25. 首过消除较多的药物不宜

　　A. 舌下给药　　　　　　B. 口服给药　　　　　　C. 静脉给药

　　D. 肌内给药　　　　　　E. 吸入给药

26. 苯巴比妥可使氯丙嗪血药浓度明显降低，这是因为苯巴比妥

A. 减少氯丙嗪的吸收

B. 增加氯丙嗪与血浆蛋白结合

C. 诱导肝药酶使氯丙嗪代谢增加

D. 降低氯丙嗪的生物利用度

E. 增加氯丙嗪的分布

27. 先天性溶血性贫血属于

　　A. 高敏性　　　　　　　B. 特异质反应　　　　　C. 习惯性

　　D. 耐药性　　　　　　　E. 成瘾性

28. 某患者连续应用麻黄碱 5 天后出现疗效下降，这可能是出现了

　　A. 副作用　　　　　　　B. 后遗效应　　　　　　C. 耐药性

D. 耐受性   E. 依赖性

29. 某患者自服 30 片苯巴比妥钠后昏迷不醒入院抢救，除洗胃外医生还给予了碳酸氢钠，其目的是

A. 促进苯巴比妥钠进入脑细胞

B. 促进苯巴比妥钠由肝脏代谢

C. 促进苯巴比妥钠由肾脏排泄

D. 促进苯巴比妥钠由肝脏排泄

E. 促进苯巴比妥钠由肾小管重吸收

二、配伍选择题

A. 局部作用和吸收作用   B. 兴奋作用和抑制作用

C. 治疗作用和不良反应   D. 毒性反应和后遗效应

E. 对症治疗和对因治疗

1. 药物的基本作用主要是指

2. 药物的两重性是

3. 属于药物的不良反应是

4. 按用药目的不同，治疗作用可分为

A. 被动转运   B. 单纯扩散   C. 主动转运

D. 膜孔扩散   E. 易化扩散

5. 小分子水溶性药物的转运方式属

6. 逆浓度差耗能的转运方式称

7. 需载体不耗能的转运方式称

A. 长期用药，需逐渐增加剂量，才可能保持药效不减

B. 用药一段时间后，患者对药物产生精神上依赖，中断用药时出现主观不适

C. 药物引起的反应与个体体质有关与剂量无关

D. 长期用药，产生生理上依赖，停药后出现戒断症状

E. 等量药物引起和一般患者相似但强度更高的药理效应或毒性

8. 变态反应是指

9. 耐受性是指

10. 躯体依赖性是指

11. 精神依赖性是指

A. 局部注射　　　　　　B. 肌注　　　　　　　C. 口服

D. 静脉注射　　　　　　E. 外敷

12. 最常用的、能发挥全身治疗作用的给药途径是

13. 能发挥紧急救治的给药方式是

A. 药物的吸收过程　　　　　B. 药物的分布

C. 药物的消除　　　　　　　D. 药物的贮存

E. 药物的转运

14. 肝脏代谢属于

15. 肾排泄属于

16. 静脉给药无

A. 药物不安全度的量度

B. 最小有效量与最小中毒量之间的剂量

C. 用药的分量

D. 疗效显著而不良反应较小或不明显的剂量，一般大于最小有效量而小于极量

E. 剂量过大，开始出现中毒症状的剂量

17. 常用量指

18. 安全范围指

19. 最小中毒量

A. 解离多，再吸收多，排出少

B. 解离少，再吸收多，排出少

C. 解离少，再吸收少，排出多

D. 解离多，再吸收少，排出多

E. 解离多，再吸收少，排出少

20. 弱酸性药物在酸性尿液中

21. 弱酸性药物在碱性尿液中

22. 弱碱性药物在酸性尿液中

23. 弱碱性药物在碱性尿液中

三、多选题

1. 肝药酶诱导剂

A. 是药物产生自身耐受性的原因

B. 能减慢其他药物的代谢

C. 能加快其他药物的代谢

D. 可使其他药物血药浓度降低

E. 可增强肝药酶的活性

2. 药物血浆半衰期

A. 可根据血浆半衰期决定给药的间隔时间

B. 是血浆药物浓度下降一半的时间

C. 反映体内药物的消除速度

D. 血浆半衰期的长短与药物消除动力学无关

E. 恒比消除的药物，一次给药后，药物经 4~5 个半衰期可基本消除

3. 下列给药方式属于局部给药的是

A. 沙丁胺醇气雾吸入解除支气管痉挛

B. 去甲肾上腺素稀释后口服治疗上消化道出血

C. 硝酸甘油胸前区贴膜治疗心绞痛

D. 氟氢松局部涂抹治疗接触性皮炎

E. 硫酸镁口服导泻

4. 竞争性拮抗剂的特点是

A. 使激动剂量效曲线平行右移

B. 使激动剂量效曲线 E_{max} 不变

C. 与受体呈不可逆结合

D. 拮抗参数大，表示拮抗作用强

E. 与受体有亲和力但缺乏内在活性

5. 影响药物从体内肾脏排泄速度的因素有

A. 药物极性

B. 尿液 pH 值

C. 肾功能状况

D. 给药剂量

E. 同类药物（弱酸性或弱碱性）的竞争性抑制

（陈　丽）

二、传出神经系统药物概论

┿ 知识点集

项目	分类	重点内容
传出神经的分类	胆碱能神经	包括：运动神经，极少数交感神经节后纤维，交感、副交感神经节前纤维，副交感神经节后纤维
	去甲肾上腺素能神经	包括：大多数交感神经节后纤维
传出神经受体分类	胆碱受体	M 受体：M_1、M_2、M_3、M_4、M_5
		N 受体：N_1（NN）、N_2（NM）
	肾上腺素受体	α 受体：α_1、α_2
		β 受体：β_1、β_2、β_3
受体生理效应	胆碱受体激动	内脏平滑肌收缩（M_3），外分泌腺体分泌增加（M_3），瞳孔缩小（M_3），心脏抑制（M_2，心率减慢、传导减慢、收缩力减弱），肾上腺素分泌（N_1），骨骼肌收缩（N_2）等
	肾上腺素受体激动	皮肤、黏膜及部分内脏血管收缩（α_1），心脏兴奋（β_1，心率加快、传导加快、收缩力增强），血压升高（α_1、β_1），瞳孔扩大（α_1），支气管平滑肌及冠状血管舒张（β_2），肝糖原分解（β_2），脂肪分解（β_3）等
药物基本作用及分类	基本作用	直接激动或阻断受体，影响递质释放、消除等
	药物分类	胆碱受体激动药，胆碱受体阻断药，抗胆碱酯酶药，胆碱酯酶复活药，肾上腺素受体激动药，肾上腺素受体阻断药

┿ 知识检测

一、单选题

1. 下列有关乙酰胆碱的描述哪种是错误的

   A. 被胆碱酯酶所灭活

   B. 被释放后，大部分被神经末梢重新摄取而使作用消失

   C. 作用于肾上腺髓质释放肾上腺素

   D. 交感神经支配的汗腺也释放乙酰胆碱

   E. 激动 M 和 N 胆碱受体

2. β_2 受体分布于

   A. 心脏　　　　　　　　　B. 支气管和血管平滑肌

   C. 胃肠道括约肌　　　　　D. 瞳孔开大肌

   E. 汗腺

3. 以下哪种效应不是 M 受体激动效应

    A. 心率减慢   B. 支气管平滑肌收缩

    C. 胃肠平滑肌收缩   D. 腺体分泌减少

    E. 虹膜括约肌收缩

4. 根据递质的不同，将传出神经分为

    A. 运动神经与自主神经

    B. 交感神经与副交感神经

    C. 胆碱能神经与去甲肾上腺素能神经

    D. 中枢神经与外周神经

    E. 感觉神经与运动神经

5. 不属于 β 受体兴奋的效应是

    A. 肾素分泌   B. 支气管平滑肌松弛

    C. 血压升高   D. 脂肪分解加速

    E. 瞳孔缩小

6. 乙酰胆碱作用的消失主要依赖于

    A. 摄取   B. 再摄取

    C. 胆碱酯酶水解   D. 胆碱乙酰转移酶的作用

    E. MAO 破坏

7. 拉贝洛尔属于

    A. α、β 受体阻断药   B. α 受体阻断药

    C. β_1、β_2 受体阻断药   D. β_1 受体阻断药

    E. β_2 受体阻断药

8. 多数交感神经节后纤维释放的递质是

    A. 乙酰胆碱   B. 去甲肾上腺素

    C. 胆碱酯酶   D. 儿茶酚胺氧位甲基转移酶

    E. 单胺氧化酶

9. 胆碱能神经不包括

    A. 部分交感神经节前纤维

    B. 部分副交感神经节前纤维

    C. 部分副交感神经节后纤维

    D. 大部分交感神经节后纤维

    E. 运动神经

10. 去甲肾上腺素能神经包括

    A. 几乎全部交感神经节后纤维

    B. 交感神经节前纤维

    C. 副交感神经节后纤维

    D. 副交感神经节前纤维

    E. 运动神经

11. N_2 受体兴奋主要引起

    A. 神经节兴奋   B. 心脏抑制

    C. 支气管平滑肌收缩   D. 骨骼肌收缩

    E. 胃肠平滑肌收缩

12. 治疗支气管哮喘应选用对哪一种受体作用较强的拟肾上腺素类药物

    A. α_1 受体   B. β_1 受体

    C. α_2 受体   D. β_2 受体

    E. M 受体

13. 下列哪类药物可诱发或加重支气管哮喘

    A. α 受体激动药   B. α 受体阻断药

    C. β 受体激动药   D. β 受体阻断药

    E. 以上都不是

14. M 受体兴奋时，无下列哪种作用

    A. 心脏抑制   B. 血管扩张

    C. 腺体分泌减少   D. 平滑肌收缩

    E. 瞳孔缩小

15. 骨骼肌和血管平滑肌上具有

    A. α 和 β 受体，无 M 受体

    B. M 受体，无 α 和 β 受体

    C. α 和 M 受体，无 β 受体

    D. α 受体，无 M 和 β 受体

    E. α、β 和 M 受体

二、配伍选择题

    A. 胃肠平滑肌松弛   B. 内脏血管收缩

    C. 腺体分泌减少   D. 心率减慢

    E. 支气管平滑肌松弛

1. 激动 M 受体可引起

2. 激动 α_1 受体可引起

3. 激动 β_2 受体可引起

A. 激动 α 受体   B. 激动多巴胺受体

C. 阻断 M 受体   D. 阻断 α 受体

E. 阻断 β 受体

4. 阿托品的作用是

5. 间羟胺的作用是

6. 酚苄明的作用是

7. 普萘洛尔的作用是

A. α 受体   B. β_1 受体   C. β_2 受体

D. N_1 受体   E. N_2 受体

8. 自主神经节细胞膜上的主要受体是

9. 骨骼肌细胞膜上的受体是

A. α_1 受体   B. α_2 受体   C. β_1 受体

D. β_2 受体   E. M 受体

10. 分布于血管平滑肌上的肾上腺素受体是

11. 心肌上主要分布的肾上腺素受体是

12. 支气管和血管上主要分布的 β 受体是

三、多选题

1. 去甲肾上腺素能神经兴奋时引起

A. 心脏兴奋   B. 瞳孔缩小

C. 皮肤黏膜和内脏血管收缩   D. 支气管平滑肌舒张

E. 肾上腺髓质分泌肾上腺素

2. α 受体主要分布于

A. 骨骼肌   B. 血管平滑肌

C. 瞳孔开大肌   D. 肾上腺髓质

E. 去甲肾上腺素能神经末梢突触前膜

3. 传出神经系统药物的作用方式为

A. 与受体结合后产生激动或阻断受体效应

B. 影响递质的合成

C. 促使机体内受体数目增加产生拟似作用

D. 有些药物可抑制胆碱酯酶活性，阻止乙酰胆碱水解

E. 影响递质的释放

4. 去甲肾上腺素消除的方式包括

A. 摄取 B. 乙酰化 C. MAO 破坏

D. COMT 破坏 E. 羟化酶

5. M 胆碱受体阻断药有

A. 筒箭毒碱 B. 阿托品 C. 哌仑西平

D. 山莨菪碱 E. 东莨菪碱

6. 烟碱型胆碱受体主要分布于

A. 心肌 B. 骨骼肌

C. 神经节细胞 D. 胃肠道平滑肌

E. 肾上腺髓质

（陈 丽）

三、胆碱受体激动药、胆碱酯酶抑制药和复活药

知识点集

药物分类	代表药物	药理作用	临床应用	不良反应
M 受体激动药	毛果芸香碱	对眼有缩瞳、降低眼内压、调节痉挛的作用	青光眼，虹膜炎，解救阿托品类药物中毒	滴眼时被吸收引起的 M 样症状
可逆性胆碱酯酶抑制药	新斯的明	兴奋骨骼肌，胃肠和膀胱平滑肌，减慢房室传导	重症肌无力，术后腹气胀和尿潴留，阵发性室上性心动过速	主要不良反应为恶心、呕吐、腹痛等消化道症状，过量可致胆碱能危象，加重肌无力
难逆性胆碱酯酶抑制药	有机磷酸酯类（敌百虫）	以共价键与胆碱酯酶结合，抑制胆碱酯酶水解乙酰胆碱的能力，造成乙酰胆碱大量堆积于突触间隙，引起一系列胆碱能神经功能亢进症状		根据中毒程度不同分为轻度 M 样症状，中度 M+N 样症状，重度中毒 M+N+ 中枢神经系统症状
胆碱酯酶复活药	氯解磷啶	恢复胆碱酯酶活性	有机磷酸酯类中毒的解救	头晕、恶心、呕吐，神经肌肉传导阻滞，呼吸抑制

知识检测

一、单选题

1. 毛果芸香碱的作用方式是

    A. 激动 M 受体   B. 阻断 M 受体

    C. 抑制磷酸二酯酶   D. 抑制胆碱酯酶

    E. 激活胆碱酯酶

2. 新斯的明禁用于

    A. 腹气胀   B. 重症肌无力

    C. 尿潴留   D. 阵发性室上性心动过速

    E. 支气管哮喘

3. 新斯的明可用于治疗

    A. 支气管哮喘   B. 重症肌无力

    C. 机械性肠梗阻   D. 尿路梗阻

    E. 腹痛

4. 青光眼患者，应使用的药物是

    A. 乙酰胆碱   B. 麻黄碱   C. 加兰他敏

    D. 毛果芸香碱   E. 吡斯的明

5. 青光眼患者用毛果芸香碱滴眼后，诉说视远物不清，这是由于用药后

    A. 激动瞳孔括约肌 M 受体

    B. 阻断瞳孔括约肌 M 受体

    C. 激动睫状肌 M 受体

    D. 阻断睫状肌 M 受体

    E. 激动眼部骨骼肌 N_2 受体

6. 毛果芸香碱对眼调节作用的叙述正确的是

    A. 睫状肌松弛，悬韧带放松，晶状体变凸

    B. 睫状肌收缩，悬韧带拉紧，晶状体变扁平

    C. 睫状肌收缩，悬韧带放松，晶状体变凸

    D. 睫状肌松弛，悬韧带拉紧，晶状体变扁平

    E. 睫状肌收缩，悬韧带放松，晶状体变扁平

7. 毛果芸香碱的缩瞳机制是

    A. 阻断虹膜 α 受体，开大肌松弛

    B. 阻断虹膜 M 胆碱受体，括约肌松弛

C. 激动虹膜 α 受体，开大肌收缩

D. 激动虹膜 M 胆碱受体，括约肌收缩

E. 抑制胆碱酯酶，使乙酰胆碱增多

8. 新斯的明对下列效应器兴奋作用最强的是

    A. 心血管　　　　　　　B. 腺体　　　　　　　C. 眼

    D. 骨骼肌　　　　　　　E. 支气管平滑肌

9. 用于术后尿潴留治疗的是

    A. 阿托品　　　　　　　B. 毒扁豆碱　　　　　　C. 毛果芸香碱

    D. 乙酰胆碱　　　　　　E. 新斯的明

10. 与毒扁豆碱比较，毛果芸香碱不具有下列哪种特点

    A. 遇光不稳定　　　　　B. 维持时间短　　　　　C. 刺激性小

    D. 作用较弱　　　　　　E. 水溶液稳定

11. 应用毛果芸香碱过量出现 M 胆碱受体过度兴奋症状，应用的对抗药是

    A. 卡巴胆碱　　　　　　B. 烟碱　　　　　　　C. 阿托品

    D. 毒扁豆碱　　　　　　E. 乙酰胆碱

12. 有机磷酸酯类中毒症状中不属于 M 样症状的是

    A. 瞳孔缩小

    B. 流涎、流泪、流汗

    C. 腹痛腹泻

    D. 肌颤

    E. 小便失禁

13. 有机磷酸酯类中毒，必须马上用胆碱酯酶复活药抢救，是因为

    A. 胆碱酯酶不易复活

    B. 胆碱酯酶复活药起效慢

    C. 被抑制的胆碱酯酶很快老化

    D. 需要立即对抗乙酰胆碱作用

    E. 以上都不是

14. 抢救中度以上有机磷酸酯类中毒，最好应当使用

    A. 阿托品

    B. 解磷定

    C. 解磷定而后筒箭毒碱

    D. 解磷定和阿托品

    E. 以上都不是

15. 下列何药属于胆碱酯酶复活药

    A. 新斯的明   B. 安贝氯铵   C. 氯磷定

    D. 毒扁豆碱   E. 加兰他敏

16. 敌百虫口服中毒时不能用何种溶液洗胃

    A. 高锰酸钾溶液   B. 碳酸氢钠溶液   C. 醋酸溶液

    D. 生理盐水   E. 温水

二、配伍选择题

    A. 缩瞳，视近物模糊   B. 缩瞳，视远物模糊

    C. 散瞳，视近物模糊   D. 散瞳，视远物模糊

    E. 缩瞳，升高眼压

1. 毛果芸香碱对眼睛的作用是

2. 阿托品对眼睛的作用是

    A. 毒扁豆碱   B. 有机磷酸酯类   C. 琥珀胆碱

    D. 卡巴胆碱   E. 碘解磷定

3. 可逆性胆碱酯酶抑制药是

4. 难逆性胆碱酯酶抑制药是

5. 胆碱酯酶复活药是

三、多选题

1. 治疗重症肌无力的药物有

    A. 新斯的明   B. 毒扁豆碱   C. 吡斯的明

    D. 毛果芸香碱   E. 阿托品

2. 新斯的明兴奋骨骼肌的作用机制是

    A. 直接兴奋骨骼肌的 N_2 受体

    B. 促进运动神经末梢释放 ACh

    C. 抑制胆碱酯酶

    D. 抑制去甲肾上腺素的释放

    E. 阻断 M 受体

3. 毛果芸香碱可用于治疗

    A. 尿潴留   B. 青光眼   C. 重症肌无力

    D. 阿托品中毒   E. 有机磷中毒

（陈　丽）

四、胆碱受体阻断药

知识点集

药物分类	代表药物	药理作用	临床应用	不良反应
M受体阻断药	阿托品	抑制腺体分泌，对眼有扩瞳、升高眼内压、调节麻痹的作用（与毛果芸香碱相反），松弛内脏平滑肌，兴奋心脏，扩张血管，兴奋中枢等	缓解内脏绞痛，麻醉前给药，眼科疾病如虹膜睫状体炎、眼底检查、眼光配镜，缓慢型心律失常，感染性休克，有机磷酸酯类中毒解救	治疗量：口干、视力模糊、心率加快、皮肤潮红等 过量：烦躁不安、肠道蠕动减少、谵语、幻觉、惊厥等 严重中毒：抑制、昏迷、呼吸麻痹
	山莨菪碱	与阿托品比较不易透过血脑屏障，对平滑肌和血管作用与阿托品相似，对腺体和瞳孔作用弱	感染中毒性休克，缓解胃肠绞痛	与阿托品相似，但中枢兴奋作用不明显
	东莨菪碱	与阿托品比较中枢抑制作用较强，扩瞳、调节麻痹和抑制腺体分泌作用较强	全身麻醉前给药，晕动症，帕金森病	与阿托品相似，但抑制中枢
N_2受体阻断药	琥珀胆碱	除极化型肌松药，用药后常见短暂肌束颤动	气管内插管、气管镜、食管镜检等短时操作	过量中毒时不可用新斯的明及类似药物解救
	筒箭毒碱	非除极化型肌松药，肌松前无肌束颤动现象	各类手术、气管插管、破伤风及惊厥时使用	过量中毒时可用新斯的明解救

知识检测

一、单选题

1. 阿托品不具有的作用是

　　A. 松弛平滑肌　　　　　　　　B. 抑制腺体

　　C. 兴奋心肌　　　　　　　　　D. 导致远视

　　E. 降低眼压

2. 阿托品导致远视的原因是

　　A. 松弛睫状肌　　　　　　　　B. 收缩睫状肌

　　C. 松弛瞳孔括约肌　　　　　　D. 兴奋瞳孔括约肌

　　E. 松弛眼部骨骼肌

3. 阿托品的不良反应不包括

　　A. 口干　　　　　　　　　　　B. 视近物模糊

C. 恶心、呕吐   D. 心跳过速

E. 皮肤潮红

4. 下列哪种情况可用大量阿托品治疗

A. 心动过速   B. 有机磷农药中毒

C. 青光眼   D. 前列腺肥大

E. 高热待查

5. 东莨菪碱的作用特点是

A. 兴奋中枢，对腺体抑制强

B. 抑制中枢，兴奋呼吸，抑制腺体

C. 对心血管作用强于阿托品

D. 外周与中枢作用均相似于阿托品

E. 对眼睛、腺体作用弱于阿托品

6. 琥珀胆碱的作用是

A. 阻断 N_1 和 N_2 受体   B. 激动 N_1 受体   C. 激动 N_2 受体

D. 阻断 N_1 受体   E. 阻断 N_2 受体

7. 下列哪项不是东莨菪碱的用途

A. 麻醉前给药   B. 抗晕动症   C. 抗震颤麻痹

D. 镇痛   E. 妊娠呕吐

8. 以下有关琥珀胆碱的描述中，哪一个是错误的

A. 静注后肌松作用短暂

B. 给药后可见肌束颤动

C. 中毒可用新斯的明解救

D. 青光眼患者禁用

E. 高血钾者禁用

9. 阿托品抗休克的作用是由于

A. 抗迷走神经，使心跳加强

B. 扩张血管，改善微循环

C. 扩张支气管，增加肺通气量

D. 兴奋中枢神经，改善呼吸

E. 收缩血管，升高血压

10. 阿托品对眼睛的作用是

A. 扩瞳、降低眼压、调节痉挛

B. 缩瞳、降低眼压、调节痉挛

C. 缩瞳、升高眼压、调节麻痹

D. 扩瞳、降低眼压、调节麻痹

E. 扩瞳、升高眼压、调节麻痹

11. 防晕止吐常用

A. 阿托品　　　　　　　B. 后马托品　　　　　　C. 东莨菪碱

D. 普鲁本辛　　　　　　E. 山莨菪碱

12. 山莨菪碱与阿托品比较，前者的特点是

A. 易透过血脑屏障，兴奋中枢作用较强

B. 抑制唾液分泌作用较强

C. 毒性较大

D. 对内脏平滑肌的选择性相对较高

E. 扩瞳作用较强

13. 治疗严重的胆绞痛宜选用

A. 阿托品　　　　　　　B. 哌替啶　　　　　　　C. 阿司匹林

D. 阿托品 + 哌替啶　　　E. 丙胺太林

14. 阿托品用于麻醉前给药的目的是

A. 减少呼吸道腺体分泌　　　　　　B. 抑制排尿

C. 抑制排便　　　　　　　　　　　D. 镇静

E. 防止心动过缓

15. 有中枢抑制作用的 M 胆碱受体阻断药是

A. 阿托品　　　　　　　B. 后马托品　　　　　　C. 东莨菪碱

D. 山莨菪碱　　　　　　E. 丙胺太林

二、配伍选择题

A. 毛果芸香碱　　　　　B. 新斯的明　　　　　　C. 东莨菪碱

D. 丙胺太林　　　　　　E. 毒扁豆碱

1. 能阻断 M 受体又有中枢镇静作用的药物是

2. 常用于治疗重症肌无力的药物是

3. 代替阿托品作为解痉药的是

A. 东莨菪碱　　　　　　B. 阿托品　　　　　　　C. 吡斯的明

D. 后马托品　　　　　　E. 新斯的明

4. 检查眼底最好用

5. 用于治疗缓慢型心律失常的是

6. 用于术后腹气胀、尿潴留最好用

7. 用于防治晕动症的是

A. 除极化型肌松药   B. 竞争型肌松药

C. 胆碱酯酶抑制药   D. 神经节阻滞药

E. 胆碱酯酶复活药

8. 筒箭毒碱是

9. 琥珀胆碱是

10. 美加明是

11. 新斯的明是

A. 毛果芸香碱   B. 新斯的明   C. 氯解磷定

D. 阿托品   E. 东莨菪碱

12. 可以解除有机磷农药中毒患者的肌肉震颤症状的药物是

13. 长期大剂量用氯丙嗪引起震颤性麻痹，选用药物

14. 治疗剂量时，可引起视近物模糊、瞳孔扩大、心悸、皮肤干燥等症状的药物是

三、多选题

1. 阿托品的临床应用有

A. 全身麻醉前给药   B. 前列腺肥大   C. 虹膜睫状体炎

D. 感染性休克   E. 遗尿症

2. 禁用于青光眼的药物有

A. 阿托品   B. 山莨菪碱   C. 毒扁豆碱

D. 东莨菪碱   E. 卡巴胆碱

3. 对山莨菪碱的叙述正确的是

A. 平滑肌解痉作用与阿托品相似

B. 能解除血管痉挛，改善微循环

C. 具有较强的中枢抗胆碱作用

D. 毒性较阿托品低

E. 青光眼禁用

4. 治疗虹膜炎时，为防止粘连可选用

A. 阿托品   B. 毛果芸香碱   C. 毒扁豆碱

D. 乙酰胆碱   E. 肾上腺素

5. 阿托品与哌替啶合用可治疗

　　A. 胃肠绞痛　　　　　　　B. 胆绞痛　　　　　　　C. 肾绞痛

　　D. 心绞痛　　　　　　　　E. 膀胱刺激征

6. 阿托品对哪种腺体抑制作用最显著

　　A. 汗腺　　　　　　　　　B. 唾液腺　　　　　　　C. 胃腺

　　D. 肠腺　　　　　　　　　E. 呼吸道腺体

7. 阿托品禁用于

　　A. 支气管哮喘　　　　　　B. 室上性心动过速　　　C. 青光眼

　　D. 前列腺肥大　　　　　　E. 感染性休克

（陈　丽）

五、肾上腺素受体激动药

知识点集

药物分类	代表药物	药理作用	临床应用	主要不良反应
α、β 受体激动药	肾上腺素	兴奋心脏，收缩皮肤、黏膜及部分内脏血管，舒张骨骼肌血管，舒张支气管	抢救心脏骤停、过敏性休克、支气管急性哮喘	剂量过大可致血压剧烈升高，心律失常
α 受体激动药	去甲肾上腺素	兴奋心脏，收缩血管，升高血压	抗休克和低血压，治疗消化道出血	局部组织缺血坏死，急性肾衰竭
β 受体激动药	异丙肾上腺素	兴奋心脏，舒张支气管平滑肌，舒张冠状血管和骨骼肌血管，代谢增强	支气管哮喘急性发作、心脏骤停、房室传导阻滞	剂量过大可致心律失常

知识检测

一、单选题

1. 主要兴奋 β 受体的药物是

　　A. 去甲肾上腺素　　　　　　B. 肾上腺素

　　C. 麻黄碱　　　　　　　　　D. 异丙肾上腺素

　　E. 多巴胺

2. 对青霉素引起的过敏性休克首选治疗药物是

　　A. 去甲肾上腺素　　　　　　B. 肾上腺素

　　C. 多巴胺　　　　　　　　　D. 异丙肾上腺素

　　E. 多巴酚丁胺

3. 具有明显舒张肾血管、增加肾血流量作用的药物是

A. 去甲肾上腺素　　　　　　　B. 肾上腺素

C. 多巴胺　　　　　　　　　　D. 异丙肾上腺素

E. 麻黄碱

4. 具有间接拟肾上腺素作用的药物是

A. 去甲肾上腺素　　　　　　　B. 肾上腺素

C. 麻黄碱　　　　　　　　　　D. 异丙肾上腺素

E. 多巴酚丁胺

5. 异丙肾上腺素不具有下列哪项作用

A. 兴奋 β_1、β_2 受体　　　　　B. 松弛支气管平滑肌

C. 抑制组胺等过敏物质释放　　D. 兴奋心脏

E. 收缩支气管黏膜血管

6. 静滴外漏易致局部坏死的药物是

A. 去甲肾上腺素　　　　　　　B. 肾上腺素

C. 间羟胺　　　　　　　　　　D. 异丙肾上腺素

E. 多巴胺

7. 为了延缓普鲁卡因的吸收，可按比例加入

A. 去甲肾上腺素　　　　　　　B. 肾上腺素

C. 麻黄碱　　　　　　　　　　D. 异丙肾上腺素

E. 多巴胺

8. 去甲肾上腺素治疗上消化道出血的给药方法是

A. 静脉滴注　　　　　　　　　B. 皮下注射

C. 肌内注射　　　　　　　　　D. 口服

E. 雾化吸入

9. 休克患者用去甲肾上腺素通常采用

A. 皮下注射　　　　　　　　　B. 口服

C. 雾化吸入　　　　　　　　　D. 静脉滴注

E. 肌内注射

10. 注射麻黄碱时，血压升高的特点是

A. 血压急速升高，迅速下降

B. 血压曲线显双向反应

C. 收缩压升高，舒张压下降明显

D. 升压缓慢温和而持久

E. 先显示降压，而后血压升高

11. 异丙肾上腺素扩张血管的作用是由于

　　A. 激动 α 受体　　　　　　　B. 激动多巴胺受体

　　C. 激动 β₂ 受体　　　　　　　D. 阻断 M 受体

　　E. 阻断 α 受体

12. 能增强心肌收缩力、收缩皮肤黏膜血管和增加肾血流量的抗休克药是

　　A. 肾上腺素　　　　　　　　　B. 多巴胺

　　C. 去甲肾上腺素　　　　　　　D. 去氧肾上腺素

　　E. 阿托品

13. 去甲肾上腺素静脉滴注外漏的最佳处理

　　A. 生理盐水皮下注射　　　　　B. 普鲁卡因溶液封闭

　　C. 酚妥拉明皮下浸润注射　　　D. 热敷

　　E. 冷敷

14. 异丙肾上腺素治疗哮喘，剂量过大或过于频繁应用易出现的不良反应是

　　A. 中枢兴奋症状　　　　　　　B. 体位性低血压

　　C. 舒张压升高　　　　　　　　D. 心悸或心动过速

　　E. 急性肾衰竭

15. 充血性鼻塞宜选用的药物是

　　A. 利血平　　　　　　　　　　B. 麻黄碱

　　C. 去甲肾上腺素　　　　　　　D. 多巴胺

　　E. 异丙肾上腺素

二、配伍选择题

　　A. 肾上腺素　　　　　　　　　B. 去甲肾上腺素

　　C. 异丙肾上腺素　　　　　　　D. 多巴胺

　　E. 麻黄碱

1. 短期内反复应用易产生快速耐受性的药物是

2. 用药时间过久可致急性肾衰竭的药物是

3. 药液漏出血管外可引起局部组织缺血坏死的药物是

4. 能增加肾血流量的药物是

　　A. 收缩压和舒张压均缓慢而持久升高

　　B. 收缩压上升，舒张压不变或下降

　　C. 收缩压上升，舒张压上升，脉压变小

D. 收缩压上升，舒张压上升不多，脉压增大

E. 收缩压上升，舒张压下降，脉压增大

5. 大剂量肾上腺素静脉注射，血压的变化是

6. 小剂量去甲肾上腺素静脉滴注，血压的变化是

7. 小剂量多巴胺静脉滴注，血压变化是

8. 治疗量麻黄碱皮下注射，血压的变化是

9. 异丙肾上腺素静脉注射，血压的变化是

三、多选题

1. 抢救心脏骤停的药物有

    A. 普萘洛尔   B. 肾上腺素

    C. 异丙肾上腺素   D. 多巴胺

    E. 麻黄碱

2. 属于儿茶酚胺类的药物有

    A. 多巴胺   B. 异丙肾上腺素

    C. 肾上腺素   D. 麻黄碱

    E. 去甲肾上腺素

3. 下列哪些是去甲肾上腺素的禁忌证

    A. 高血压   B. 支气管哮喘

    C. 动脉粥样硬化症   D. 上消化道出血

    E. 器质性心脏病

4. 可用于治疗房室传导阻滞的药物有

    A. 阿托品   B. 去甲肾上腺素

    C. 异丙肾上腺素   D. 肾上腺素

    E. 去氧肾上腺素

5. 可用于治疗感染性休克的药物有

    A. 酚妥拉明   B. 山莨菪碱

    C. 多巴胺   D. 阿托品

    E. 肾上腺素

6. 对抗去甲肾上腺素引起的局部组织缺血、坏死宜用

    A. 间羟胺   B. 酚妥拉明

    C. 普萘洛尔   D. 普鲁卡因

    E. 肾上腺素

（陈　丽）

六、肾上腺素受体阻断药

知识点集

药物分类	代表药物	药理作用	临床应用	主要不良反应
α 受体阻断药	酚妥拉明	短效 α 受体阻断药。可舒张血管，降低外周阻力，使血压下降，兴奋心脏	外周血管痉挛性疾病，抗休克，急性心肌梗死，嗜铬细胞瘤诊治	恶心、呕吐等消化道症状，可诱发溃疡，直立性低血压，反射性心动过速
	酚苄明	长效 α 受体阻断药。作用同酚妥拉明，但强大，持久	嗜铬细胞瘤，良性前列腺增生引起的排尿困难	直立性低血压，反射性心动过速，鼻塞，胃肠刺激症，嗜睡、乏力等中枢抑制症状
β 受体阻断药	普萘洛尔、美托洛尔、吲哚洛尔	心脏抑制，支气管平滑肌收缩，代谢减慢，抑制肾素分泌	高血压、心肌梗死和心绞痛，快速型心律失常，甲亢辅助治疗	恶心、呕吐等消化道症状，诱发或加重哮喘，停药反跳

知识检测

一、单选题

1. 酚妥拉明舒张血管的原理

　　A. 阻断突触后膜 α_1 受体

　　B. 主要兴奋 M 受体

　　C. 兴奋突触前膜 β 受体

　　D. 主要阻断突触前膜 α_2 受体

　　E. 以上均不是

2. α 受体阻断药是

　　A. 新斯的明　　　　　　　　B. 美加明

　　C. 酚妥拉明　　　　　　　　D. 阿拉明

　　E. 甲氧明

3. 下列何药可翻转肾上腺素的升压效应

　　A. 酚妥拉明　　　　　　　　B. 阿替洛尔

　　C. 利血平　　　　　　　　　D. 阿托品

　　E. 以上都不能

4. 外周血管痉挛性疾病可选用

　　A. 普萘洛尔　　　　　　　　B. 酚妥拉明

　　C. 肾上腺素　　　　　　　　D. 吲哚洛尔

E. 阿替洛尔

5. 顽固性心力衰竭可选用下列哪种药物

    A. 阿托品   B. 多巴胺

    C. 肾上腺素   D. 酚妥拉明

    E. 异丙肾上腺素

6. 酚妥拉明治疗充血性心力衰竭是因为

    A. 能增强心肌收缩力

    B. 有抗胆碱作用，心率加快

    C. 利尿消肿，减轻心脏负担

    D. 降低心肌耗氧量

    E. 扩张血管，降低外周阻力，减轻心脏后负荷

7. 超剂量服用酚妥拉明引起血压下降时，升压用

    A. 去甲肾上腺素皮下注射   B. 大剂量去甲肾上腺素静滴

    C. 异丙肾上腺素静注   D. 肾上腺素静滴

    E. 以上都不是

8. 在酚妥拉明的适应证中没有

    A. 嗜铬细胞瘤的术前应用   B. 血栓性静脉炎

    C. 冠心病   D. 难治性心力衰竭

    E. 感染性休克

9. 下述哪类药物可诱发或加重支气管哮喘

    A. α 受体激动剂   B. α 受体阻断剂

    C. β 受体激动剂   D. β 受体阻断剂

    E. 以上都不能

10. 下面哪种情况，应禁用 β 受体阻断药

    A. 心绞痛   B. 房室传导阻滞

    C. 快速型心律失常   D. 高血压

    E. 甲状腺功能亢进

11. 普萘洛尔治疗心绞痛的主要药理作用是

    A. 扩张冠状动脉

    B. 降低心脏前负荷

    C. 阻断 β 受体，减慢心率，抑制心肌收缩力

    D. 降低左心室壁张力

    E. 以上都不是

12. 普萘洛尔阻断交感神经末梢突触前膜上的 β 受体，可引起

　　A. 去甲肾上腺素释放减少

　　B. 去甲肾上腺素释放增多

　　C. 心率增加

　　D. 心肌收缩力增强

　　E. 房室传导加快

13. 与普萘洛尔有关的禁忌证是

　　A. 青光眼　　　　　　　　　B. 腹胀气

　　C. 尿潴留　　　　　　　　　D. 前列腺肥大

　　E. 支气管哮喘

14. 给予普萘洛尔后可使

　　A. 心率减慢　　　　　　　　B. 血压先下降后升高

　　C. 血压升高　　　　　　　　D. 血压先升高后下降

　　E. 心肌收缩力增强

15. β 受体阻断药除能阻断受体外，还可以在一定程度上激动 β 受体，此作用称为

　　A. 膜稳定作用　　　　　　　B. 肾上腺素的翻转作用

　　C. 内在的拟交感作用　　　　D. 抗组胺作用

　　E. 抗 H1 作用

二、配伍选择题

　　A. 酚苄明　　　　　　　　　B. 酚妥拉明

　　C. 普萘洛尔　　　　　　　　D. 拉贝洛尔

　　E. 多巴胺

1. 对 α、β 受体均有阻断作用的是

2. 可以竞争阻断 α 受体的是

3. 属于无内在活性的 β_1、β_2 受体阻断药的是

4. 属于短效 α 受体阻断药的是

　　A. 体位性低血压　　　　　　B. 胃酸过多

　　C. 药疹　　　　　　　　　　D. 诱发或加重支气管哮喘

　　E. 药热

5. 酚妥拉明的不良反应有

6. 普萘洛尔的不良反应有

A. 抑制心脏收缩力，减慢心率，降低心肌耗氧量

B. 阻断血管平滑肌上 α 受体

C. 扩张外周小动脉，减轻心脏后负荷

D. 对抗肾上腺素的升压作用

E. 阻断 α_2 受体

7. 酚妥拉明治疗顽固性心力衰竭的机制

8. 普萘洛尔治疗心绞痛的机制

A. 酚妥拉明 　　　　　　B. 普萘洛尔

C. 噻吗洛尔 　　　　　　D. 拉贝洛尔

E. 妥拉唑啉

9. 可用于治疗青光眼的是

10. 可用于治疗甲状腺功能亢进的是

三、多选题

1. 可以逆转肾上腺素的升压作用的药物

A. 去甲肾上腺素 　　　　B. 酚妥拉明

C. 妥拉唑啉 　　　　　　D. 可乐定

E. 哌唑嗪

2. 酚妥拉明的用途主要有

A. 外周血管痉挛性疾病 　　B. 感染中毒性休克

C. 嗜铬细胞瘤的诊断 　　　D. 心力衰竭

E. 心律失常

3. β 受体阻断药的严重不良反应为

A. 抑制心脏功能

B. 诱发或加重支气管哮喘

C. 长期应用突然停药可使原有病情加重

D. 失眠

E. 偏头痛

4. 普萘洛尔能够阻断肾上腺素哪些作用

A. 心输出量增加 　　　　B. 瞳孔扩大

C. 支气管扩张 　　　　　D. 血管收缩

E. 脂肪分解

（陈　丽）

七、麻醉药

知识点集

药物分类	代表药物	药理作用	临床应用	主要不良反应
全身麻醉药	异氟烷、恩氟烷	吸入麻醉药。作用强，速度快，有一定的肌松作用	全麻诱导和维持，也适用于剖宫产	麻醉深度极易发生变化，常规剂量可致呼吸抑制、低血压及心律不齐，复苏期有寒战、恶心及呕吐
	硫喷妥钠	静脉麻醉药。麻醉作用迅速，无兴奋期，抑制呼吸中枢，镇痛效果差，肌松不完全	全麻诱导，复合麻醉，小儿基础麻醉，抗惊厥	浅麻时易诱发喉及支气管痉挛，大剂量引起严重低血压
	氯胺酮	静脉麻醉药。麻醉快速、短暂，分离麻醉，呼吸抑制轻微，兴奋心血管系统	诱导麻醉，复合麻醉	麻醉恢复期少数患者出现恶心或呕吐，个别患者可呈现幻梦、错觉甚至幻觉，有时并伴有谵妄、躁动现象
局部麻醉药	普鲁卡因	酯类局麻药。脂溶性低，穿透力弱，注射用药	浸润麻醉，传导麻醉，腰麻，硬膜外麻醉，局部封闭疗法	偶见过敏

知识检测

一、单选题

1. 易致支气管痉挛的全麻药是

　　A. 乙醚　　　　　　　　　B. 硫喷妥钠　　　　　　　C. 氟烷

　　D. 氧化亚氮　　　　　　　E. 氯胺酮

2. 关于硫喷妥钠的叙述，错误的是

　　A. 无兴奋期　　　　　　　B. 镇痛效果较差　　　　　C. 作用迅速

　　D. 维持时间短　　　　　　E. 肌松完全

3. 可增加心肌对儿茶酚胺敏感性的药物是

　　A. 乙醚　　　　　　　　　B. 硫喷妥钠　　　　　　　C. 氟烷

　　D. 氧化亚氮　　　　　　　E. 氯胺酮

4. 用药前应做皮肤过敏试验的局麻药是

　　A. 普鲁卡因　　　　　　　B. 利多卡因　　　　　　　C. 丁卡因

　　D. 布比卡因　　　　　　　E. 罗哌卡因

5.治疗量局麻药发挥局麻作用的机制是

　　A.阻断 Ca^{2+} 内流　　　　　　　B.阻断 Na^+ 内流

　　C.阻断 K^+ 外流　　　　　　　　D.阻断 Cl^- 内流

　　E.降低静息膜电位

6.普鲁卡因不用于下列哪种局麻

　　A.蛛网膜下腔麻醉　　　　　　　B.浸润麻醉

　　C.表面麻醉　　　　　　　　　　D.传导麻醉

　　E.硬膜外麻醉

7.较易引起过敏反应的局麻药是

　　A.普鲁卡因　　　　　B.利多卡因　　　　　C.丁卡因

　　D.布比卡因　　　　　E.以上均不是

二、多选题

1.静脉麻醉常用的药物是

　　A.氟烷　　　　　　　B.氧化亚氮　　　　　C.麻醉乙醚

　　D.硫喷妥钠　　　　　E.氯胺酮

2.属于酰胺类的局麻药是

　　A.普鲁卡因　　　　　B.丁卡因　　　　　　C.利多卡因

　　D.布比卡因　　　　　E.苯佐那酯

（高　思）

八、镇静催眠药

✛ 知识点集

药物分类	代表药物	药理作用	临床应用	主要不良反应
苯二氮䓬类	地西泮	作用于中枢神经系统，产生抗焦虑、镇静催眠、抗惊厥和中枢性肌松作用	镇静催眠，焦虑症，惊厥，中枢性肌肉僵直，腰肌劳损所致肌肉痉挛	头晕、嗜睡、乏力、共济失调，过量致昏迷和呼吸抑制，连续应用易产生耐受性和依赖性
巴比妥类	苯巴比妥	随剂量增加依次出现镇静、催眠、抗惊厥和麻醉作用	抗惊厥，抗癫痫，麻醉	后遗效应，过量致昏迷和呼吸抑制，连续应用易产生耐受性和依赖性。急性中毒用碳酸氢钠碱化尿液促进药物排泄
其他镇静催眠药	水合氯醛	有催眠和抗惊厥作用	主要用于顽固性失眠	久服可产生依赖性，安全范围比巴比妥类小

知识检测

一、单选题

1. 巴比妥类药物镇静催眠的主要作用部位是

A. 大脑边缘系统

B. 脑干网状结构上行激活系统

C. 大脑皮层

D. 脑干网状结构侧支

E. 纹状体

2. 导致巴比妥类药物中毒致死的主要原因是

A. 肝功能损害　　　　　　　　B. 循环功能衰竭

C. 呼吸中枢麻痹　　　　　　　D. 昏迷

E. 肾衰竭

3. 兼有镇静、催眠、抗惊厥和抗癫痫的药物是

A. 苯巴比妥　　　　　　B. 硝西泮　　　　　　C. 苯妥英钠

D. 司可巴比妥　　　　　E. 水合氯醛

4. 地西泮不具有的作用是

A. 镇静、催眠、抗焦虑作用

B. 中枢性肌肉松弛作用

C. 抗惊厥作用

D. 抗休克作用

E. 缩短慢波睡眠时间

5. 下列中枢神经系统的哪一部位对巴比妥类药物最敏感

A. 边缘系统　　　　　　　　　B. 下丘脑

C. 脊髓　　　　　　　　　　　D. 网状结构激活系统

E. 大脑皮层

6. 在下列巴比妥类药物中，哪一个的作用时间最长

A. 苯巴比妥　　　　　　B. 司可巴比妥　　　　　C. 硫喷妥钠

D. 异戊巴比妥　　　　　E. 戊巴比妥

7. 抢救口服巴比妥类药物中毒，最重要的措施是

A. 静滴阿拉明以升高血压

B. 输液以增加回心血量及心排出量

C. 保持呼吸道畅通及充分的肺通气量

D. 碱化尿液以促进毒物排泄

E. 排空胃内容物及结合残留的毒物

8. 关于苯二氮䓬类镇静催眠药的叙述，哪项是错误的

  A. 是目前最常用的镇静催眠药

  B. 临床上用于治疗焦虑症

  C. 可用于心脏电复律前给药

  D. 可用于治疗小儿高热惊厥

  E. 长期应用不会产生依赖性和成瘾性

9. 硫酸镁抗惊厥的作用机制是

  A. 特异性地竞争 Ca^{2+} 受点，拮抗 Ca^{2+} 的作用

  B. 阻碍高频异常放电的神经元的 Na^+ 通道

  C. 作用同苯二氮䓬类

  D. 抑制中枢多突触反应，减弱易化，增强抑制

  E. 以是都不是

二、配伍选择题

  A. 苯巴比妥   B. 地西泮   C. 司可巴比妥

  D. 硫喷妥钠   E. 巴比妥

1. 起效最快的是

2. 巴比妥酸结构中 C5 侧链有双键的是

3. 缩短慢波睡眠时间的是

4. 诱导肝药酶作用强的是

5. 有抗癫痫作用的是

  A. 苯巴比妥   B. 苯二氮䓬类   C. 司可巴比妥

  D. 硫喷妥钠   E. 巴比妥

6. 起效最快维持时间最短的巴比妥类

7. 体内代谢产物，多数具有与母体药物相似活性的是

三、多选题

1. 关于苯二氮䓬类的药理作用，正确的是

  A. 镇静催眠作用   B. 抗焦虑作用

  C. 中枢性肌肉松弛作用   D. 抗惊厥作用

  E. 抗抑郁作用

2. 地西泮在体内消除缓慢，与以下哪些因素有关

  A. 经肾排出缓慢   B. 有肝肠循环

C. 在脂肪、脑中贮存多　　　　D. 可产生活性代谢产物

E. 口服后吸收缓慢

（高　思）

九、抗癫痫药和抗惊厥药

知识点集

药物分类	代表药物	药理作用	临床应用	主要不良反应
抗癫痫药	苯妥英钠	阻止癫痫病灶异常放电向正常脑组织扩散；降低细胞膜对 Na^+ 的通透性，抑制 Na^+、Ca^{2+} 内流，抑制动作电位产生	抗癫痫（大发作、单纯部分性发作、复杂部分性发作），三叉神经痛，坐骨神经痛，抗心律失常	局部刺激，牙龈增生，神经系统反应，巨幼红细胞性贫血，低钙血症，过敏等
	卡马西平	广谱抗癫痫药。作用类似苯妥英钠，能抑制癫痫病灶及其周围神经元放电，增强 GABA 的作用	抗癫痫（复杂部分性发作、单纯部分性发作、大发作），外周神经痛，抗躁狂，抗抑郁	眩晕，视力模糊，恶心、呕吐，共济失调，手指震颤，水钠潴留，皮疹等
	苯巴比妥	作用与苯妥英钠相似，抑制 Na+ 内流和 K+ 外流，抑制异常神经元放电和冲动扩散	对除失神小发作以外的各型癫痫有效	神经毒性，巨幼红细胞性贫血，过敏反应
	乙琥胺	抑制 T 型 Ca^{2+} 通道，高浓度时抑制 Na^+-K^+-ATP 酶及 GABA 转氨酶	治疗小发作（失神性发作）首选药	厌食、恶心、呕吐等胃肠道反应，头痛、嗜睡等中枢神经系统反应，再生障碍性贫血
	丙戊酸钠	广谱抗癫痫药。抑制电压敏感性 Na^+ 通道，增强 GABA 能神经抑制功能	对各型癫痫有一定疗效，是大发作合并小发作时的首选药	厌食、恶心、呕吐等胃肠道反应，血小板减少，嗜睡、平衡失调、乏力、不安、震颤等中枢神经系统反应
抗惊厥药	硫酸镁	特异性竞争 Ca^{2+} 结合位点，拮抗 Ca^{2+} 的作用，导致兴奋 - 分泌脱耦联、兴奋 - 收缩脱耦联，抑制神经递质释放，抑制骨骼肌、心肌及平滑肌收缩，产生抗惊厥和降压作用	注射给药，用于各种原因所致的惊厥，子痫可作为首选药	过量、过速引起镁中毒，导致呼吸抑制、血压骤降、传导阻滞甚至死亡。应缓慢注射钙剂并行人工呼吸解救

知识检测

一、单选题

1. 控制癫痫大发作及部分性发作最有效的药物是

A. 地西泮（安定）　　　　　　B. 苯巴比妥

    C. 苯妥英钠   D. 乙酰唑胺

    E. 乙琥胺

2. 控制癫痫综合性局灶发作最有效的药物是

    A. 乙琥胺   B. 卡马西平   C. 苯巴比妥

    D. 硝西泮   E. 戊巴比妥

3. 临床上乙琥胺仅用于

    A. 癫痫大发作   B. 癫痫持续状态

    C. 癫痫小发作   D. 局限性发作

    E. 精神运动性发作

4. 下列关于卡马西平叙述，哪一项是错误的

    A. 能拮抗 Na^+ 通道，抑制癫痫灶及其周围神经元放电

    B. 对精神运动性发作疗效较好

    C. 对癫痫并发的精神症状也有较好疗效

    D. 对外周性神经痛有效

    E. 具有肝药酶诱导作用

5. 苯妥英钠是何种疾病的首选药物

    A. 癫痫小发作   B. 癫痫大发作

    C. 癫痫精神运动性发作   D. 帕金森病发作

    E. 小儿惊厥

6. 苯妥英钠可能使下列何种癫痫症状恶化

    A. 大发作   B. 失神小发作

    C. 部分性发作   D. 中枢疼痛综合征

    E. 癫痫持续状态

7. 乙琥胺是治疗何种癫痫的常用药物

    A. 失神小发作   B. 大发作

    C. 癫痫持续状态   D. 部分性发作

    E. 中枢疼痛综合征

8. 硫酸镁中毒时，特异性的解救措施是

    A. 静脉输注碳酸氢钠，加快排泄

    B. 静脉滴注毒扁豆碱

    C. 静脉缓慢注射氯化钙

    D. 进行人工呼吸

    E. 静脉注射呋塞米，加速药物排泄

9. 治疗中枢疼痛综合征的首选药物是

　　A. 苯妥英钠　　　　　　　B. 吲哚美辛　　　　　　　C. 苯巴比妥

　　D. 乙琥胺　　　　　　　　E. 地西泮

10. 治疗三叉神经痛和舌咽神经痛的首选药物是

　　A. 卡马西平　　　　　　　B. 阿司匹林　　　　　　　C. 苯巴比妥

　　D. 戊巴比妥钠　　　　　　E. 乙琥胺

11. 下列哪种药物属于广谱抗癫痫药

　　A. 卡马西平　　　　　　　B. 丙戊酸钠　　　　　　　C. 苯巴比妥

　　D. 苯妥英钠　　　　　　　E. 乙琥胺

12. 关于苯妥英钠体内过程，下列叙述哪项不正确

　　A. 口服吸收慢而不规则，宜肌内注射

　　B. 癫痫持续状态时可作静脉注射

　　C. 血浆蛋白结合率高

　　D. 生物利用度有明显个体差异

　　E. 主要在肝脏代谢

二、配伍选择题

　　A. 卡马西平　　　　　　　B. 硫酸镁　　　　　　　　C. 苯巴比妥

　　D. 扑米酮　　　　　　　　E. 戊巴比妥钠

1. 对子痫有良好的治疗作用的是

2. 对三叉神经痛和舌咽神经痛有较好疗效的是

　　A. 卡马西平　　　　　　　B. 苯妥英钠　　　　　　　C. 地西泮

　　D. 乙琥胺　　　　　　　　E. 扑米酮

3. 治疗癫痫持续状态的首选药物

4. 治疗癫痫小发作的首选药物

5. 治疗癫痫精神运动性发作的首选药物

三、多选题

1. 下列哪些药物对癫痫失神发作无效

　　A. 苯妥英钠　　　　　　　B. 卡马西平　　　　　　　C. 苯巴比妥

　　D. 扑米酮　　　　　　　　E. 丙戊酸钠

2. 下列哪些药物在妊娠早期应用有致畸胎作用

　　A. 苯妥英钠　　　　　　　B. 丙戊酸钠　　　　　　　C. 乙琥胺

　　D. 卡马西平　　　　　　　E. 扑米酮

3. 下列哪些药物可治疗癫痫持续状态

   A. 地西泮   B. 卡马西平   C. 戊巴比妥钠

   D. 苯巴比妥   E. 扑米酮

4. 对小儿高热惊厥有效的药物有

   A. 苯巴比妥   B. 水合氯醛   C. 地西泮

   D. 苯妥英钠   E. 卡马西平

5. 硫酸镁的作用包括

   A. 注射硫酸镁可产生降压作用

   B. 注射硫酸镁可产生骨骼肌松弛作用

   C. 注射和口服硫酸镁均可产生骨骼肌松弛作用

   D. 口吸硫酸镁有导泻作用

   E. 口服或用导管直接注入十二指肠，可引起利胆作用

（高　思）

十、抗帕金森病药

✚ 知识点集

药物分类	代表药物	药理作用	临床应用	主要不良反应
拟多巴胺类药	左旋多巴	是多巴胺的前体，通过血-脑屏障后补充纹状体中多巴胺的不足，发挥抗帕金森病的作用	治疗帕金森病和肝性昏迷	胃肠道反应，体位性低血压，心动过速或心律失常，非自主异常运动，精神障碍
	金刚烷胺	通过促进纹状体多巴胺释放、抑制多巴胺再摄取、直接激动多巴胺受体、中枢抗胆碱等作用增强多巴胺的功能，从而发挥抗帕金森病的作用	抗帕金森病，抗亚洲甲型流感病毒	不良反应少，偶见惊厥，少数出现嗜睡、眩晕、抑郁等
胆碱受体阻断药	苯海索	阻断中枢胆碱受体，使黑质-纹状体通路的乙酰胆碱作用减弱，多巴胺功能增强而发挥抗帕金森病作用，作用较左旋多巴弱	用于早期轻症患者，不能耐受左旋多巴或多巴胺受体激动药的患者，抗精神病引起的帕金森综合征	不良反应类似阿托品，对心脏的影响比阿托品弱

✚ 知识检测

一、单选题

1. 关于左旋多巴治疗帕金森病的疗效，下列哪项是错误的

   A. 对轻症患者疗效好

B. 对较年轻患者疗效好

C. 对抗精神病药引起的锥体外系反应有效

D. 对重症及年老患者疗效差

E. 对肌肉震颤症状疗效差

2. 关于卡比多巴的叙述，下列哪项是错误的

A. 单用也有抗帕金森病的作用　　　　B. 不易通过血脑屏障

C. 是芳香氨基酸脱羧酶抑制剂　　　　D. 可提高左旋多巴的疗效

E. 减轻左旋多巴的外周副作用

3. 常用于治疗帕金森病的抗胆碱药是

A. 阿托品　　　　　　　　B. 山莨菪碱　　　　　　　　C. 苯海索

D. 左旋多巴　　　　　　　E. 溴隐亭

4. 下列左旋多巴的错误叙述是

A. 大部分在外周转变成多巴胺　　　　B. 对轻症及年轻患者疗效好

C. 对氯丙嗪引起的帕金森综合征无效　D. 改善运动困难效果好，缓解震颤效果差

E. 口服显效快

5. 能提高左旋多巴疗效的药物是

A. 卡比多巴　　　　　　　B. 氯丙嗪　　　　　　　　C. 苯巴比妥

D. 多巴胺　　　　　　　　E. 地西泮

6. 维生素 B_6 与左旋多巴合用可

A. 增强多巴脱羧酶的活性　　　　　　B. 抑制多巴脱羧酶的活性

C. 增高左旋多巴的血药浓度　　　　　D. 增强左旋多巴的疗效

E. 减少左旋多巴的副作用

7. 关于金刚烷胺的说法不正确的是

A. 抗帕金森病的主要机制为减少多巴胺的降解

B. 既是抗病毒药，又是抗帕金森病药

C. 疗效弱于左旋多巴但强于苯海索

D. 见效快但持效短

E. 与左旋多巴合用具有协同作用

8. 关于溴隐亭的说法错误的是

A. 对中枢及外周的多巴胺受体都有激动作用

B. 对部分肝昏迷有效

C. 是多巴胺受体的拮抗剂

D. 可用于产后停乳

E. 治疗帕金森病的疗效与左旋多巴相似

9. 卡比多巴与左旋多巴合用可

　　A. 抑制外周左旋多巴脱羧，提高脑内多巴胺的浓度

　　B. 减慢左旋多巴肾脏排泄，提高脑内多巴胺的浓度

　　C. 卡比多巴直接激动多巴胺受体，增强左旋多巴的疗效

　　D. 抑制多巴胺的再摄取，增强左旋多巴的疗效

　　E. 减少左旋多巴在肝中的代谢

10. 左旋多巴为

　　A. 多巴胺受体激动药　　　　　　　　B. 外周脱羧酶抑制药

　　C. 多巴胺的前体药物　　　　　　　　D. 单胺氧化酶 β 抑制药

　　E. 中枢胆碱受体阻断药

二、配伍选择题

　　A. 选择性激动 M_1 受体

　　B. 在脑内转变为多巴胺，补充纹状体中多巴胺的不足

　　C. 阻断中枢胆碱受体

　　D. 有抗病毒作用

　　E. 可减少催乳素和生长激素的释放

1. 左旋多巴

2. 金刚烷胺

3. 溴隐亭

4. 苯海索

三、多选题

1. 抗帕金森病的胆碱受体阻断药有

　　A. 金刚烷胺　　　　　　B. 卡马特灵　　　　　　C. 苯海索

　　D. 溴隐亭　　　　　　　E. 卡比多巴

2. 左旋多巴抗帕金森病的作用特点有

　　A. 对轻症患者疗效好　　　　　　　　B. 对年轻患者疗效好

　　C. 对肌肉僵直者疗效好　　　　　　　D. 对肌肉僵直者疗效差

　　E. 起效较慢，但作用持久

3. 拟多巴胺类药物包括

　　A. 左旋多巴　　　　　　B. 卡马特灵　　　　　　C. 金刚烷胺

　　D. 溴隐亭　　　　　　　E. 卡比多巴

（高　思）

十一、抗精神失常药

知识点集

药物分类	代表药物	药理作用	临床应用	主要不良反应
抗精神病药	氯丙嗪	阻断中脑－边缘系统和中脑－皮质系统多巴胺受体产生抗精神病作用；抑制延脑催吐化学感受区产生镇吐作用；抑制下丘脑体温调节中枢使失去恒温调节功能；可增强其他中枢抑制药的作用；阻断α受体使血压下降；阻断M受体产生M样作用；阻断结节－漏斗系统多巴胺受体影响催乳素、生长激素、促肾上腺皮质激素和促性腺激素的释放	治疗精神病，镇吐（对晕动症无效），人工冬眠，低温麻醉	一般不良反应：中枢抑制致困倦、嗜睡，视力模糊、鼻塞、口干、便秘等M样作用，体位性低血压、反射性心悸等α受体阻断症状；锥体外系反应：帕金森综合征、静坐不能、急性肌张力障碍、迟发性运动障碍；药源性精神异常；惊厥与癫痫；过敏反应；肝损害；急性中毒；长期应用可致乳房肿大、泌乳、停经、不孕等
抗躁狂药	碳酸锂	通过锂离子发挥抗躁狂作用，抑制脑内去甲肾上腺素和多巴胺的释放、促进其再摄取、增加其灭活	躁狂症，躁狂抑郁症，难治性抑郁症，兴奋型精神分裂症	恶心、呕吐、腹泻、头晕、乏力、肢体震颤、口干、多尿等，引起甲状腺功能低下或甲状腺肿，过量中毒应静滴生理盐水减少锂离子重吸收
抗抑郁药	丙咪嗪	通过阻断中枢神经末梢对5-HT和去甲肾上腺素的再摄取而发挥抗抑郁作用；阻断M受体产生M样作用；阻断α₁受体使血压下降；可致心律失常	抑郁症，焦虑和恐惧症，小儿遗尿症	阿托品样副作用，低血压或直立性低血压，心律失常或心肌损伤，乏力、震颤、兴奋、躁狂等中枢神经系统症状，皮疹等

知识检测

一、单选题

1. 抗精神失常药是指

　A. 治疗精神活动障碍的药物　　B. 治疗精神分裂症的药物

　C. 治疗躁狂症的药物　　D. 治疗抑郁症的药物

　E. 治疗焦虑症的药物

2. 氯丙嗪口服生物利用度低的原因是

　A. 吸收少　　B. 排泄快

　C. 首过消除　　D. 血浆蛋白结合率高

　E. 分布容积大

3. 下列哪种药物可以用于处理氯丙嗪引起的低血压

    A. 肾上腺素   B. 多巴胺   C. 麻黄碱

    D. 去甲肾上腺素   E. 异丙肾上腺素

4. 氯丙嗪的禁忌证是

    A. 溃疡病   B. 癫痫   C. 肾功能不全

    D. 痛风   E. 焦虑症

5. 氯丙嗪不应作皮下注射的原因是

    A. 吸收不规则   B. 局部刺激性强

    C. 与蛋白质结合   D. 吸收太慢

    E. 吸收太快

6. 小剂量氯丙嗪镇吐作用的作用部位是

    A. 呕吐中枢   B. 胃黏膜传入纤维

    C. 黑质 – 纹状体通路   D. 结节 – 漏斗通路

    E. 延脑催吐化学感觉区

7. 氯丙嗪可引起下列哪种激素分泌

    A. 甲状腺激素   B. 催乳素   C. 促肾上腺皮质激素

    D. 促性腺激素   E. 生长激素

8. 氯丙嗪长期大剂量应用最严重的不良反应是

    A. 胃肠道反应   B. 体位性低血压

    C. 中枢神经系统反应   D. 锥体外系反应

    E. 变态反应

9. 可用于治疗氯丙嗪引起的帕金森综合征的药物是

    A. 多巴胺   B. 地西泮   C. 苯海索

    D. 左旋多巴   E. 美多巴

10. 吩噻嗪类药物引起锥体外系反应的机制是阻断

    A. 中脑 – 边缘叶通路多巴胺受体

    B. 结节 – 漏斗通路多巴胺受体

    C. 黑质 – 纹状体通路多巴胺受体

    D. 中脑 – 皮质通路多巴胺受体

    E. 中枢 M 胆碱受体

11. 氯丙嗪对下列哪种病因所致的呕吐无效

    A. 癌症   B. 晕动症   C. 胃肠炎

    D. 吗啡   E. 放射病

12. 下列何药可治疗躁狂症

    A. 碳酸锂　　　　　　　　B. 丙咪嗪　　　　　　　　C. 阿米替林

    D. 多塞平　　　　　　　　E. 苯海索

13. 下列属于硫杂蒽类的药物是

    A. 奋乃静　　　　　　　　B. 氯普噻吨　　　　　　　C. 三氟拉嗪

    D. 硫利达嗪　　　　　　　E. 氯丙嗪

二、配伍选择题

    A. 精神分裂症　　　　　　B. 癫痫小发作　　　　　　C. 躁狂症

    D. 抑郁症　　　　　　　　E. 震颤麻痹

1. 奋乃静用于治疗

2. 碳酸锂用于治疗

3. 丙咪嗪用于治疗

三、多选题

1. 氯丙嗪的中枢药理作用包括

    A. 抗精神病　　　　　　　B. 镇吐　　　　　　　　　C. 降低血压

    D. 降低体温　　　　　　　E. 增加中枢抑制药的作用

2. 氯丙嗪的禁忌证有

    A. 昏迷患者　　　　　　　B. 癫痫　　　　　　　　　C. 严重肝功能损害

    D. 高血压　　　　　　　　E. 胃溃疡

3. 氯丙嗪降温特点包括

    A. 抑制体温调节中枢，使体温调节失灵

    B. 不仅降低发热体温，也降低正常体温

    C. 临床上配合物理降温用于低温麻醉

    D. 对体温的影响与环境温度无关

    E. 作为人工冬眠，使体温、代谢及耗氧量均降低

4. 氯丙嗪可阻断的受体包括

    A. 多巴胺受体　　　　　　　B. 5-HT 受体

    C. M 胆碱受体　　　　　　　D. α 肾上腺素受体

    E. 甲状腺素受体

5. 氯丙嗪的锥体外系反应有

    A. 急性肌张力障碍　　　　　B. 体位性低血压

    C. 静坐不能　　　　　　　　D. 帕金森综合征

    E. 迟发性运动障碍

（高　思）

十二、镇痛药

✛ 知识点集

药物分类	代表药物	药理作用	临床应用	主要不良反应
阿片生物碱类镇痛药	吗啡	阿片受体完全激动药，具有镇痛、镇静、欣快感、呼吸抑制、镇咳、催吐、缩瞳等中枢神经系统作用；扩血管、降血压、脑血管扩张、颅内压升高等心血管系统作用；兴奋胃肠、胆道平滑肌，对抗缩宫素作用；抑制免疫	常用于急性锐痛、心源性哮喘和止泻	可产生眩晕、嗜睡、恶心、呕吐、便秘、胆绞痛、呼吸抑制、排尿困难等副作用；易产生耐受性和成瘾性，过量易致呼吸抑制、急性中毒
	可待因	镇痛作用是吗啡的1/12~1/10，镇咳作用是吗啡的1/4	镇咳，中等程度镇痛	欣快感及成瘾性较吗啡轻，无明显便秘、尿潴留、直立性低血压等副作用
人工合成镇痛药	哌替啶	主要激动μ受体，镇痛作用较吗啡轻，不对抗缩宫素作用	各种剧烈疼痛、心源性哮喘和人工冬眠	治疗量时与吗啡相似，剂量过大可引起反射性亢进或惊厥，中毒解救需配合抗惊厥药
	芬太尼	μ受体激动药，强效镇痛药，镇痛作用是吗啡的80倍	适用于各种剧痛，麻醉前给药或诱导麻醉	依赖性弱于吗啡
	美沙酮	μ受体激动药，镇痛强度与吗啡相似，但持续时间长	适用于各种剧痛，亦可用于吗啡或海洛因成瘾者的脱毒治疗	耐受性和依赖性发生较慢，戒断症状较轻且易于治疗
	喷他佐辛	阿片受体部分激动药，激动κ受体，拮抗μ受体。镇痛作用是吗啡的1/3，呼吸抑制是吗啡的1/2，大剂量可加快心率和升高血压（与吗啡不同）	适用于各种慢性疼痛，对剧痛的止痛效果不及吗啡	成瘾性小，属于非麻醉药品。常见恶心、呕吐、出汗、眩晕等不良反应，偶见焦虑、噩梦、幻觉等。剂量过大引起呼吸抑制、血压升高、心率加快
其他镇痛药	罗通定	镇痛作用较哌替啶弱，但比解热镇痛药强，有安定、镇静和催眠作用。其机制与激动阿片受体及减少前列腺素合成无关	对慢性持续性钝痛效果好，可用于失眠	无成瘾性。偶见乏力、眩晕、恶心和锥体外系症状，大剂量抑制呼吸
阿片受体拮抗药	纳洛酮	阿片受体完全阻断药，阻断吗啡作用，而本身无明显药理活性	解救阿片类药物中毒所引起的呼吸和中枢抑制症状，可用于阿片类药物成瘾者的鉴别诊断，试用于酒精急性中毒、休克、脊髓损伤、脑卒中、脑外伤的救治	不良反应少，大剂量偶见轻度烦躁不安

知识检测

一、单选题

1. 下列药物中，镇痛作用最强的是

　　A. 吗啡　　　　　　　　B. 哌替啶　　　　　　　C. 芬太尼

　　D. 强痛定　　　　　　　E. 罗通定

2. 下列药物，成瘾性最大的是

　　A. 吗啡　　　　　　　　B. 哌替啶　　　　　　　C. 芬太尼

　　D. 强痛定　　　　　　　E. 罗通定

3. 不属于哌替啶的禁忌证的是

　　A. 心源性哮喘　　　　　B. 支气管哮喘　　　　　C. 颅脑损伤

　　D. 肺心病　　　　　　　E. 诊断未明的急腹症

4. 哌替啶用于胆绞痛、肾绞痛时，须与以下何药合用

　　A. 阿司匹林　　　　　　B. 阿托品　　　　　　　C. 纳洛酮

　　D. 罗通定　　　　　　　E. 洛贝林

5. 与吗啡镇痛机制有关的是

　　A. 阻断中枢阿片受体

　　B. 抑制中枢多巴胺受体

　　C. 激动中枢阿片受体

　　D. 激动中枢多巴胺受体

　　E. 激动中枢 α 受体

6. 下列关于吗啡用于治疗心源性哮喘的机制描述错误的是

　　A. 扩张外周血管，降低外周阻力，减轻心脏负荷

　　B. 镇静作用，消除不良情绪

　　C. 降低中枢对 CO_2 的敏感性，缓解急促、表浅的呼吸

　　D. 减轻心脏负荷

　　E. 扩张支气管

7. 阿片类镇痛药的特点是

　　A. 有镇痛、解热作用

　　B. 有镇痛、抗炎作用

　　C. 有镇痛、解热、抗炎作用

　　D. 有强大的镇痛作用，无成瘾性

　　E. 有强大的镇痛作用，反复应用容易成瘾

8. 下列镇痛药物中，具有镇静催眠作用且无成瘾性的是

    A. 吗啡   B. 哌替啶   C. 芬太尼

    D. 阿司匹林   E. 罗通定

9. 哌替啶禁用于

    A. 人工冬眠   B. 分娩止痛   C. 颅脑外伤

    D. 麻醉前给药   E. 心源性哮喘

10. 下列镇痛药中，无成瘾性的是

    A. 吗啡   B. 哌替啶   C. 罗通定

    D. 可待因   E. 芬太尼

11. 哌替啶的临床应用不包括

    A. 人工冬眠   B. 麻醉前给药   C. 心源性哮喘

    D. 镇痛   E. 止泻

12. 下列哪项不属于吗啡急性中毒的表现

    A. 昏迷   B. 血压下降   C. 呼吸极度抑制

    D. 瞳孔散大   E. 针尖样瞳孔

13. 喷他佐辛的特点是

    A. 无呼吸抑制作用

    B. 可引起体位性低血压

    C. 成瘾性很小，不属于麻醉品

    D. 镇痛作用很强

    E. 无止泻作用

14. 属于阿片受体拮抗药的是

    A. 喷他佐辛   B. 颅通定   C. 曲马朵

    D. 芬太尼   E. 纳洛酮

15. 对创伤性剧痛无明显疗效的药物是

    A. 美沙酮   B. 哌替啶   C. 芬太尼

    D. 颅通定   E. 曲马朵

16. 吗啡和海洛因所致的药物依赖脱毒治疗时常用的重要替代药是

    A. 哌替啶   B. 二氢埃托啡   C. 美沙酮

    D. 安那度   E. 强痛定

17. 下列药效由强到弱排列正确的是

    A. 二氢埃托啡、芬太尼、吗啡、哌替啶

    B. 二氢埃托啡、吗啡、芬太尼、哌替啶

C.芬太尼、二氢埃托啡、哌替啶、吗啡

D.芬太尼、吗啡、哌替啶、二氢埃托啡

E.哌替啶、吗啡、二氢埃托啡、芬太尼

18.吗啡禁用于分娩止痛，是由于

A.可抑制新生儿呼吸

B.易产生成瘾性

C.易在新生儿体内蓄积

D.镇痛效果差

E.可致新生儿便秘

二、配伍选择题

A.吗啡   B.哌替啶   C.芬太尼

D.镇痛新   E.罗通定

1.成瘾性最大的是

2.无成瘾性的是

3.镇痛作用最强的是

4.成瘾性很小，不列为麻醉药品管理范围的是

A.欣快作用   B.镇痛作用   C.缩瞳作用

D.镇咳作用   E.便秘作用

5.吗啡作用于延脑孤束核的阿片受体产生

6.吗啡作用于蓝斑核的阿片受体产生

7.吗啡作用于中脑盖前核的阿片受体产生

8.吗啡作用于脑室及导水管周围灰质的阿片受体产生

A.延胡索乙素   B.纳洛酮   C.喷他佐辛

D.哌替啶   E.美沙酮

9.可用于镇痛或吗啡成瘾戒毒

10.镇痛效果个体差异大

11.为阿片受体拮抗剂

12.有活血散瘀，行气止痛作用

三、多选题

1.心源性哮喘可用下列哪些药物及方法治疗

A.强心苷   B.氨茶碱   C.吗啡

D. 肾上腺素   E. 吸入氧气

2. 罗通定的作用特点是

  A. 镇痛作用较哌替啶弱

  B. 易成瘾

  C. 具有明显的镇静催眠作用

  D. 对慢性持续性疼痛及内脏钝痛疗效较好

  E. 对呼吸中枢具有明显的抑制作用

3. 吗啡用于心源性哮喘是通过

  A. 镇静作用

  B. 降低呼吸中枢对 CO_2 敏感性

  C. 扩张外周血管，降低外周阻力

  D. 兴奋心脏，心输出量增加

  E. 支气管平滑肌松弛

4. 吗啡的中枢系统作用包括

  A. 镇痛   B. 镇静   C. 呼吸兴奋

  D. 催吐   E. 扩瞳

5. 人工合成的镇痛药有

  A. 安那度   B. 罗通定   C. 二氢埃托啡

  D. 美沙酮   E. 纳洛酮

6. 喷他佐辛的特点哪些是正确的

  A. 适用于各种慢性疼痛，对剧痛效果不如吗啡

  B. 主要激动 κ 受体，又可拮抗 μ 受体

  C. 镇痛效力为吗啡的 1/3

  D. 对冠心病患者，静脉注射可增加心脏做功量

  E. 成瘾性很小，在药政管理上已列入非麻醉药品

7. 阿片受体拮抗剂有

  A. 纳洛酮   B. 二氢埃托啡   C. 芬太尼

  D. 烯丙吗啡   E. 纳曲酮

8. 吗啡急性中毒的临床表现是

  A. 针尖样瞳孔   B. 呼吸高度抑制

  C. 昏迷   D. 血压下降

  E. 腹泻

（高　思）

十三、解热镇痛抗炎药

知识点集

药物分类	代表药物	药理作用	临床应用	主要不良反应
水杨酸类	阿司匹林	通过抑制中枢及外周前列腺素的合成而产生解热、镇痛、抗炎、抗风湿和抗血栓的作用	临床用于感冒发热、慢性钝痛、急性风湿热及预防血栓形成	胃肠道反应最常见，加重出血倾向，水杨酸反应，过敏反应，瑞氏综合征
苯胺类	对乙酰氨基酚	抑制前列腺素合成，具有解热、镇痛作用，几无抗炎、抗风湿作用	临床用于感冒发热和慢性钝痛	无明显胃肠道反应，大量应用可致肝坏死
吡唑酮类	保泰松	抑制前列腺素合成，抗炎、抗风湿作用强，解热、镇痛作用弱	风湿及类风湿关节炎，强直性脊柱炎，较大剂量可用于急性痛风	胃肠道反应，水钠潴留，过敏反应，肝、肾损害，甲状腺肿大及黏液性水肿
其他有机酸类	吲哚美辛	抗炎、解热、镇痛作用强，为最强的 COX 抑制剂之一，抗炎作用是阿司匹林的 10~40 倍	急性风湿性及类风湿关节炎	食欲减退、恶心、腹痛、上消化道溃疡等胃肠道反应，头痛、头晕，粒细胞减少，血小板减少，过敏反应

知识检测

一、单选题

1. 下列关于阿司匹林的临床用途叙述错误的是

  A. 一般剂量下与其他解热镇痛药组成复方制剂

  B. 较大剂量用于急性风湿热的治疗和鉴别诊断，是对症治疗风湿性和类风湿关节炎的首选药物

  C. 小剂量用于防止血栓形成

  D. 属强效镇痛药物

  E. 可用于治疗感冒发热及头痛、牙痛、肌肉关节痛、神经痛和痛经等

2. 阿司匹林与双香豆素合用引起出血倾向的原因是

  A. 诱导肝药酶   B. 抑制肝药酶

  C. 竞争血浆蛋白   D. 促进双香豆素的代谢

  E. 抑制双香豆素的排泄

3. 阿司匹林预防血栓形成的机制是

  A. 抑制前列腺素合成酶，减少 TXA_2 的生成

  B. 抑制凝血酶

C. 对抗维生素 K

D. 激活血浆中抗凝血酶Ⅲ

E. 直接抑制血小板聚集

4. 类风湿关节炎，首选药是

A. 吲哚美辛   B. 阿司匹林   C. 萘普生

D. 布洛芬   E. 吡罗昔康

5. 下列药物无抗炎作用的是

A. 阿司匹林   B. 对乙酰氨基酚   C. 安乃近

D. 布洛芬   E. 萘普生

6. 下列阿司匹林作用中哪项是错的

A. 抑制血小板聚集   B. 解热镇痛作用

C. 抗胃溃疡作用   D. 抗风湿作用

E. 抑制前列腺素合成

7. 阿司匹林抑制前列腺素合成主要是通过抑制

A. 环加氧酶   B. 脂氧酶   C. 磷脂酶 A_2

D. 过氧化物酶   E. 腺苷酸环化酶

8. 下列哪项不属于阿司匹林的不良反应

A. 胃肠道反应   B. 过敏反应   C. 凝血障碍

D. 水杨酸反应   E. 水钠潴留

9. 下列药物，胃肠道反应较轻的是

A. 保泰松   B. 阿司匹林   C. 对乙酰氨基酚

D. 吲哚美辛   E. 吡罗昔康

10. 应用阿司匹林，患者不易耐受的常见不良反应是

A. 凝血障碍   B. 过敏反应   C. 胃肠道反应

D. 水杨酸反应   E. 肝功能异常

11. 溃疡病患者宜选用的退热药是

A. 对乙酰氨基酚   B. 乙酰水杨酸   C. 吲哚美辛

D. 萘普生   E. 吡罗昔康

12. 解热镇痛药的抗炎作用机制是

A. 促进炎症消散   B. 抑制炎症时前列腺素的合成

C. 抑制黄嘌呤氧化酶   D. 促进前列腺素从肾脏排泄

E. 激活黄嘌呤氧化酶

13. 支气管哮喘患者禁用的药物是

A. 吡罗昔康   B. 阿司匹林   C. 丙磺舒

D. 布洛芬 　　　　　　　E. 氯芬那酸

14. 解热镇痛抗炎药共同的作用机制是

　　A. 直接抑制中枢神经系统 　　　　　　B. 抑制多巴胺的生物合成

　　C. 抑制 GABA 的生物合成 　　　　　　D. 抑制前列腺素的生物合成

　　E. 激动中枢阿片受体

二、配伍选择题

　　A. 乙酰水杨酸 　　　　　B. 对乙酰氨基酚 　　　　　C. 安乃近

　　D. 吲哚美辛 　　　　　E. 扑炎痛

1. 可用于预防血栓形成的药物是

2. 胃肠刺激较小的是

3. 只有解热镇痛，而无抗炎作用的药是

　　A. 吡罗昔康 　　　　　B. 别嘌醇 　　　　　C. 保泰松

　　D. 非那西丁 　　　　　E. 阿司匹林

4. 治疗风湿性、类风湿关节炎和急性痛风

5. 具有血浆半衰期长、用药剂量小的强效抗炎镇痛作用

6. 解热镇痛和抗炎抗风湿作用均强

7. 解热镇痛作用强，抗炎作用很弱

8. 防止慢性痛风性关节炎或肾病变

三、多选题

1. 对解热镇痛抗炎药不正确的描述为

　　A. 对体温的影响与氯丙嗪不同

　　B. 对内热原引起的发热无解热作用

　　C. 镇痛作用部位主要在中枢

　　D. 临床上广泛使用

　　E. 各类药物均有镇痛作用

2. 阿司匹林的镇痛作用特点是

　　A. 镇痛作用部位主要在外周

　　B. 对慢性钝痛效果好

　　C. 镇痛作用机制是防止炎症时前列腺素合成

　　D. 常与其他解热镇痛药配成复方使用

　　E. 对锐痛和内脏平滑肌绞痛也有效

3. 阿司匹林引起胃出血和诱发胃溃疡的原因是

　　A. 凝血障碍 　　　　　　　　B. 变态反应

C. 局部刺激   D. 抑制前列腺素合成

E. 水杨酸反应

4. 吲哚美辛临床用于治疗的疾病包括

A. 预防脑血栓和冠心病   B. 类风湿关节炎

C. 关节强直性脊椎炎   D. 癌性发热

E. 风湿性关节炎

（高　思）

十四、中枢兴奋药

✚ 知识点集

药物分类	代表药物	药理作用	临床应用	主要不良反应
大脑皮层兴奋药	咖啡因	对大脑皮层具有兴奋作用，直接兴奋心脏，扩张血管，舒张支气管平滑肌，利尿，刺激胃酸和胃蛋白酶分泌	对抗中枢抑制状态，如严重传染病、镇静催眠药过量引起的昏睡、呼吸和循环抑制的解救。与解热镇痛药配伍用于一般性头痛	激动、不安、失眠，大剂量引起反射性亢进、心动过速、呼吸加快，中毒量可引起惊厥
呼吸中枢兴奋药	尼可刹米	直接兴奋延脑呼吸中枢，提高呼吸中枢对 CO_2 的敏感性；刺激颈动脉体化学感受器，反射性兴奋呼吸中枢	用于各种原因引起的呼吸抑制	大剂量可引起血压升高、心悸、心律失常、肌颤，甚至惊厥
脊髓兴奋药	一叶秋碱	兴奋脊髓使肌张力增高，能兴奋脑干，增强呼吸，加强心肌收缩力和升高血压，抑制胆碱能神经	治疗脊髓灰质炎后遗症和面部神经麻痹	心悸、头痛等，过量可引起惊厥
大脑功能恢复药	吡拉西坦	能促进大脑皮质细胞代谢，增进线粒体内 ATP 合成，提高脑组织对葡萄糖、氨基酸和磷酸的利用率和促进蛋白质合成	用于急性脑血管意外及脑外伤后记忆力减退和轻中度脑功能障碍、儿童发育迟缓、乙醇中毒性脑病等	失眠、口干、食欲下降等

✚ 知识检测

一、单选题

1. 新生儿窒息首选

A. 二甲弗林   B. 尼可刹米   C. 咖啡因

D. 洛贝林   E. 甲氯酚酯

2. 咖啡因常与何药配伍治疗偏头痛

A. 尼可刹米   B. 度冷丁   C. 麦角胺

D. 阿司匹林　　　　　　　E. 二甲弗林

3. 尼可刹米又称为

A. 洛贝林　　　　　　　B. 咖啡因　　　　　　　C. 可拉明

D. 二甲弗林　　　　　　E. 甲氯酚酯

4. 吗啡急性中毒，治疗时首选的呼吸兴奋药是

A. 尼可刹米　　　　　　B. 洛贝林　　　　　　　C. 二甲弗林

D. 咖啡因　　　　　　　E. 氯酯醒

5. 中枢兴奋药可

A. 促进 ACh 的释放，使脑内 ACh 含量减少

B. 抑制 ACh 的释放，使脑内 ACh 含量增加

C. 促进去甲肾上腺素的释放，使脑内去甲肾上腺素含量减少

D. 抑制去甲肾上腺素的释放，使脑内去甲肾上腺素含量增加

E. 以上都不是

6. 中枢兴奋药共同的主要不良反应是

A. 心动过速　　　　　　B. 血压升高　　　　　　C. 头痛眩晕

D. 引起惊厥　　　　　　E. 提高骨骼肌张力

二、多选题

1. 下列有关咖啡因的论述，哪些是正确的

A. 大剂量能使心率加快

B. 能增加冠状动脉血流量，增加心脏做功

C. 有止痛作用，故是复方阿司匹林的成分之一

D. 舒张脑血管，可缓解偏头痛

E. 能增加胃液量和酸度

2. 可治小儿遗尿症的药物是

A. 氯酯醒　　　　　　　B. 哌醋甲酯　　　　　　C. 戊四氮

D. 丙咪嗪　　　　　　　E. 安那度

3. 咖啡因的主要临床应用有

A. 小儿遗尿症

B. 与麦角胺配伍治疗偏头痛

C. 镇静催眠药过量所致的呼吸抑制

D. 一氧化碳中毒

E. 与解热镇痛药配伍治疗一般性头痛

4. 中枢兴奋药具有以下特点

  A. 选择性较高   B. 作用时间都很短

  C. 安全范围小   D. 很难避免惊厥的发生

  E. 需要反复用药才能长时间维持患者呼吸

（高　思）

十五、抗高血压药

✚ 知识点集

药物分类	代表药物	药理作用	临床应用	主要不良反应
利尿药	氢氯噻嗪	排钠利尿，心排血量下降，血容量降低；减弱 Na^+-Ca^{2+} 交换，细胞内 Ca^{2+} 减少，血管扩张。降压作用温和而持久	基础降压药，单独应用于轻度高血压，联合其他抗高血压药用于各型高血压	低血钾，高血糖，高尿酸血症，影响脂质代谢
钙通道拮抗剂	硝苯地平	抑制 Ca^{2+} 内流，松弛血管平滑肌	用于各型高血压，可单独应用，也可与其他降压药联合应用	面部潮红、头痛、心悸、踝部水肿、牙龈增生等
β 受体阻断药	普萘洛尔	阻断心脏 $β_1$ 受体，降低心输出量；阻断肾小球旁器 $β_1$ 受体，抑制肾素释放；阻断交感神经突触前膜 β 受体，减少去甲肾上腺素释放；阻断中枢 β 受体，外周交感神经活性降低	单独应用于轻、中度高血压，尤其适用于心率快的中青年高血压患者及伴有心绞痛的患者。联合其他抗高血压药可用于各型高血压	心功能抑制，诱发和加重支气管哮喘，低血压，升高甘油三酯，停药反跳
血管紧张素转换酶抑制药	卡托普利	抑制血管紧张素Ⅰ转换酶，减少血管紧张素Ⅱ生成，使缓激肽分解减慢，扩张血管，减少血容量	适用于各型高血压，尤其适用于伴有慢性心功能不全、左心室肥大、糖尿病肾病等高血压患者	皮疹，药热，刺激性干咳，高血钾，味觉异常，胎儿发育不全
血管紧张素受体阻断药	氯沙坦	阻断 AT_1 受体，扩张血管	适用于各型高血压，尤其适用于伴有左心室肥厚、心力衰竭、糖尿病肾病、微量白蛋白尿或蛋白尿患者，以及不能耐受血管紧张素转换酶抑制药的患者	头痛、头晕、胃肠不适、乏力
$α_1$ 受体阻断药	哌唑嗪	阻断血管平滑肌突触后膜 $α_1$ 受体，舒张小动脉和静脉	适用于轻、中度高血压及伴有肾功能不全患者，以及高血压合并前列腺肥大的老年患者	首剂效应，口干、眩晕、鼻塞

╬ 知识检测

一、单选题

1. 硝苯地平能拮抗

    A. Na^+ 通道 　　　　　　B. K^+ 通道 　　　　　　C. Ca^{2+} 通道

    D. Cl^- 通道 　　　　　　E. Mg^{2+} 通道

2. 为钙通道拮抗药的降压药是

    A. 利血平 　　　　　　　B. 哌唑嗪 　　　　　　C. 普萘洛尔

    D. 硝苯地平 　　　　　　E. 氢氯噻嗪

3. 哌唑嗪的作用是

    A. 阻断突触后膜 M 受体 　　　　　　B. 阻断突触前膜 α_2 受体

    C. 阻断突触后膜 α_1 受体 　　　　　　D. 阻断突触前膜 β 受体

    E. 阻断突触前膜 M 受体

4. 哌唑嗪口服易出现"首剂现象"，其表现之一是

    A. 体位性低血压 　　　　B. 尿量增加 　　　　　　C. 口干

    D. 鼻塞 　　　　　　　　E. 多汗

5. 普萘洛尔不会引起

    A. 血压下降 　　　　　　B. 肾素活性增高 　　　　C. 体位性低血压

    D. 诱发哮喘 　　　　　　E. 心力衰竭加重

6. 硝苯地平降压作用的特点是

    A. 作用快而强 　　　　　　　　　B. 作用快而弱

    C. 作用缓和 　　　　　　　　　　D. 口服较舌下含服作用快

    E. 不会引起心率加快

7. 普萘洛尔的用途不包括

    A. 治疗窦性心动过速 　　　　　　B. 治疗高血压

    C. 治疗心绞痛 　　　　　　　　　D. 治疗心源性哮喘

    E. 治疗甲状腺功能亢进患者之心动过速

8. 关于硝苯地平叙述错误的是

    A. 降压作用迅速强大 　　　　　　B. 扩张外周血管，以小动脉扩张为主

    C. 降低心肌收缩力，心率减慢 　　D. 可以舌下给药

    E. 轻、中、重度高血压均适用

9. 卡托普利能减少

    A. 前列腺素生成 　　　　　　　　B. 血管紧张素 Ⅱ 生成

    C. 血管紧张素 Ⅰ 生成 　　　　　　D. 肾素生成

    E. 去甲肾上腺素生成

10. 下列哪一项不是卡托普利的特点
    A. 不伴有心率加快   B. 适用于各型高血压
    C. 不易引起电解质紊乱和脂代谢障碍   D. 对心脏有保护作用
    E. 久用可致血锌升高

11. 下列哪一项不是氢氯噻嗪的作用
    A. 排水排钠，血容量减少而降压
    B. 降低肾素活性而降压
    C. 降低血管平滑肌对升压物质的反应性
    D. 有利尿作用
    E. 有抗利尿作用

12. 有基础降压药之称的药物是
    A. 硝苯吡啶   B. 卡托普利   C. 可乐定
    D. 肼屈嗪   E. 氢氯噻嗪

13. 高血压危象宜选用
    A. 肼屈嗪   B. 硝普钠   C. 利血平
    D. 可乐定   E. 氢氯噻嗪

14. 能使神经递质耗竭的降压药是
    A. 肼屈嗪   B. 硝普钠   C. 利血平
    D. 可乐定   E. 氢氯噻嗪

15. 对可乐定的叙述错误的是
    A. 能阻断咪唑啉受体   B. 能激动突触前膜的 α_2 受体
    C. 对中枢有镇静作用   D. 常用于兼有溃疡病的高血压患者
    E. 可作为吗啡等毒品的戒毒药

二、配伍选择题
    A. 可乐定   B. 肼屈嗪   C. 普萘洛尔
    D. 卡托普利   E. 硝普钠

1. 可降低肾素活性

2. 一般不影响肾素活性，常用于肾性高血压

3. 易升高肾素活性

4. 抑制肾素释放的是

    A. 硝苯地平   B. 卡托普利   C. 哌唑嗪
    D. 普萘洛尔   E. 肼屈嗪

5. 属于 β 受体阻断药的是

6. 属于 α₁ 受体阻断药的是

7. 属于钙通道拮抗药的是

8 属于血管紧张素 I 转换酶抑制药的是

   A. 硝苯地平   B. 普萘洛尔   C. 氢氯噻嗪

   D. 呋塞米   E. 利血平

9. 伴有支气管哮喘的高血压患者不宜用

10. 伴有外周血管病的高血压患者不宜选用

11. 高血压伴有肾功能不全者宜选用

12. 高血压合并心力衰竭，心脏扩大者不宜选用

三、多选题

1. 某高血压患者出现心律失常（过速型）伴心绞痛时，宜选择哪些药物

   A. 利多卡因   B. 维拉帕米   C. 硝酸甘油

   D. 普萘洛尔   E. 硝苯地平

2. 用于治疗高血压的钙通道拮抗剂有

   A. 硝苯地平   B. 尼卡地平   C. 美托洛尔

   D. 硝普钠   E. 维拉帕米

3. 普萘洛尔降压的可能机制是

   A. 使心收缩力减弱，心输出量减少

   B. 抑制肾素分泌，使血管阻力下降

   C. 具有中枢降压作用

   D. 阻断突触前膜 β₂ 受体，使去甲肾上腺素释放减少

   E. 内在拟交感活性，兴奋外周 β 受体

4. 可乐定可能引起的不良反应是

   A. 水钠潴留   B. 消化道反应

   C. 口干   D. 镇静、嗜睡

   E. 突然停药可出现心悸、血压突然升高

5. 高血压并发充血性心力衰竭，可供选用的降压药包括

   A. 卡托普利   B. 普萘洛尔   C. 硝普钠

   D. 氢氯噻嗪   E. 维拉帕米

（刘雪萍）

十六、抗心绞痛药

知识点集

药物分类	代表药物	药理作用	临床应用	主要不良反应
硝酸酯类	硝酸甘油	为 NO 供体，松弛血管平滑肌，扩张动脉、静脉和冠状动脉，降低心肌耗氧量，增加缺血区血供	适用于各型心绞痛，稳定型心绞痛首选，还可用于急性心肌梗死、慢性心功能不全	搏动性头痛，高铁血红蛋白血症，眼压增高，体位性低血压，耐受性
β 受体阻断药	普萘洛尔	阻断心脏 β₁ 受体，降低心肌耗氧量，改善缺血区血供；降低自律性，延长有效不应期（ERP），减慢传导速度；抑制血小板聚集。与硝酸酯类合用有协同作用	适用于稳定型心绞痛和不稳定型心绞痛	心功能抑制，诱发和加重支气管哮喘
钙通道拮抗剂	硝苯地平	抑制心肌和血管平滑肌 Ca^{2+} 内流，降低心肌耗氧量，增加缺血区血供，保护心肌细胞，抑制血小板聚集	变异型心绞痛首选	低血压

知识检测

一、单选题

1. 硝酸甘油、普萘洛尔治疗心绞痛的共同作用机制是

   A. 缩小心室容积   B. 扩张冠状动脉

   C. 减慢心率   D. 降低心肌氧耗量

   E. 抑制心肌收缩性

2. β 受体阻断药治疗心绞痛的不利因素是

   A. 心室容量增大   B. 心率减慢

   C. 心肌收缩力减弱   D. 改善缺血区的供血

   E. 冠状动脉的灌流时间延长

3. 心绞痛发作时，为迅速止痛，应首选

   A. 吗啡   B. 二氢埃托啡

   C. 硝酸甘油   D. 阿托品

   E. 阿司匹林

4. 硝酸酯类药物的基本药理作用是

   A. 降低心肌收缩力   B. 缩短射血时间

   C. 增加冠状动脉流量   D. 松弛平滑肌

E. 降低心肌耗氧量

5. 对硝酸酯类药物适应证描述正确的是

　A. 主要用于稳定型心绞痛

　B. 不宜用丁变异型心绞痛

　C. 不宜用于不稳定型心绞痛

　D. 不宜用于急性心肌梗死

　E. 对各型心绞痛均有效

6. 下述对硝酸异山梨酯介绍正确的是

　A. 口服无效，应舌下含服

　B. 作用较硝酸甘油强

　C. 剂量范围个体差异小

　D. 作用维持时间较硝酸甘油长

　E. 不良反应较少

7. β 受体阻断药抗心绞痛作用机制不包括

　A. 降低心肌耗氧量

　B. 扩大心室容积

　C. 增加缺血区血供

　D. 延长冠状动脉灌流时间

　E. 减慢心率，延长舒张期

8. 硝酸酯类与 β 受体阻断药联合应用抗心绞痛的药理学依据是

　A. 作用机制不同产生协同作用

　B. 消除反射性心率加快

　C. 降低室壁肌张力

　D. 缩短射血时间

　E. 以上都是

9. 下列哪个药物不能治疗变异型心绞痛

　A. 普萘洛尔

　B. 硝苯地平

　C. 硝酸甘油

　D. 维拉帕米

　E. 硝酸异山梨酯

10. 与硝酸甘油扩张血管无关的不良反应是

　A. 面颈部皮肤潮红

B. 搏动性头痛

C. 眼内压升高

D. 高铁血红蛋白血症

E. 体位性低血压及晕厥

11. 通过释放 NO 产生扩血管的药物是

    A. 硝酸甘油   B. 普萘洛尔   C. 硝苯地平

    D. 维拉帕米   E. 地尔硫䓬

12. 对变异型心绞痛疗效最好的药物是

    A. 硝酸甘油   B. 普萘洛尔   C. 硝苯地平

    D. 硫氮酮   E. 维拉帕米

13. 三类抗心绞痛药的抗心绞痛共性是

    A. 缩短射血时间

    B. 减慢心率

    C. 抑制心肌收缩力

    D. 减少心室容积

    E. 降低心肌耗氧量及改善缺血区血流供应

14. 有哮喘发作病史的心绞痛患者不宜使用

    A. 硝苯地平

    B. 普萘洛尔

    C. 硝酸甘油

    D. 维拉帕米

    E. 硝酸异山梨酯

15. 普萘洛尔不适用于变异型心绞痛是因为

    A. 可诱发冠状动脉痉挛

    B. 抑制心肌收缩力

    C. 减慢心率

    D. 血压下降

    E. 减少心排出量

二、配伍选择题

    A. 普萘洛尔   B. 硝苯地平   C. 地尔硫䓬

    D. 维拉帕米   E. 硝酸甘油

1. 不宜用于变异型心绞痛的药物是

2. 可缩小 β 受体阻断药所扩大的心室容积的药物是

3. 宜采用舌下含服方式用药的药物是

4. 对劳累型心绞痛效果最好的钙通道拮抗剂是

    A. 普萘洛尔 　　　　　　　　B. 硝酸甘油 　　　　　　　　C. 维拉帕米

    D. 地尔硫䓬 　　　　　　　　E. 以上均可以

5. 伴有支气管哮喘的心绞痛患者不宜选用

6. 伴有心动过速的心绞痛患者不宜选用

7. 稳定型心绞痛患者宜选用

8. 伴有充血性心力衰竭的心绞痛患者宜选用

三、多选题

1. 治疗变异型心绞痛有效的是

    A. 普萘洛尔 　　　　　　　　B. 硝苯地平 　　　　　　　　C. 硝酸甘油

    D. 维拉帕米 　　　　　　　　E. 美托洛尔

2. 硝酸甘油可用于治疗

    A. 稳定型心绞痛

    B. 不稳定型心绞痛

    C. 变异型心绞痛

    D. 充血性心力衰竭

    E. 急性心肌梗死

3. 硝酸甘油抗心绞痛的作用机制是

    A. 扩张小静脉，降低心脏前负荷

    B. 扩张小动脉，降低心脏后负荷

    C. 促进冠状动脉侧支循环的开放

    D. 降低左室舒张末期压力，增加心内膜下区血流量

    E. 减弱心肌收缩力，降低心肌耗氧量

4. 硝酸甘油的不良反应是

    A. 面颊部皮肤发红 　　　　　　B. 搏动性头痛

    C. 体位性低血压 　　　　　　　D. 心率加快

    E. 眼内压升高

5. 治疗变异型心绞痛有效的药物是

    A. 普萘洛尔 　　　　　　　　B. 硝苯地平 　　　　　　　C. 硝酸甘油

    D. 维拉帕米 　　　　　　　　E. 地尔硫䓬

（刘雪萍）

十七、抗动脉粥样硬化药

知识点集

药物分类	代表药物	药理作用	临床应用	主要不良反应
调血脂药	洛伐他汀	属于 HMG-CoA 抑制剂，与 HMG-CoA 结构相似，与 HMG-CoA 还原酶结合，抑制胆固醇的合成，降低 LDL- 胆固醇	适用于治疗高胆固醇血症和混合型高脂血症	最常见的不良反应为胃肠道不适，偶可引起血转氨酶可逆性升高，罕见的不良反应有肌炎、肌痛、横纹肌溶解
	考来烯胺	属于胆汁酸结合树脂类。口服后与肠内胆酸结合，阻碍胆酸的重吸收，可显著降低血浆 TC、LDL、apoB 水平	用于Ⅱa型高脂血症、高胆固醇血症	消化不良、便秘、嗳气、腹胀等消化系统反应，高氯酸血症
	阿昔莫司	属于烟酸类，广谱调血脂药	用于Ⅱ、Ⅲ、Ⅳ、Ⅴ型高脂血症及低 HDL 血症、高 LP（a）血症	皮肤潮红及瘙痒，长期应用致皮肤干燥、棘皮症，消化不良，血清转氨酶升高，高血糖，高尿酸
	非诺贝特	属于苯氧酸类，能显著降低血浆 TG、VLDL，中等程度降低 LDL，升高 HDL，抑制血小板聚集，降低血浆黏度，加速纤维蛋白溶解	治疗以 TG 或 VLDL 升高为主的高脂血症，如Ⅱb、Ⅲ、Ⅳ、Ⅴ型高脂血症，Ⅱ型糖尿病的高脂血症	腹痛、腹泻等消化道反应，轻度一过性转氨酶升高
	甲亚油酰胺	属于 ACAT 抑制药，阻滞游离胆固醇向胆固醇酯转化，增加游离胆固醇的分解和排出	适用于Ⅱ型高脂血症	食欲减退或腹泻
	伊泽替麦	属于选择性胆固醇吸收抑制剂，可降低血浆 TC、LDL 水平，升高 HDL	单用或合用其他调脂药治疗各型高脂血症	腹痛，腹泻，乏力，关节或背部疼痛
抗氧化剂	普罗布考	能抑制 ox-LDL 的生成及其引起的一系列病变，降低 TC、LDL，阻滞动脉粥样硬化病变的发展	用于各型高脂血症，合用其他调脂药可预防和逆转动脉粥样硬化	消化道反应，高血糖，高尿酸，QT 间期延长
多烯脂肪酸类	二十二碳六烯酸（DHA）	属于 $n-3$ 型多烯脂肪酸，能明显降低 VLDL 和 TC，轻度升高 HDL；抗动脉粥样硬化	适用于高 TC 性高脂血症	一般无不良反应，长期或大量应用可使出血时间延长，免疫反应降低

知识检测

一、单选题

1. HMG-CoA 还原酶抑制药是

A. 考来烯胺　　　　　　B. 烟酸　　　　　　　C. 氯贝特

D. 苯扎贝特　　　　　　　E. 洛伐他汀

2. 考来烯胺主要用于下列哪种高脂血症

A. Ⅰ型　　　　　　　B. Ⅱa型　　　　　　C. Ⅱb型

D. Ⅳ型　　　　　　　E. Ⅴ型

3. 具有抗氧化作用的抗动脉粥样硬化药是

A. 硫酸多糖　　　　　　B. 烟酸　　　　　　C. 普罗布考

D. 洛伐他汀　　　　　　E. 氯贝特

4. 主要抑制肝脏胆固醇合成的药物是

A. 洛伐他汀　　　　　　B. 烟酸　　　　　　C. 考来烯胺

D. 普罗布考　　　　　　E. 氯贝特

5. 下列哪项不是多烯脂肪酸类的药理作用

A. 可使血浆 TG、VLDL 明显下降　　　B. 可抑制细胞对 LDL 的氧化修饰

C. 抑制血小板聚集，降低全血黏度　　　D. 预防动脉粥样硬化斑块形成

E. 抑制血小板活化因子的产生

二、配伍选择题

A. 洛伐他汀　　　　　　B. 吉非贝齐　　　　　　C. 烟酸

D. 考来烯胺　　　　　　E. 普罗布考

1. 有调脂作用，也能增加动脉粥样硬化斑块稳定性的药物是

2. 有调脂作用，可引起高氯酸血症的药物是

3. 为广谱调血脂药的是

三、多选题

1. HMG-CoA 还原酶抑制药的适应证是

A. 原发性高胆固醇血症　　　　　B. 杂合子家族性高胆固醇血症

C. Ⅲ型高脂蛋白血症　　　　　　D. 糖尿病性高脂血症

E. 肾性高脂血症

2. 烟酸可用于哪种高脂血症

A. Ⅰ型　　　　　　　B. Ⅱa型　　　　　　C. Ⅱb型

D. Ⅳ型　　　　　　　E. Ⅴ型

3. 下列哪项是洛伐他汀的药理作用

A. 竞争性抑制 HMG-CoA 还原酶活性　　　B. 增加脂蛋白脂酶活性

C. 抑制肝脏胆固醇合成

D. 降低血浆总胆固醇和 LDL 胆固醇水平

E. 大剂量降低血浆 TG 及轻度升高 HDL 胆固醇

（刘雪萍）

十八、抗慢性心功能不全药

知识点集

药物分类	代表药物	药理作用	临床应用	主要不良反应
强心苷类正性肌力药	地高辛、洋地黄毒苷	加强心肌收缩力，减慢心率，负性传导	慢性心功能不全，心房颤动、心房扑动、阵发性室性心动过速	胃肠道反应，中枢神经系统反应，心脏毒性
非强心苷类正性肌力药	多巴酚丁胺	激动心脏 β_1 受体，增强心肌收缩力，增加心输出量	用于对强心苷反应不佳的心功能不全	血压升高，心率加快，诱发心绞痛和心律失常
	氨力农	抑制磷酸二酯酶活性，减少 cAMP 降解，松弛血管平滑肌	仅供短期静脉给药治疗严重慢性心功能不全患者	心率加快，增加心肌耗氧量，心律失常，缩短存活期，增加死亡率
血管紧张素转换酶抑制药	卡托普利、依那普利	抑制血管紧张素 I 转换酶，减少血管紧张素 II 生成，产生扩血管、降低外周阻力、减少醛固酮释放、减轻水钠潴留，降低心脏负荷及心肌耗氧量，减少缓激肽降解，逆转心血管重构	慢性心功能不全，左室收缩功能失调	皮疹、药热、刺激性干咳、味觉异常、低血压、高血钾，味觉改变等
血管紧张素受体阻断药	氯沙坦	阻断 AT1 受体，扩张血管，逆转心肌肥厚、左心室重构和心肌纤维化	常用于不能耐受血管紧张素转换酶抑制药的慢性心功能不全患者	头痛、头晕、胃肠不适、乏力
利尿药	氢氯噻嗪呋塞米	短期用药可促进水钠排泄，减少血容量，长期用药可扩张阻力血管，从而降低心脏前、后负荷	适用于心功能不全有容量负荷征象（如伴有水肿或明显淤血）的患者	电解质紊乱，代谢紊乱
血管扩张药	硝酸酯类、硝普钠、肼屈嗪	松弛血管平滑肌，扩张动脉、静脉和冠状动脉，降低心脏前、后负荷	用于对正性肌力和利尿药无效的心力衰竭患者	搏动性头痛，高铁血红蛋白血症；硝普钠有心悸、皮疹、肌肉痛以及大剂量致氰化物或硫氰化物中毒的不良反应

知识检测

一、单选题

1. 呋塞米治疗轻度充血性心力衰竭的主要作用机制是
   - A. 抑制 Na^+-K^+-ATP 酶
   - B. 抑制 $Na^+-K^+-2Cl^-$ 协同转运载体
   - C. 抑制 Na^+-Cl^- 协同转运载体
   - D. 抑制 Cl^- 转运载体
   - E. 抑制 Ca^{2+} 转运载体

2. 下列哪项不是强心苷的不良反应
   - A. 心律失常
   - B. 胃肠道反应
   - C. 尿量增多
   - D. 神经系统反应
   - E. 黄视、绿视症

3. 强心苷的正性肌力作用机制是
   - A. 解除迷走神经对心脏的抑制
   - B. 使心肌细胞内游离 Ca^{2+} 增加
   - C. 使心肌细胞内游离 K^+ 增加
   - D. 兴奋心肌细胞 Na^+-K^+-ATP 酶
   - E. 激动心脏 β 受体

4. 强心苷对下列哪种心力衰竭疗效最差
   - A. 高血压病所致的心力衰竭
   - B. 肺源性心脏病所致的心力衰竭
   - C. 缩窄性心包炎所致的心力衰竭
   - D. 先天性心脏病所致的心力衰竭
   - E. 贫血所致的心力衰竭

5. 氯沙坦是
   - A. 非强心苷类正性肌力药
   - B. 血管紧张素 I 转换酶抑制药
   - C. 血管紧张素 II 受体阻断药
   - D. 钙拮抗药
   - E. 血管扩张药

6. 利尿药治疗心力衰竭的药理作用不包括
   - A. 促进水钠排泄
   - B. 消除或缓解静脉充血
   - C. 降低心脏前后负荷
   - D. 逆转心室肥厚
   - E. 缓解肺水肿

7. 米力农属于
   - A. 血管扩张药
   - B. 血管紧张素 II 受体阻断药
   - C. 磷酸二酯酶抑制药
   - D. 强心苷类正性肌力药

E. 血管紧张素 I 转换酶抑制药

8. 血管扩张药治疗心力衰竭的药理学根据是

A. 降低心排出量

B. 扩张动脉、静脉，降低心脏前、后负荷

C. 降低血压

D. 减慢心率

E. 改善冠状动脉血流

9. 伴高血压危象的严重心力衰竭应选用哪一种血管扩张药

A. 硝普钠   B. 硝苯地平   C. 硝酸甘油

D. 肼屈嗪   E. 哌唑嗪

10. 强心苷减慢心房颤动患者的心室频率是由于

A. 抑制房室结的传导

B. 降低心室异位起搏点的自律性

C. 使心房肌不应期延长

D. 降低心室浦肯野纤维自律性

E. 降低心房异位起搏点的自律性

11. 强心苷对哪种心力衰竭的疗效最好

A. 肺源性心脏病引起的

B. 严重二尖瓣狭窄引起的

C. 甲状腺功能亢进引起的

D. 严重贫血引起的

E. 高血压或瓣膜病引起的

12. 地高辛的 $t_{1/2}$ 为 33 小时，按每日给予治疗量，问血药浓度何时达到稳态

A. 3 天   B. 6 天   C. 9 天

D. 12 天   E. 15 天

13. 强心苷引起的房室传导阻滞最好选用

A. 异丙肾上腺素   B. 氯化钾   C. 肾上腺素

D. 阿托品   E. 苯妥英钠

14. 哪种药物能防止和逆转慢性心功能不全的心室肥厚并能降低病死率

A. 地高辛   B. 米力农   C. 氢氯噻嗪

D. 硝普钠   E. 卡托普利

15. 强心苷最佳的适应证是

A. 甲状腺功能亢进诱发的心力衰竭

B. 严重二尖瓣狭窄诱发的心力衰竭

C. 伴有心房颤动和心室率快的心力衰竭

D. 肺源性心脏病引起的心力衰竭

E. 严重贫血诱发的心力衰竭

16. 口服生物利用度最高的强心苷是

A. 洋地黄毒苷   B. 毒毛花苷 K   C. 毛花苷丙

D. 地高辛   E. 铃兰毒苷

17. 用于治疗心力衰竭的钙通道拮抗药是

A. 硝苯地平   B. 硝酸甘油   C. 硝普钠

D. 哌唑嗪   E. 肼屈嗪

18. 强心苷中毒早期最常见的不良反应

A. 心电图出现 QT 间期缩短   B. 头痛

C. 房室传导阻滞   D. 低血钾

E. 恶心、呕吐

19. 治疗强心苷中毒引起的快速型心律失常的首选药物是

A. 苯妥英钠   B. 普萘洛尔   C. 胺碘酮

D. 维拉帕米   E. 奎尼丁

20. 地高辛的心脏毒性与心肌细胞内哪些离子变化有关

A. K^+ 过低，Na^+ 过高   B. K^+ 过高，Na^+ 过低

C. K^+ 过高，Ca^{2+} 过低   D. K^+ 过低，Ca^{2+} 过高

E. Na^+ 过高，Ca^{2+} 过低

二、配伍选择题

A. β 受体阻断药

B. 血管紧张素 Ⅱ 受体阻断药

C. 血管扩张药

D. 强心苷类正性肌力药

E. 血管紧张素 Ⅰ 转换酶抑制药

1. 普萘洛尔属于

2. 洋地黄毒苷属于

3. 卡托普利属于

4. 硝普钠属于

A. 洋地黄毒苷   B. 地高辛   C. 西地兰

D. 毒毛花苷 K   E. 卡托普利

5. 抗心力衰竭作用最快的强心苷类药物是

6. 口服吸收率最高的的强心苷类药物是

7. 肝肠循环比例最高的强心苷类药物是

8. 逐日维持量给药法宜选用的强心苷类药物

三、多选题

1. 强心苷的主要不良反应是

    A. 粒细胞减少   B. 胃肠道反应   C. 过敏反应

    D. 视觉异常   E. 心脏毒性

2. 洋地黄毒苷的临床应用

    A. 慢性充血性心力衰竭   B. 心房颤动

    C. 阵发性室上性心动过速   D. 心房扑动

    E. 室性心动过速

3. 强心苷中毒可作为停药指征的先兆症状是

    A. 窦性心动过速   B. 房室传导减慢

    C. 色觉障碍   D. 室性早搏、二联律

    E. 心电图 ST 段降低

4. 易引起强心苷中毒的因素是

    A. 心肌缺血   B. 心肌缺氧   C. 高血钙

    D. 低血镁   E. 合用高效排钾利尿药

5. 慢性充血性心力衰竭现代药物治疗的目的是

    A. 消除或缓解心力衰竭症状

    B. 改善血流动力学变化

    C. 防止并逆转心肌肥厚

    D. 降低死亡率，延长生存期

    E. 改善预后

6. 一慢性充血性心力衰竭患者使用地高辛和氢氯噻嗪治疗出现室性期前收缩，高度怀疑为地高辛中毒，处理措施包括

    A. 停用地高辛   B. 停用氢氯噻嗪

    C. 使用螺内酯   D. 使用苯妥英钠

    E. 给予氯化钾

（刘雪萍）

十九、抗心律失常药

知识点集

药物分类	代表药物	药理作用	临床应用	主要不良反应
钠通道拮抗药	Ⅰ A 类 适度拮抗 Na^+ 通道	奎尼丁	适度阻滞 0 相和 4 相 Na^+ 通道，减慢传导，降低自律性，延长 ERP 和动作电位时程（APD）；抑制对 K^+、Ca^{2+} 通透性；抗胆碱及 α 受体阻断	广谱抗心律失常药，用于多种快速型心律失常	胃肠道反应，金鸡纳反应，心血管反应
	Ⅰ B 类 轻度拮抗 Na^+ 通道	利多卡因	轻度阻滞 Na^+ 通道，促进 K^+ 外流，降低自律性，改善病区传导，缩短 APD，相对延长 ERP	用于室性心律失常，对急性心肌梗死并发的室性心律失常为首选药	中枢神经系统症状，眼球震颤是中毒的早期信号之一
	Ⅰ C 类 重度拮抗 Na^+ 通道	普罗帕酮	明显抑制 Na^+ 内流，减慢传导，降低浦肯野纤维自律性，适度延长 ERP 和 APD	室性、室上性早搏或心动过速	口干、舌唇麻木，胃肠功能紊乱，体位性低血压
β 受体阻断药	普萘洛尔	阻断心脏 $β_1$ 受体，防止交感神经对 4 相除极和异位起搏的影响，降低自律性；降低 0 相 Na^+ 内流，降低自律性	室性及室上性心律失常，对窦性心动过速作为首选药	窦性心动过缓，房室传导阻滞，诱发心力衰竭和哮喘	
延长 APD 药	胺碘酮	阻滞 K^+，延长 APD 和 ERP；拮抗 Na^+、Ca^{2+} 通道，减慢房室结传导；阻断 α 和 β 受体	广谱抗心律失常药，对室性及室上性心律失常均有效	窦性心动过缓，房室传导阻滞，胃肠道反应，角膜棕黄色颗粒沉着，间质性肺炎、肺纤维化	
钙通道拮抗剂	维拉帕米	抑制 Ca^{2+} 内流，降低窦房结和房室结自律性，减慢心率，延长 APD 和 ERP，减慢传导	为阵发性室上性心动过速的首选药	低血压，头晕、乏力，胃肠道反应，过敏反应，注射过快可致房室传导阻滞甚至心力衰竭	

✛ 知识检测

一、单选题

1. 下列哪一种抗心律失常药是钙通道拮抗药
   A. 利多卡因   B. 苯妥英钠   C. 维拉帕米
   D. 奎尼丁   E. 乙胺碘呋酮

2. 维拉帕米抗心律失常的作用机制是
   A. 阻滞 Na^+ 内流   B. 促进 K^+ 外流   C. 阻滞 Ca^{2+} 内流
   D. 阻断 β_1 受体   E. 延长 APD

3. 久用可引起金鸡纳反应的是
   A. 利多卡因   B. 奎尼丁   C. 普鲁卡因胺
   D. 维拉帕米   E. 胺碘酮

4. 仅对室性心律失常有效的药物是
   A. 利多卡因   B. 奎尼丁   C. 普萘洛尔
   D. 维拉帕米   E. 胺碘酮

5. 对室上性心动过速无效的药物是
   A. 西地兰   B. 维拉帕米   C. 普萘洛尔
   D. 利多卡因   E. 胺碘酮

6. 胺碘酮是
   A. 钠通道拮抗药   B. β 受体阻断药
   C. 钙通道拮抗药   D. 延长 APD 药
   E. 血管紧张素 I 转换酶抑制剂

7. 治疗窦性心动过速的首选药是
   A. 奎尼丁   B. 美西律   C. 普萘洛尔
   D. 苯妥英钠   E. 利多卡因

8. 治疗阵发性室上性心动过速的首选药是
   A. 奎尼丁   B. 苯妥英钠   C. 普鲁卡因胺
   D. 利多卡因   E. 维拉帕米

9. 治疗强心苷引起室性早搏的首选药是
   A. 美西律   B. 苯妥英钠   C. 利多卡因
   D. 胺碘酮   E. 奎尼丁

10. 急性心肌梗死引起室性心动过速的首选药是
    A. 利多卡因   B. 维拉帕米   C. 普萘洛尔
    D. 奎尼丁   E. 胺碘酮

11. 抗心律失常谱广，半衰期长的药物是

    A. 奎尼丁　　　　　　　　B. 利多卡因　　　　　　　C. 普萘洛尔

    D. 普罗帕酮　　　　　　　E. 胺碘酮

12. 关于利多卡因抗心律失常的作用，叙述错误的是

    A. 降低自律性

    B. 提高心室肌致颤阈

    C. 轻度抑制 0 相上升最大速率

    D. 相对延长 APD

    E. 明显抑制心肌传导

13. 胺碘酮对心肌作用不存在

    A. 拮抗 K^+ 通道　　　　　　　B. 拮抗 Na^+ 通道

    C. 拮抗 Ca^{2+} 通道　　　　　　D. 阻断 α 、β 受体

    E. 阻断 M 受体

14. 既能抗心律失常，又能用于局麻的药是

    A. 奎尼丁　　　　　　　　B. 普鲁卡因胺　　　　　　C. 苯妥英钠

    D. 利多卡因　　　　　　　E. 维拉帕米

15. 奎尼丁对下述哪一种心律失常无效

    A. 窦性心动过速　　　　　B. 心房扑动　　　　　　　C. 室性早搏

    D. 房性早搏　　　　　　　E. 房室交界区的早搏

16. 细胞外 K^+ 浓度较高时能减慢传导，血 K^+ 降低时能加速传导的抗心律失常药是

    A. 索他洛尔　　　　　　　B. 利多卡因　　　　　　　C. 丙吡胺

    D. 卡尼　　　　　　　　　E. 胺碘酮

17. 对普萘洛尔的抗心律失常作用，下述哪一项是错误的

    A. 阻断 β 受体

    B. 降低儿茶酚胺所致自律性

    C. 治疗量延长浦肯野纤维 APD 和 ERP

    D. 延长房室结的 ERP

    E. 降低窦房结的自律性

18. 对利多卡因抗心律失常的错误叙述是

    A. 降低自律性

    B. 提高心室肌致颤阈

    C. 轻度抑制 0 相上升最大速率

    D. 血液偏酸时减慢传导

E. 减慢房室结传导

二、配伍选择题

A. 维拉帕米   B. 普萘洛尔   C. 利多卡因

D. 苯妥英钠   E. 普鲁卡因胺

1. 首过消除明显，必须注射给药的是

2. 能拮抗 Ca^{2+} 通道的是

3. 既能抗心律失常，也可抗癫痫的是

三、多选题

1. 普萘洛尔的适应证有

   A. 心房颤动

   B. 心房扑动

   C. 室性早搏

   D. 阵发性室上性心动过速

   E. 房性早搏

2. 胺碘酮的不良反应

   A. 引起甲状腺功能亢进或低下

   B. 在角膜发生微型沉着

   C. 肺纤维化

   D. 红斑性狼疮样综合征

   E. 影响肝功能引起肝炎

3. 奎尼丁的药理作用包括

   A. 减少除极时 Na^+ 内流，减慢传导速度

   B. 延长 Na^+ 通道失活后恢复开放所需时间，延长 ERP 及 APD

   C. 阻断 α 受体

   D. 拟胆碱作用

   E. 对 K^+ 通道及 Ca^{2+} 通道也有不同程度的抑制作用

4. Ⅰa 类抗心律失常药的特点是

   A. 适度拮抗 Na^+ 通道

   B. 轻度拮抗 Na^+ 通道

   C. 延长 ERP 及 APD

   D. 适度减慢传导

   E. 降低 4 相 Na^+ 内流，降低自律性

（刘雪萍）

二十、利尿药和脱水药

知识点集

药物分类	代表药物	药理作用	临床应用	主要不良反应
高效能利尿药	呋塞米	作用于髓袢升支粗段的髓质部和皮质部，抑制 Na^+–K^+–$2Cl^-$ 同向转运系统，减少 NaCl 的重吸收；扩血管	心力衰竭，水肿，肾衰竭，高血钙，促进毒物排泄	电解质紊乱（低血钾），耳毒性，高尿酸血症
中效能利尿药	氢氯噻嗪	作用于远曲小管近端，抑制 Na^+–Cl^- 共同转运因子，减少 NaCl 的重吸收；扩血管；抗尿崩症	心力衰竭，水肿，高血压，尿崩症，高尿钙伴肾结石	电解质紊乱（低血钾），高尿酸血症，高血糖，脂质代谢紊乱
低效能利尿药	螺内酯	在远曲小管远端与醛固酮竞争受体，抑制 Na^+–K^+ 交换，减少 Na^+ 的再吸收和 K^+ 的分泌，表现出排 Na^+ 留 K^+ 作用	用于与醛固酮升高有关的顽固性水肿	高血钾，雌激素样作用
脱水药	甘露醇	静注后提高血浆渗透压，使组织间液水分向血浆转移而产生脱水作用；利尿作用	脑水肿及青光眼，预防急性肾衰竭	静注过快引起一过性头痛、眩晕、视力模糊

知识检测

一、单选题

1. 加速某些毒物从尿中排泄时，应选用

    A. 氢氯噻嗪　　　　　　B. 呋塞米　　　　　　　C. 氯噻酮

    D. 螺内酯　　　　　　　E. 乙酰唑胺

2. 脱水药消除组织水肿的通常给药途径是

    A. 口服　　　　　　　　B. 静注或快速静滴

    C. 肌注　　　　　　　　D. 皮下注射

    E. 灌肠

3. 降低颅内高压，治疗脑水肿宜首选

    A. 25% 山梨醇　　　　　B. 50% 高渗葡萄糖

    C. 氢氯噻嗪　　　　　　D. 20% 甘露醇

    E. 呋塞米

4. 下列治疗脑水肿的药物中，最常出现"反跳"作用的药物是

    A. 呋塞米　　　　　　　B. 高渗葡萄糖　　　　　C. 山梨醇

    D. 甘露醇　　　　　　　E. 肾上腺皮质激素

5. 呋塞米的利尿作用是由于

A. 抑制肾脏稀释功能

B. 抑制肾脏浓缩功能

C. 抑制肾脏稀释和浓缩功能

D. 对抗醛固酮

E. 拮抗 Na^+ 通道，减少 Na^+ 的重吸收

6. 高血钾的患者，禁用下列何种利尿药

A. 氢氯噻嗪　　　　　　　B. 苄氟噻嗪　　　　　　　C. 布美他尼

D. 呋塞米　　　　　　　　E. 氨苯蝶啶

7. 呋塞米没有的不良反应是

A. 低氯性碱中毒　　　　　B. 低钾血症

C. 低钠血症　　　　　　　D. 耳毒性

E. 血尿酸浓度降低

8. 氢氯噻嗪不具有的不良反应是

A. 高血钾症　　　　　　　B. 高尿酸血症　　　　　　C. 高血糖

D. 高血脂　　　　　　　　E. 低血镁

9. 利尿作用与醛固酮水平有关的利尿药是

A. 呋塞米　　　　　　　　B. 利尿酸　　　　　　　　C. 氢氯噻嗪

D. 螺内酯　　　　　　　　E. 氨苯蝶啶

10. 呋喃苯胺酸的临床应用不包括

A. 急性肺水肿

B. 加速某些毒物的排泄

C. 严重水肿

D. 慢性心功能不全

E. 青光眼

11. 呋塞米利尿的作用机制是

A. 提高肾小管内的渗透压

B. 拮抗醛固酮

C. 抑制髓袢升支粗段对 NaCl 的主动重吸收

D. 抑制近曲小管对钠的重吸收

E. 抑制远曲小管和集合管 Na^+-K^+ 交换

12. 急性肺水肿宜首选的利尿药是

A. 氢氯噻嗪　　　　　　　B. 呋塞米　　　　　　　　C. 螺内酯

D. 氨苯蝶啶　　　　　　　E. 氯噻酮

13. 对急性肾衰竭的早期，肾血流量降低，尿量减少，疗效较好的药物是

　　A. 氢氯噻嗪　　　　　　　B. 呋塞米　　　　　　　C. 氨苯蝶啶

　　D. 螺内酯　　　　　　　　E. 氯噻酮

14. 易引起听力减退或暂时耳聋的利尿药是

　　A. 氢氯噻嗪　　　　　　　B. 呋塞米　　　　　　　C. 氨苯蝶啶

　　D. 螺内酯　　　　　　　　E. 乙酰唑胺

15. 下列哪种药物与呋塞米合用可增强耳毒性

　　A. 四环素　　　　　　　　B. 红霉素　　　　　　　C. 链霉素

　　D. 青霉素　　　　　　　　E. 氯霉素

16. 作用于髓袢升支粗段髓质部的药物是

　　A. 氢氯噻嗪　　　　　　　B. 呋塞米　　　　　　　C. 氨苯蝶啶

　　D. 螺内酯　　　　　　　　E. 乙酰唑胺

17. 使用高效能（强效）利尿药所引起的最常见不良反应是

　　A. 消化道反应

　　B. 高血糖

　　C. 水电解质紊乱

　　D. 听神经损害

　　E. 高尿酸血症

18. 高效能利尿药不宜与下列何类药物合用

　　A. 脱水药　　　　　　　　B. 强心苷

　　C. 低效能利尿药　　　　　D. 血管扩张药

　　E. 氨基糖苷类抗生素

19. 中效能利尿药的利尿机制是

　　A. 抑制髓袢升支粗段皮质部对 NaCl 的重吸收

　　B. 增加肾小球滤过率

　　C. 拮抗醛固酮

　　D. 抑制近曲小管对 NaCl 的重吸收

　　E. 抑制远曲小管和集合管 Na^+–K^+ 交换

20. 可用于抗尿崩症的利尿药是

　　A. 呋塞米　　　　　　　　B. 氢氯噻嗪　　　　　　C. 螺内酯

　　D. 氨苯蝶啶　　　　　　　E. 乙酰唑胺

二、配伍选择题

A. 呋塞米 B. 氢氯噻嗪 C. 螺内酯

D. 氨苯蝶啶 E. 甘露醇

1. 属于渗透性利尿药的是

2. 常作为基础降压药的利尿药是

3. 具有耳毒性的利尿药是

4. 为醛固酮拮抗剂的留钾利尿药是

A. 髓袢升支粗段髓质部和皮质部

B. 远曲小管近端

C. 远曲小管和集合管

D. 近曲小管

E. 集合管

5. 依他尼酸的作用部位是

6. 乙酰唑胺的作用部位是

7. 螺内酯的作用部位是

8. 氢氯噻嗪的作用部位是

三、多选题

1. 下列哪些药物是排钾利尿药

A. 呋塞米 B. 螺内酯 C. 氨苯蝶啶

D. 氢氯噻嗪 E. 依他尼酸

2. 氢氯噻嗪的适应证是

A. 糖尿病 B. 各型轻、中度水肿

C. 高血压 D. 肾性尿崩症

E. 高尿酸血症

3. 关于脱水药的叙述，正确的是

A. 又称渗透性利尿药

B. 给药方式为静脉注射

C. 可提高血浆渗透压，产生组织脱水的作用

D. 在肾脏可增加水和部分离子的排出，产生渗透性利尿作用

E. 10% 的甘露醇静脉注射可产生脱水作用

（冯艺萍）

二十一、组胺和抗组胺药

知识点集

药物分类	代表药物	药理作用	临床应用	主要不良反应
H_1受体阻断药	苯海拉明	阻断H_1受体，产生显著的中枢抑制作用：镇静、防晕动、镇吐	荨麻疹，枯草热，过敏性鼻炎、皮肤瘙痒、潮红等，还可用于晕动症及妊娠呕吐	镇静、嗜睡、乏力、消化道反应
H_2受体阻断药	西咪替丁	阻断H_2受体，抑制组胺、五肽胃泌素、M胆碱受体激动剂引起的胃酸分泌	十二指肠溃疡，胃溃疡，卓-艾综合征需用较大剂量，其他胃酸分泌过多疾病	便秘、腹泻、腹胀、头痛、皮疹、瘙痒等

知识检测

一、单选题

1. H_1受体阻断药的最佳适应证是

　A. 过敏性哮喘

　B. 荨麻疹、过敏性鼻炎等皮肤黏膜变态反应

　C. 过敏性休克

　D. 晕动症呕吐

　E. 失眠

2. H_1受体阻断药最常见的不良反应是

　A. 烦躁、失眠　　　　B. 致畸　　　　C. 镇静、嗜睡

　D. 变态反应　　　　E. 胃肠道反应

3. H_1受体阻断药对下列哪种疾病无效

　A. 过敏性休克　　　　B. 枯草热　　　　C. 荨麻疹

　D. 接触性皮炎　　　　E. 过敏性鼻炎

4. 下列属于H_2受体阻断药的是

　A. 苯海拉明　　　　B. 异丙嗪　　　　C. 西替利嗪

　D. 西咪替丁　　　　E. 特非那定

5. 治疗晕动症可以选用

　A. 西咪替丁　　　　B. 苯海拉明　　　　C. 尼扎替丁

　D. 特非那定　　　　E. 雷尼替丁

6. H_2受体阻断药主要用于

　A. 抗过敏

B. 镇吐

C. 治疗消化道溃疡

D. 镇静

E. 抗晕动症

7. 苯海拉明的抗过敏作用机制是

A. 抑制组胺释放

B. 抑制组胺合成

C. 加速组胺的代谢

D. 阻断 H_1 受体，降低毛细血管通透性

E. 阻断 H_2 受体，抑制胃酸分泌

二、配伍选择题

A. 特非那定　　　　B. 赛庚啶　　　　C. 氯苯那敏

D. 异丙嗪　　　　E. 西咪替丁

1. 属于 H_2 受体阻断药的是

2. 有抗组胺作用，但无中枢抑制作用的是

3. 抗组胺作用较强，用量小，与解热镇痛药配伍用于治疗感冒的是

4. 有抗组胺作用和较强的中枢抑制作用的药物是

三、多选题

1. 镇静、嗜睡作用最强的是

A. 苯海拉明　　　　B. 特非那丁　　　　C. 阿斯咪唑

D. 异丙嗪　　　　E. 氯苯那敏

2. 下列无镇静、嗜睡作用的药物是

A. 苯海拉明　　　　　　　B. 特非那丁

C. 阿斯咪唑　　　　　　　D. 异丙嗪

E. 氯苯那敏

3. H1 受体阻断药可用于

A. 荨麻疹

B. 枯草热

C. 十二指肠溃疡

D. 妊娠呕吐

E. 失眠

（冯艺萍）

二十二、作用于血液和造血系统药

知识点集

药物分类	代表药物	药理作用	临床应用	主要不良反应
促凝血药	维生素K	作为γ-羧化酶的辅酶促进凝血因子Ⅱ、Ⅶ、Ⅸ、Ⅹ的合成	用于治疗维生素K缺乏引起的出血：梗阻性黄疸、胆瘘，慢性腹泻所致出血；早产儿、新生儿出血及长期应用广谱抗生素的出血患者；长期应用香豆素类、水杨酸类等所致的出血	静脉注射出现面部潮红、出汗、血压下降或引起休克，胃肠刺激，早产儿、新生儿溶血性贫血，血胆红素升高、黄疸等
抗凝血药	肝素	在体内、体外均有强大抗凝作用。增强ATⅢ的抗凝作用，降血脂，抗炎、抗血管内膜增生和抑制血小板聚集。	血栓栓塞性疾病，弥漫性血管内凝血（DIC）早期，体外抗凝	过量引起自发性出血（用硫酸鱼精蛋白对抗），血小板减少症、过敏反应，骨质疏松，孕妇应用可致早产或死胎
	香豆素类	为口服抗凝血药，体外无效。化学结构与维生素K相似，是维生素K拮抗剂，干扰维生素K依赖性凝血因子Ⅱ、Ⅶ、Ⅸ、Ⅹ在肝的合成	同肝素，用于血栓栓塞性疾病，可防止血栓形成与发展	主要是自发性出血，常见鼻出血、牙龈出血、皮肤淤斑及内脏出血
	枸橼酸钠	仅在体外有抗凝作用。枸橼酸根离子与血浆中的Ca^{2+}形成难解离的可溶性络合物，使血中Ca^{2+}减少，血凝过程受阻	体外血液保存，防止输液瓶中的血液凝固	大量输液（>1000 ml）或输血速度过快可引起血液Ca^{2+}降低，导致手足抽搐、心功能不全，血压降低
抗贫血药	铁剂	铁吸收到骨髓后，进入骨髓幼红细胞，在线粒体内与原卟啉结合形成血红素，再与珠蛋白结合成为血红蛋白	治疗各种原因所致的缺铁性贫血	引起恶心、呕吐、腹痛、腹泻等胃肠道反应，引起便秘及黑便，长期大量服用可致铁中毒
	叶酸	还原为四氢叶酸，参与DNA的合成；与维生素B_{12}共同促进红细胞的生长和成熟	用于各种原因所致巨幼红细胞性贫血，对维生素B_{12}缺乏所致"恶性贫血"，大剂量叶酸治疗可纠正血象，但不能改善神经系统症状	偶见过敏，长期应用可出现胃肠道反应，如恶心、厌食、腹胀等

续表

药物分类	代表药物	药理作用	临床应用	主要不良反应
	维生素 B₁₂	促进四氢叶酸的利用及细胞分裂，维持有鞘神经纤维功能	"恶性贫血"和其他巨幼红细胞性贫血，也可作为神经系统疾病（神经炎、神经萎缩）、肝病等的辅助治疗	偶见过敏，严重可致过敏性休克
促白细胞生成药	非格司亭	刺激粒细胞集落形成，促进中性粒细胞成熟；刺激成熟粒细胞从骨髓释放；增强中性粒细胞趋化及吞噬功能	主要用于自体骨髓移植及肿瘤放疗、化疗后严重的中性粒细胞缺乏症	可致轻度骨疼痛，大剂量长期静脉滴注可引起静脉炎
血容量扩充药	右旋糖酐	扩充血容量，抗血栓，渗透性利尿	主要用于低血容量性休克（烧伤、急性失血和创伤引起）	少数有过敏反应，用量过大致凝血障碍

╬ 知识检测

一、单选题

1. 体内体外均有抗凝作用的抗凝血药是

    A. 双香豆素   B. 肝素   C. 链激酶

    D. 华法林   E. 前列环素

2. 肝素的抗凝机制是

    A. 拮抗维生素 K

    B. 抑制血小板聚集

    C. 激活纤溶酶

    D. 加速 AT Ⅲ灭活凝血因子 Ⅱa、Ⅸa、Ⅹa、Ⅻa

    E. 影响凝血因子 Ⅱ、Ⅶ、Ⅸ、Ⅹ谷氨酸残基的羧化

3. 肝素过量引起的自发性出血可用

    A. 维生素 K   B. 氨甲苯酸   C. 叶酸

    D. 鱼精蛋白   E. 维生素 B₁₂

4. 肝素的常用给药途径是

    A. 皮下注射   B. 肌内注射   C. 口服

    D. 静脉注射   E. 舌下含服

5. 香豆素类的抗凝机制是

    A. 抑制血小板聚集

    B. 激活纤溶酶

C. 抑制已形成的凝血因子 Ⅱ、Ⅶ、Ⅸ、Ⅹ的作用

D. 加速 AT Ⅲ 灭活凝血因子 Ⅱa

E. 影响凝血因子 Ⅱ、Ⅶ、Ⅸ、Ⅹ谷氨酸残基的羧化

6. 香豆素类过量引起的出血可用

A. 鱼精蛋白   B. 维生素 K   C. 链激酶

D. 叶酸   E. 维生素 B_{12}

7. 防治静脉血栓的口服抗凝血药是

A. 尿激酶   B. 链激酶   C. 低分子量肝素

D. 华法林   E. 肝素

8. 尿激酶过量引起的出血宜选用

A. 维生素 K   B. 鱼精蛋白   C. 氨甲苯酸

D. 叶酸   E. 垂体后叶素

9. 维生素 K 对以下哪种情况所引起的出血无效

A. 梗阻性黄疸   B. 新生儿出血   C. 肝素过量

D. 香豆素类过量   E. 久用广谱抗生素

10. 口服铁剂最常见的不良反应是

A. 胃酸分泌增多   B. 昏迷、嗜睡

C. 胃肠道刺激症状   D. 肝损害

E. 过敏反应

11. 肝素和双香豆素均可用于

A. DIC   B. 抗高脂血症   C. 防治血栓栓塞性疾病

D. 脑出血   E. 体外循环

12. 下列哪项不是服用铁剂时的注意事项

A. 宜同服维生素 C   B. 禁与稀盐酸同服

C. 宜饭后服   D. 禁与四环素同服

E. 禁用茶水服

13. 影响维生素 B_{12} 吸收的因素是

A. 内因子缺乏   B. 铁离子   C. 叶酸

D. 四环素   E. 浓茶

14. 甲氨蝶呤引起的巨幼红细胞性贫血应选用

A. 硫酸亚铁   B. 叶酸   C. 红细胞生成素

D. 甲酰四氢叶酸钙   E. 维生素 K

15. 恶性贫血的神经症状必须用

    A. 叶酸   B. 硫酸亚铁   C. 维生素 B_{12}

    D. 红细胞生成素   E. 甲酰四氢叶酸钙

16. 下列哪项不是右旋糖酐的药理作用

    A. 提高血浆胶体渗透压   B. 激活纤溶酶原

    C. 抑制血小板聚集   D. 抑制凝血因子 II 的作用

    E. 渗透性利尿作用

17. 全血保存时，应加入的抗凝剂是

    A. 氯化钙   B. 肝素钠   C. 碳酸氢钠

    D. 枸橼酸钠   E. 葡萄糖酸钙

18. 枸橼酸钠的作用机制是

    A. 络合血浆中的钙离子   B. 拮抗维生素 K

    C. 促进 AT III 的活性   D. 促进凝血因子的生成

    E. 以上都不是

19. 长期应用甲氨蝶呤、乙胺嘧啶等药物所致的巨幼红细胞性贫血宜选用

    A. 硫酸亚铁   B. 维生素 B_{12}

    C. 叶酸 + 维生素 B_{12} D. 甲酰四氢叶酸钙

    E. 维生素 K

20. 口服铁剂的注意事项中不妥的是

    A. 铁剂易引起恶心、呕吐，故应饭后服用

    B. 服铁剂同时服用维生素 C

    C. 服铁剂期间大便呈黑色常为消化道出血的表现

    D. 服液体铁剂时要用吸管

    E. 服铁剂的同时忌饮浓茶

二、配伍选择题

    A. 参与凝血因子的形成   B. 抑制纤维蛋白的溶解

    C. 降低毛细血管通透性   D. 直接作用于血管平滑肌而使血管收缩

    E. 促进纤维蛋白原转化为纤维蛋白

1. 氨甲苯酸的止血作用机制是

2. 维生素 K 的止血作用机制是

3. 凝血酶的止血作用机制是

4. 垂体后叶素的止血作用机制是

A. 维生素 K　　　　　　　B. 枸橼酸钠　　　　　　　C. 链激酶

D. 氨甲苯酸　　　　　　　E. 华法林

5. 阻塞性黄疸引起的出血宜选用

6. 急性肺栓塞患者应选用

7. 仅用于体外抗凝的是

A. 巨幼红细胞性贫血　　　　B. 梗阻性黄疸所致出血

C. 缺铁性贫血　　　　　　　D. 血小板增多症

E. 肿瘤放疗、化疗后引起的贫血

8. 维生素 K 治疗

9. 红细胞生成素治疗

10. 维生素 B_{12} 治疗

11. 枸橼酸铁胺治疗

A. 肝素过量中毒解救用　　　B. 水杨酸类中毒解救用

C. 华法林中毒解救用　　　　D. 强心苷中毒解救用

E. 阿托品中毒解救用

12. 维生素 K

13. 鱼精蛋白

14. 碳酸氢钠

15. 苯妥英钠

三、多选题

1. 肝素的临床适应证有

A. 血栓栓塞性疾病　　　　　B. 急性心肌梗死

C. 血友病　　　　　　　　　D. 早期 DIC

E. 心血管手术时的抗凝

2. 下列哪些药物可治疗血栓栓塞性疾病

A. 维生素 K　　　　　　　B. 链激酶　　　　　　　C. 肝素

D. 氨甲苯酸　　　　　　　E. 双香豆素

3. 下列哪些药物可治疗巨幼红细胞性贫血

A. 右旋糖酐铁　　　　　　B. 叶酸　　　　　　　　C. 维生素 K

D. 氨甲苯酸　　　　　　　E. 维生素 B_{12}

4. 使用过量可引起出血的药物是

    A. 双香豆素   B. 链激酶   C. 肝素

    D. 氨甲苯酸   E. 维生素 K

5. 维生素 B_{12} 的药理作用有

    A. 维持有髓鞘神经功能

    B. 促进甲基丙二酰辅酶 A 转变成琥珀酰辅酶 A

    C. 促进叶酸的循环利用

    D. 参与叶酸的吸收

    E. 参与铁剂的吸收

6. 下列有关铁剂的说法，错误的是

    A. 口服铁剂主要以 Fe^{3+} 形式吸收   B. 食物中铁含量缺乏，应靠药物维持

    C. 胃酸、维生素 C 可抑制铁的吸收   D. 同服四环素促进铁的吸收

    E. 铁在体内通过转铁蛋白转运

7. 维生素 B_{12} 可用于治疗

    A. 恶性贫血   B. 巨幼红细胞性贫血

    C. 神经炎   D. 哮喘

    E. 神经痛

（冯艺萍）

二十三、作用于呼吸系统药

➕ 知识点集

药物分类	代表药物	药理作用	临床应用	主要不良反应
镇咳药	可待因	中枢性镇咳，与吗啡相似，镇咳作用为吗啡的 1/4，镇痛作用为吗啡的 1/7~1/10	主要用于剧烈的刺激性干咳，尤其适用于胸膜炎或大叶性肺炎早期干咳伴有胸痛者。也可用于中等程度的疼痛	偶见恶心、呕吐、便秘等，镇咳剂量不抑制呼吸，大剂量可抑制呼吸，致兴奋、烦躁不安（小儿可致惊厥），久用可产生依赖性
	苯佐那酯	外周性镇咳，具有较强的局麻作用，能抑制肺牵张感受器及麻醉呼吸道黏膜，减少咳嗽冲动的传入而产生镇咳作用	主要用于急性上呼吸道感染引起的干咳、阵咳，也可用于支气管镜、喉镜检查或支气管造影前预防咳嗽	不良反应较少，有轻度嗜睡、头痛及眩晕，偶见皮疹、鼻塞，咬碎药丸可引起口腔麻木

续表

药物分类	代表药物	药理作用	临床应用	主要不良反应
祛痰药	氯化铵	痰液稀释药，反射性引起呼吸道腺体分泌增加，使痰液变稀；为酸性无机盐，能酸化体液及尿液	常与其他药物配成复方制剂，用于急、慢性呼吸道炎症痰多而黏稠不易咳出者，促进碱性药物的排泄和纠正代谢性碱中毒	大剂量口服可引起恶心、呕吐、胃痛等，宜餐后服用。过量可引起酸中毒（高氯酸血症）
	乙酰半胱氨酸	黏痰溶解药，使黏痰中的二硫键断裂，降低痰液的黏稠度	用于大量黏痰阻塞气道引起呼吸困难者	有特殊蒜臭味，可致恶心、呕吐；对呼吸道有刺激性，可致呛咳和支气管痉挛
平喘药	沙丁胺醇	通过激动 β_2 受体而扩张支气管	气雾吸入或静脉给药可迅速控制哮喘急性发作，口服可预防哮喘发作及控制症状	可致手指震颤，心律失常，久用易产生耐受性，糖尿病、高血压、甲状腺功能亢进患者慎用
	氨茶碱	具有平喘、强心、利尿和兴奋中枢作用	口服主要用于慢性哮喘的维持治疗，静脉给药用于重症哮喘及哮喘持续状态，还可用于治疗慢性阻塞性肺病	胃肠道：碱性较强，口服刺激胃黏膜。中枢兴奋：治疗量可引起失眠、不安等，过量或静注过快可出现头痛、头晕、震颤、激动，甚至惊厥。心血管系统：过量或静注过快可引起心悸、心率加快、血压降低甚至心跳停止
	异丙托溴铵	阻断 M 受体，对呼吸道平滑肌有较高选择性扩张作用，对腺体作用较弱，对心血管作用不明显	主要用于喘息型慢性支气管炎，支气管哮喘的防治。尤其适用于年龄较大、合并心血管疾病、对糖皮质激素疗效较差、不能耐受或禁用 β_2 受体激动药的患者	全身不良反应少，大剂量应用可引起口干、干咳、喉部不适等反应
	布地奈德	抑制多种参与哮喘发病的炎性细胞因子和黏附分子的生成	长期低剂量或短期高剂量应用于中、重度慢性哮喘患者	长期吸入，少数患者可发生声音嘶哑、口腔念珠菌感染，宜多漱口，减少药液在咽部的残留
	色甘酸钠	阻止过敏反应靶细胞释放过敏介质而发挥平喘作用	主要用于支气管哮喘的预防性治疗，防止变态反应或运动引起的速发和迟发性哮喘反应，对过敏性鼻炎、溃疡性结肠炎、直肠炎也有效	少数患者因粉末的刺激可引起呛咳、气急，甚至诱发哮喘

知识检测

一、单选题

1. 对 β_2 受体有较强选择性的平喘药是

　A. 肾上腺素　　　　　　　　　　B. 异丙肾上腺素

C. 去甲肾上腺素   D. 沙丁胺醇

E. 麻黄碱

2. 下列描述正确的是

    A. 肾上腺素可用于轻症哮喘和预防哮喘发作

    B. 麻黄碱平喘作用快、强、久

    C. 麻黄碱口服无效

    D. 异丙肾上腺素平喘作用强大，可用于控制哮喘急性发作

    E. 麻黄碱可缓解支气管哮喘急性发作

3. 异丙肾上腺素治疗哮喘时最常见的副作用是

    A. 心动过缓   B. 嗜睡   C. 心动过速

    D. 体位性低血压   E. 过敏反应

4. 具有较强局麻作用的镇咳药是

    A. 可待因   B. 右美沙芬   C. 苯佐那酯

    D. 喷托维林   E. 氯哌斯汀

5. 下列药物中属于平喘药的是

    A. 异丙托溴铵   B. 氯化铵   C. 可待因

    D. 乙酰半胱氨酸   E. 喷他佐辛

6. 关于异丙托溴铵描述错误的是

    A. 不影响痰液黏稠度

    B. 对呼吸道平滑肌选择性高

    C. 对心率影响较小

    D. 采用吸入法给药

    E. 青光眼患者可以使用

7. 哮喘持续状态或危重发作的重要抢救药物是

    A. 色甘酸钠   B. 麻黄碱

    C. 异丙基阿托品   D. 糖皮质激素

    E. 沙丁胺醇

8. 关于色苷酸钠的叙述，正确的是

    A. 可直接松弛支气管平滑肌及其他平滑肌

    B. 能对抗组胺或白三烯等过敏介质

    C. 平喘作用机制是激活腺苷酸环化酶

    D. 主要用于控制支气管哮喘的急性发作

    E. 主要用于支气管哮喘的预防性治疗

9. 色苷酸钠平喘作用机制是

　　A. 抑制肺肥大细胞因各种刺激所引起的脱颗粒作用

　　B. 阻断腺苷受体　　　　　　　C. 阻断 M 胆碱受体

　　D 激动 β 受休　　　　　　　　E. 激活腺苷酸环化酶

10. 下列何药不用于平喘

　　A. 阿托品　　　　　　　　　　B. 异丙基阿托品

　　C. 倍氯米松　　　　　　　　　D. 肾上腺素

　　E. 克伦特罗

11. 为避免全身性不良反应，采用糖皮质激素平喘时应

　　A. 吸入治疗　　　　　　　　　B. 口服治疗

　　C. 静脉注射治疗　　　　　　　D. 皮下注射治疗

　　E. 肌内注射治疗

12. 关于可待因，描述正确的是

　　A. 属于外周性镇咳药

　　B. 镇咳剂量时能轻度抑制呼吸

　　C. 久用不产生成瘾性

　　D. 临床主要用于剧烈的刺激性干咳

　　E. 也用于一般性疼痛

13. 对胃黏膜产生局部刺激作用，反射性引起呼吸道腺体分泌产生祛痰作用的药物是

　　A. 乙酰半胱氨酸　　　　　　　B. 右美沙芬

　　C. 苯佐那酯　　　　　　　　　D. 氯化铵

　　E. 溴己新

14. 可裂解黏痰的祛痰药是

　　A. 氯化铵　　　　　　　　　　B. 乙酰半胱氨酸

　　C. 右美沙芬　　　　　　　　　D. 苯佐那酯

　　E. 可待因

15. 可待因最适用于

　　A. 支气管哮喘伴剧烈干咳

　　B. 长期慢性咳嗽

　　C. 胸膜炎干咳伴胸痛

　　D. 结核性胸膜炎伴咯血

　　E. 外伤性气胸引起剧烈疼痛、咳嗽

16. 口服过量可引起酸中毒和血氨升高，溃疡病及肝、肾功能不良者慎用的药物是

    A. 喷托维林   B. 氯化铵

    C. 乙酰半胱氨酸   D. 溴己新

    E. 羧甲司坦

17. 大量黏痰阻塞气道的紧急情况，宜选用何药气管滴入

    A. 可待因   B. 羧甲司坦

    C. 溴己新   D. 氯化铵

    E. 乙酰半胱氨酸

18. 关于喷托维林描述错误的是

    A. 属于中枢性镇咳药   B. 兼有外周性镇咳作用

    C. 又名咳必清   D. 久用易产生成瘾性

    E. 青光眼患者禁用

二、配伍选择题

    A. 可待因   B. 氯化铵   C. 苯佐那酯

    D. 酮替酚   E. 乙酰半胱氨酸

1. 刺激性祛痰药是

2. 黏痰溶解药是

3. 中枢性镇咳药是

4. 外周性镇咳药是

    A. 异丙肾上腺素   B. 苯佐那酯   C. 氨茶碱

    D. 色甘酸钠   E. 度冷丁

5. 可用于心源性哮喘，不可用于支气管哮喘的是

6. 既可用于心源性哮喘，又可用于支气管哮喘的是

7. 可用于预防过敏性哮喘的是

8. 可用于支气管哮喘急性发作的是

    A. 稳定肥大细胞膜

    B. 阻断 M 受体

    C. 抗炎、抗免疫

    D. 选择性激动 β_2 受体

    E. 促进儿茶酚胺类物质释放

9. 色甘酸钠的平喘机制是

10. 沙丁胺醇的平喘机制是

11. 异丙托溴铵的平喘机制是

12. 倍氯米松的平喘机制是

13. 氨茶碱的平喘机制是

三、多选题

1. 预防支气管哮喘发作，可选用

    A. 肾上腺素　　　　　　B. 麻黄碱　　　　　　C. 倍氯米松

    D. 沙丁胺醇　　　　　　E. 色苷酸钠

2. 茶碱静脉注射太快易引起

    A. 血压骤降　　　　　　B. 兴奋不安　　　　　　C. 惊厥

    D. 呼吸抑制　　　　　　E. 心律失常

3. 肾上腺素受体激动药是通过何种机制而发挥平喘作用

    A. 激动 β 受体，激活腺苷酸环化酶

    B. 抑制肥大细胞释放过敏介质

    C. 激动 α 受体，使支气管黏膜血管收缩

    D. 增加平滑肌细胞内 cAMP 浓度

    E. 阻断腺苷受体

4. 具有局麻作用的镇咳药是

    A. 可待因　　　　　　B. 右美沙芬　　　　　　C. 苯佐那酯

    D. 喷托维林　　　　　　E、氯哌斯汀

5. 沙丁胺醇平喘的特点是

    A. 口服有效，作用持续时间长

    B. 支气管扩张作用与异丙肾上腺素相当

    C. 可引起手指震颤等副作用

    D. 气雾吸入用于制止发作

    E. 兴奋心脏作用弱

6. 色甘酸钠适用于

    A. 哮喘急性发作

    B. 预防过敏性支气管哮喘

    C. 过敏性鼻炎

    D. 肺水肿

    E. 过敏性休克

（冯艺萍）

二十四、作用于消化系统药

知识点集

药物分类	代表药物	药理作用	临床应用	主要不良反应
助消化药	胃蛋白酶	分解蛋白质	胃蛋白酶缺乏症及过量饮食引起的消化不良	未见不良反应，遇碱失效，常与稀盐酸合用
	胰酶	消化脂肪、蛋白质和淀粉	胰液分泌不足引起的消化障碍	未见不良反应，同服碳酸氢钠可提高活性，肠衣片不能嚼服
	乳酶生	分解糖类产生乳酸，抑制肠内腐败菌，减少发酵和产气	肠内异常发酵引起的消化不良、腹胀及小儿消化不良性腹泻	未见不良反应，不宜与抗酸药、抑菌药合用，送服水温宜低于40℃
抗消化性溃疡药	氢氧化铝	抗酸药，弱碱性物质，中和胃酸而降低胃内容物酸度，从而解除胃酸对胃、十二指肠黏膜的侵蚀和对溃疡面的刺激，并降低胃蛋白酶活性	消化性溃疡，胃酸过多	便秘
	哌仑西平	选择性阻断胃壁细胞M1胆碱受体，抑制胃酸分泌，解除胃肠平滑肌痉挛	主要用于治疗胃、十二指肠溃疡，与H_2受体阻断药合用可提高疗效	不良反应轻微，大剂量引起阿托品样作用
	雷尼替丁	第二代H_2受体阻断药。抑制胃酸分泌作用比西咪替丁强4~10倍，对基础胃酸分泌的抑制作用显著	临床主要用于胃、十二指肠溃疡的治疗	静注过快可致心率减慢，心肌收缩力减弱，心动过缓；8岁以下儿童禁用
	奥美拉唑	抑制质子泵，抑制胃酸形成的最后环节；保护胃黏膜；抗幽门螺杆菌	治疗胃、十二指肠溃疡，反流性食管炎及佐林格－埃利森综合征	头痛、口干、恶心、呕吐、腹胀、腹痛、腹泻为常见的副作用
	丙谷胺	结构与促胃液素相似，能竞争性阻断胃泌素受体，抑制胃酸分泌和胃蛋白酶的分泌，提高胃黏膜的屏障功能	用于胃、十二指肠溃疡及胃炎的治疗	不良反应少，但疗效较弱，现在已较少使用
	枸橼酸铋钾	酸性条件下形成的氧化铋胶体覆盖溃疡面；降低胃蛋白酶活性；促进黏液和HCO_3^-分泌；杀灭幽门螺杆菌	主要用于治疗胃、十二指肠溃疡，对H_2受体阻断药治疗无效的难治性及复发性溃疡经其治疗后复发率显著下降	服药期间可见舌、大便呈灰黑色，停药后消失；肾功能不良者禁用

续表

药物分类	代表药物	药理作用	临床应用	主要不良反应
止吐药	东莨菪碱	阻断 M_1 受体，降低迷路感受器的敏感性和抑制前庭小脑通路的传导，产生抗晕动症、预防恶心、呕吐的作用	晕动症，术后恶心、呕吐	与阿托品相似，但抑制中枢；青光眼患者禁用
胃肠促动药	多潘立酮（吗丁啉）	选择性阻断外周多巴胺受体，增强食管蠕动和食管下部括约肌张力，防止胃食管反流；增强胃肠上部蠕动防止十二指肠、胃反流，具有胃肠促动和止吐作用	胃排空缓慢导致的功能性消化不良、反流性食管炎、慢性萎缩性胃炎、胆汁反流性胃炎；用于头痛、痛经、放疗、化疗、食物等引起的恶心、呕吐；食管镜、胃镜检查前用药防止恶心、呕吐	偶见腹痛、腹泻、口干、皮疹、头痛、乏力等，无椎体外系反应
泻药	硫酸镁	局部作用：导泻、利胆；全身作用：抗惊厥、降压	急性便秘、排出肠内食物或毒物，也可与驱虫药合用；胆石症、慢性胆囊炎和阻塞性黄疸；抗惊厥及降压	静脉注射速度过快或过量，易引起 Mg_{2+} 中毒，可静脉注射钙剂解救
止泻药	双八面体蒙脱石	能吸附肠内大量气体、毒物、病毒和细菌，阻止毒物吸收，减轻肠道刺激而达到止泻作用	急、慢性腹泻，食物或药物中毒及胃肠胀气等	大量久用可引起便秘，大便干结

知识检测

一、单选题

1.西咪替丁和雷尼替丁属于

　A.抗胆碱能药物　　　　　　B.促胃液素受体拮抗剂

　C.组胺 H_1 受体拮抗剂　　　 D.组胺 H_2 受体拮抗剂

　E. H^+–K^+–ATP 酶抑制剂

2.甲氧氯普胺（胃复安）具有强大的中枢性镇吐作用，这是因为

　A.激活了吗啡受体　　　　　B.激活了多巴胺受体

　C.阻断了吗啡受体　　　　　D.阻断了多巴胺受体

　E.阻断了 H_1 受体

3.分泌胃酸的壁细胞有哪几种受体

　A.乙酰胆碱受体、多巴胺受体、胃泌素受体

　B.乙酰胆碱受体、组胺 H_1 受体、胃泌素受体

　C.乙酰胆碱受体、组胺 H_2 受体、胃泌素受体

D. 乙酰胆碱受体、多巴胺受体、组胺 H_2 受体、胃泌素受体

E. 乙酰胆碱受体、质子泵受体、组胺 H_2 受体、胃泌素受体

4. 哌仑西平抑制胃酸分泌的机制是

    A. 阻断 H_1 受体   B. 胃壁细胞质子泵抑制药

    C. 阻断胃泌素受体   D. 阻断 N_1 受体

    E. 阻断 M_1 受体

5. 雷尼替丁抑制胃酸分泌的机制是

    A. 阻断 M_1 受体   B. 阻断 H_1 受体

    C. 阻断 H_2 受体   D. 促进前列腺素 E_2 合成

    E. 干扰胃壁细胞内质子泵的功能

6. 抑制胃壁细胞质子泵而发挥抗消化性溃疡的药是

    A. 丙谷胺   B. 哌仑西平   C. 奥美拉唑

    D. 米索前列醇   E. 甲氧氯普胺

7. 下列何药对阿司匹林等非类固醇抗炎药引起的消化性溃疡、胃出血有特效

    A. 奥美拉唑   B. 米索前列醇   C. 西咪替丁

    D. 丙谷胺   E. 氢氧化铝

8. 关于多潘立酮，描述正确的是

    A. 阻断 5-HT_3 受体，发挥止吐作用

    B. 易通过血脑屏障

    C. 易引起锥体外系反应

    D. 易引起高泌乳素血症

    E. 阻断多巴胺受体，发挥胃肠促动药作用

9. 枸橼酸铋钾治疗溃疡病的机制是

    A. 在胃液 pH 条件下形成胶体，沉着于溃疡表面，形成保护屏障

    B. 抑制胃酸分泌

    C. 阻断胃泌素受体

    D. 干扰抗菌药对幽门螺杆菌的抑制作用

    E. 阻断组胺 H_2 受体

10. 可使胃蛋白酶活性增强而发挥助消化作用的药物是

    A. 胰酶   B. 稀盐酸   C. 乳酶生

    D. 硫糖铝   E. 乳果糖

11. 硫酸镁用于排除肠内毒物时，应采用

    A. 皮下注射   B. 口服给药   C. 静脉滴注

D. 肌内注射　　　　　　　　E. 舌下含服

12. 属于接触性泻药是

　　A. 硫酸镁　　　　　　　B. 硫酸钠　　　　　　　C. 甘油

　　D. 液体石蜡　　　　　　E. 酚酞

13. 忌与碱性药物配伍的助消化药是

　　A. 氧化镁　　　　　　　B. 胃蛋白酶　　　　　　C. 胰酶

　　D. 氢氧化铝　　　　　　E. 干酵母

15. 中枢抑制药中毒不宜用下列何药导泻

　　A. 硫酸镁　　　　　　　B. 硫酸钠　　　　　　　C. 液体石蜡

　　D. 乳果糖　　　　　　　E. 甘油

16. 下列不属于抗消化性溃疡药的是

　　A. 乳酶生　　　　　　　B. 三硅酸镁　　　　　　C. 西咪替丁

　　D. 哌仑西平　　　　　　E. 雷尼替丁

17. 硫酸镁导泻的药物作用机制是

　　A. 对抗 Ca^{2+} 的作用

　　B. 激活 Na^+–K^+–ATP 酶

　　C. 扩张外周血管

　　D. 在肠腔内形成高渗而减少水分吸收

　　E. 分泌缩胆囊素，促进肠液分泌和蠕动

二、配伍选择题

　　A. 氧化镁　　　　　　　B. 三硅酸镁　　　　　　C. 氢氧化铝

　　D. 碳酸钙　　　　　　　E. 碳酸氢钠

1. 抗酸作用较强、快而持久，可引起反跳性胃酸分泌增多的是

2. 既可中和胃酸，其中和产物又有收敛、止血作用的是

3. 中和胃酸时不产生二氧化碳，但可引起便秘的是

4. 中和胃酸时产生二氧化碳，又可引起便秘的是

5. 对溃疡面有保护作用，但可引起腹泻的是

　　A. 抑制胃壁细胞质子泵　　　　　B. 阻断 H_2 受体

　　C. 阻断 M_1 受体　　　　　　　D. 抗幽门螺杆菌

　　E. 中和胃酸

6. 哌仑西平治疗消化性溃疡的机制是

7. 奥美拉唑治疗消化性溃疡的机制是

8. 氢氧化铝治疗消化性溃疡的机制是

9. 西咪替丁治疗消化性溃疡的机制是

三、多选题

1. 具有保护胃黏膜作用的药物是

    A. 哌仑西平   B. 氢氧化铝

    C. 硫糖铝   D. 胶体碱式枸橼酸铋

    E. 碳酸氢钠

2. 有关乳酶生的正确叙述是

    A. 为干燥活乳酸杆菌制剂

    B. 在肠内能分解糖类产生乳酸

    C. 抑制肠内腐败菌的繁殖

    D. 与抗菌药合用治疗小儿消化不良性腹泻

    E. 可与药用炭合用

3. 治疗胃、十二指肠溃疡可以选用

    A. 哌仑西平   B. 奥美拉唑   C. 枸橼酸铋钾

    D. 甲硝唑   E. 乳果糖

4. 容积性泻药包括

    A. 碳酸氢钠   B. 乳果糖   C. 硫酸镁

    D. 氢氧化镁   E. 食物纤维

5. 关于西咪替丁，下列叙述正确的是

    A. 竞争性阻断 H_2 受体

    B. 能明显抑制基础胃酸和夜间胃酸的分泌

    C. 长期服用可引起阳痿、性欲消失

    D. 对胃溃疡疗效较十二指肠溃疡发挥快

    E. 能抑制细胞色素 P_{450} 肝药酶活性

6. 三硅酸镁具有下列哪些特点

    A. 抗酸作用较弱而慢，但持久

    B. 有便秘作用

    C. 可与氢氧化铝组成复方制剂

    D. 有导泻作用

    E. 在胃内生成胶状二氧化硅对溃疡面具有保护作用

（冯艺萍）

二十五、子宫平滑肌兴奋药和抑制药

知识点集

药物分类	代表药物	药理作用	临床应用	主要不良反应
子宫平滑肌兴奋药	缩宫素（催产素）	小剂量可加强节律性收缩；大剂量导致强直性收缩，引起胎儿窒息；排乳；大剂量引起血压下降；抗利尿	催产和引产，产后止血	子宫破裂，过敏反应，心血管反应
子宫平滑肌抑制药	利托君	β_2 受体激动药，选择性抑制子宫平滑肌，减少子宫活动而延长妊娠期	主要用于防治早产	与 β 受体激动有关的反应，如心悸、胸闷、心律失常等；血红蛋白降低，血糖升高，血钾降低等

知识检测

一、单选题

1. 缩宫素兴奋子宫作用表现为

    A. 兴奋子宫作用性质与正常分娩时不同

    B. 兴奋作用不因生理状态不同而改变

    C. 小剂量可引起节律性收缩

    D. 孕激素可提高缩宫素的敏感性

    E. 妊娠子宫对缩宫素的敏感性几乎无个体差异

2. 下列哪一项不是缩宫素的作用

    A. 小剂量引起子宫节律性收缩

    B. 大剂量引起子宫强制性收缩

    C. 收缩乳腺泡周围的肌上皮细胞，促进排乳

    D. 收缩血管平滑肌，引起血压升高

    E. 抗利尿作用

3. 缩宫素的主要不良反应

    A. 大剂量引起持续性强直收缩   B. 妊娠高血压

    C. 过敏性休克   D. 恶心、呕吐

    E. 腹痛、腹泻

4. 麦角碱类兴奋子宫作用表现为

    A. 兴奋子宫平滑肌作用较弱

    B. 大剂量不易引起强直性收缩

C. 兴奋子宫作用性质与正常分娩时相同

D. 妊娠子宫较未孕子宫对麦角碱类敏感

E. 对子宫体的兴奋作用强于对子宫颈的兴奋作用

5. 麦角新碱的临床应用

A. 催产   B. 引产

C. 产后子宫出血   D. 扩张及软化宫颈

E. 抗早孕

6. 治疗偏头痛较好的药物组合是

A. 麦角新碱 + 阿司匹林   B. 麦角毒 + 咖啡因

C. 麦角胺 + 阿司匹林   D. 麦角胺 + 咖啡因

E. 麦角胺 + 对乙酰氨基酚

二、多选题

缩宫素兴奋子宫作用特点是

A. 与缩宫素受体结合，发挥兴奋子宫平滑肌作用

B. 雌激素可降低子宫平滑肌对缩宫素敏感性

C. 孕激素可提高子宫平滑肌对缩宫素敏感性

D. 小剂量缩宫素可引起类似分娩时节律性收缩

E. 大剂量缩宫素可引起妊娠末期子宫强直性收缩

（吴　钢）

二十六、性激素类药和避孕药

➕ 知识点集

药物分类	代表药物	药理作用	临床应用	主要不良反应
雌激素类药	雌二醇	促进女性性器官和第二性征的正常发育，提高子宫平滑肌对缩宫素的敏感性	卵巢功能不全与闭经，功能性子宫出血，晚期乳腺瘤，更年期综合征，乳房胀痛，前列腺癌，痤疮	常见恶心、呕吐、食欲不振等胃肠道反应；子宫出血
抗雌激素类药	氯米芬	竞争性拮抗雌激素；促进腺垂体分泌促性腺激素，诱发排卵	用于不孕症、无排卵性出血、功能性子宫出血、闭经和乳房纤维囊性疾病	大量持续服用可引起卵巢肿大，卵巢囊肿患者禁用

续表

药物分类	代表药物	药理作用	临床应用	主要不良反应
孕激素类药	黄体酮（孕酮）	使子宫内膜由增生期变为分泌期，有利于孕卵着床和胚胎发育；抑制子宫收缩，起保胎作用；促进乳腺腺泡发育，为哺乳作准备；大剂量抑制腺垂体促黄体生成素的分泌，因而抑制卵巢排卵	功能性子宫出血，先兆流产与习惯性流产，原发性痛经和子宫内膜异位症，子宫内膜腺癌，前列腺肥大和前列腺癌	偶见头晕、恶心及乳房胀痛等。有时可致胎儿生殖器畸形
雄激素类药	甲睾酮	促进并维持男性性器官和第二性征的发育和成熟；抗雌激素作用；兴奋骨髓造血功能，使红细胞、白细胞增加；同化作用；降低氮质血症；增强机体免疫功能	无睾症或类无睾症，功能性子宫出血，乳腺癌和卵巢癌，再生障碍性贫血	女性男性化，胆汁淤积性黄疸和水钠潴留
抑制排卵的避孕药	复方炔诺酮	孕激素为主、雌激素为辅的复方制剂。抑制排卵，改变宫颈黏液性质，影响输卵管功能，妨碍受精卵着床	避孕	类早孕反应，阴道流血，停经或月经减少，乳汁分泌减少，凝血功能亢进，心血管系统损害，痤疮，色素沉着，血压升高
抗孕卵着床的避孕药	甲地孕酮（探亲避孕1号）	使子宫内膜发生改变，阻碍孕卵着床	避孕	
外用避孕药	壬苯醇醚	降低精子表面张力，损害精子生物膜结构而杀死阴道内精子	避孕	
男性避孕药	棉酚	通过棉酚负离子自由基及抑制NO合成，作用于睾丸细精管的生精上皮，使精子数量减少，甚至无精子	避孕	乏力，食欲减退，恶心，呕吐，心悸，肝功能改变，低血钾，不可逆精子发生障碍
影响子宫和胚胎功能药	米非司酮	改变妊娠子宫的功能，阻断孕酮对子宫的抑制，增强前列腺素对子宫的兴奋作用，使子宫活动增强而终止妊娠	抗早孕，紧急避孕	主要为消化道反应，严重者有大量出血

╬ 知识检测

一、单选题

1. 有关雌激素作用的叙述，下列哪一项是错误的

    A. 促使第二性征和性器官发育成熟

    B. 参与形成月经周期

    C. 小剂量可抑制乳汁分泌

    D. 增加骨骼钙盐沉积

    E. 有水钠潴留作用

2. 下列哪一项不是雌激素类药的临床用途

    A. 绝经期综合征   B. 卵巢功能不全和闭经

    C. 功能性子宫出血   D. 绝经前乳腺癌

    E. 前列腺癌

3. 雌激素禁用于

    A. 有出血倾向的子宫肿瘤   B. 晚期乳腺癌

    C. 前列腺癌   D. 功能性子宫出血

    E. 青春期痤疮

4. 下列哪一项是氯米芬特点的正确描述

    A. 对生殖系统发挥拟雌激素样作用

    B. 能抑制促性腺激素的分泌，抑制排卵

    C. 临床用于功能性不孕症，长期应用避孕药引发的闭经和月经紊乱

    D. 阻断下丘脑雌激素受体，减少垂体前叶分泌促性腺激素

    E. 主要用于卵巢囊肿的治疗

5. 黄体功能不足所致先兆流产可选用

    A. 炔雌醇   B. 炔诺酮   C. 己烯雌酚

    D. 苯丙酸诺龙   E. 甲基睾丸素

6. 下列哪一项不是孕激素类药的临床用途

    A. 功能性子宫出血   B. 习惯性流产   C. 先兆性流产

    D. 前列腺癌   E. 青春期痤疮

7. 治疗前列腺癌宜选用

    A. 氯米芬   B. 炔雌醇   C. 苯丙酸诺龙

    D. 丙酸睾酮   E. 苯乙酸睾酮

8. 抗着床的避孕药是

    A. 复方氯地孕酮   B. 复方炔诺酮   C. 大剂量炔雌醇

D. 大剂量炔雌醚　　　　　　E. 大剂量炔诺酮

二、多选题

1. 短效口服避孕药作用机制是

　　A. 抑制下丘脑 – 垂体 – 卵巢轴，使排卵过程受抑

　　B. 抑制子宫内膜的正常发育，使受精卵着床过程受抑

　　C. 抑制下丘脑 – 垂体 – 卵巢轴，使受精过程受抑

　　D. 改变宫颈黏液，影响精子进入宫腔

　　E. 影响输卵管正常活动，改变受精卵运行速度，以致受精卵不能适时到达子宫

2. 短效避孕药的不良反应包括

　　A. 类早孕反应　　　　　　　B. 子宫不规则出血

　　C. 乳汁减少　　　　　　　　D. 体位性低血压

　　E. 凝血功能亢进

3. 同化激素类药物长期使用时注意事项

　　A. 水钠潴留

　　B. 女性患者男性化现象

　　C. 胆汁淤积性黄疸

　　D. 肾炎、心力衰竭和肝功能不良患者慎用

　　E. 孕妇及前列腺癌患者禁用

（吴　钢）

二十七、肾上腺皮质激素类药

✚ 知识点集

药物分类	代表药物	药理作用	临床应用	主要不良反应
糖皮质激素	氢化可的松、泼尼松、地塞米松、氟轻松	生理剂量的糖皮质激素主要影响糖、脂肪和蛋白质的代谢。超生理剂量的糖皮质激素具有抗炎、抗免疫、抗毒、抗休克等药理作用	主要用于严重感染或炎症，各种休克，自身免疫病和变态反应性疾病等	长期用药主要引起医源性肾上腺皮质功能亢进，突然停药引起医源性肾上腺皮质功能不全、反跳现象等
盐皮质激素	醛固酮、去氧皮质酮	维持机体正常的水、电解质代谢	临床常与氢化可的松等合用作为替代疗法治疗慢性肾上腺皮质功能减退症，纠正患者水和电解质的紊乱	水钠潴留，水肿，高血压，低血钾

知识检测

一、单选题

1. 糖皮质激素的药理作用不包括

   A. 抗炎   B. 抗病毒   C. 抗休克

   D. 抗细菌   E. 抗免疫

2. 糖皮质激素不适于下列哪种疾病的治疗

   A. 中毒性痢疾   B. 重症伤寒

   C. 暴发性流行性脑膜炎   D. 霉菌感染

   E. 猩红热

3. 糖皮质激素用于严重感染的目的是

   A. 加强抗菌药的抗菌力

   B. 提高机体的抗病力

   C. 直接对抗内毒素

   D. 提高机体对细菌内毒素的耐受力

   E. 增加中性粒细胞数

4. 肝功能不良者不宜使用

   A. 可的松   B. 氢化可的松   C. 氢化泼尼松

   D. 地塞米松   E. 倍他米松

5. 关于糖皮质激素的生理作用的错误叙述是

   A. 影响水盐代谢   B. 影响糖代谢

   C. 影响蛋白质代谢   D. 影响脂肪代谢

   E. 影响传出神经功能

6. 关于糖皮质激素的药理作用的叙述错误的是

   A. 抗炎   B. 抗毒   C. 抗免疫

   D. 抗休克   E. 抗菌

7. 糖皮质激素用于严重感染，必须加用

   A. 中枢兴奋药   B. 足量有效抗菌药

   C. 升血压药   D. 强心药

   E. 盐平衡药

8. 小剂量的糖皮质激素主要用于

   A. 严重感染   B. 过敏性疾病   C. 抗休克

   D. 治疗血液病   E. 肾上腺皮质功能不全

9. 糖皮质激素主要不良反应，应除外

    A. 类皮质功能亢进症　　　　　　B. 皮质功能减退症

    C. 诱发和加重贫血　　　　　　　D. 诱发和加重溃疡

    E. 诱发和加重感染

10. 长期应用糖皮质激素的患者，饮食应采用

    A. 低盐，低糖，低蛋白　　　　　B. 低盐，低糖，高蛋白

    C. 低盐，高糖，低蛋白　　　　　D. 高盐，低糖，低蛋白

    E. 高盐，高糖，低蛋白

11. 糖皮质激素用于严重感染和休克采用哪种给药法

    A. 小剂量替代疗法　　　　　　　B. 大剂量突击疗法

    C. 中剂量长疗程法　　　　　　　D. 清晨一次给药法

    E. 隔日疗法

12. 长期使用糖皮质激素反馈抑制脑垂体释放

    A. 促肾上腺皮质激素　　　　　　B. 促甲状腺激素

    C. 卵泡刺激素　　　　　　　　　D. 促黄体生成素

    E. 生长激素

13. 水钠潴留作用最强的药物是

    A. 氢化可的松　　　　B. 泼尼松　　　　　C. 地塞米松

    D. 倍他米松　　　　　E. 氟氢可的松

14. 需在肝内转化后才具有活性的药是

    A. 地塞米松　　　　　B. 可的松　　　　　C. 氢化泼尼松

    D. 倍他米松　　　　　E. 以上均不是

15. 糖皮质激素抗休克机制应除外

    A. 抗炎　　　　　　　B. 抗免疫　　　　　C. 抗毒

    D. 抑制 MDF　　　　 E. 保钠排钾

16. 糖皮质激素对脂肪代谢的影响可引起

    A. 骨质疏松　　　　　B. 淋巴结萎缩　　　C. 肌肉萎缩

    D. 尿钾增高　　　　　E. 满月脸

17. 糖皮质激素清晨一次给药可减轻

    A. 反跳现象　　　　　　　　　　B. 类肾上腺皮质功能亢进症

    C. 诱发感染的机会　　　　　　　D. 反馈性抑制垂体 – 肾上腺皮质功能

    E. 对胃酸、胃蛋白酶的刺激作用

18. 下列哪种情况不是大量长期服用糖皮质激素的副作用

    A. 增加对感染的易感性   B. 骨质疏松

    C. 低血压   D. 消化性溃疡

    E. 抑制促肾上腺皮质激素的分泌

19. 患者,44岁,患结核性脑膜炎,伴有高烧不退、呕吐、意识模糊,应用糖皮质激素治疗,以下哪一项不是其目的

    A. 抑制结核杆菌的生长   B. 减轻炎症渗出

    C. 退烧   D. 防止脑膜粘连和疤痕形成

    E. 减轻中毒症状

20. 患者,女,因过敏性休克,经注射肾上腺素后病情仍严重,拟加用糖皮质激素治疗,宜采用

    A. 小剂量替代疗法   B. 大剂量突击疗法

    C. 隔日疗法   D. 一般剂量长程疗法

    E. 超大剂量冲击疗法

21. 结核性脑膜炎加用糖皮质激素的目的是

    A. 提高抗结核药的抗菌作用   B. 增加机体免疫功能

    C. 抑制结核菌素引起的过敏反应 D. 缓解炎症,防止组织粘连后遗症

    E. 延缓抗药性产生

二、配伍选择题

    A. 水钠潴留   B. 抑制蛋白合成

    C. 促进胃酸分泌   D. 抑制免疫功能,只抗炎不抗菌

    E. 兴奋中枢神经

1. 糖皮质激素禁用于精神病是因为

2. 糖皮质激素禁用于胃溃疡是因为

3. 糖皮质激素禁用于创伤修复期是因为

4. 糖皮质激素禁用于高血压是因为

5. 糖皮质激素治疗暴发性流行性脑膜炎必须合用足量有效的抗生素是因为

    A. 大剂量突击疗法   B. 小剂量替代疗法

    C. 一般剂量长期疗法   D. 一般剂量长期使用的综合疗法

    E. 局部外用

6. 风湿性关节炎宜采用

7. 血小板减少性紫癜宜采用

8. 肾上腺皮质功能不全宜采用

9. 接触性皮炎宜采用

    A. 醛固酮　　　　　　　　B. 氢化可的松　　　　　　C. 泼尼松

    D. 地塞米松　　　　　　　E. 氟轻松

10. 对水盐代谢影响小，内服抗炎作用最强的药物是

11. 需肝转化后才生效的药物是

12. 外用治疗湿疹的药物是

13. 常用于感染性休克的药物是

14. 对水盐代谢影响最大的药物是

三、多选题

1. 糖皮质激素的抗休克作用及机制

    A. 一般药理剂量即有强大的抗休克作用　　B. 扩张痉挛收缩的血管

    C. 提高血管对缩血管物质的敏感性　　　　D. 稳定溶酶体，减少心肌抑制因子形成

    E. 提高机体对细菌内毒素的中和作用

2. 糖皮质激素的临床应用包括

    A. 中毒性肺炎　　　　　　B. 严重传染性肝炎　　　　C. 结核性脑膜炎

    D. 风湿性心肌炎　　　　　E. 严重的高血压

3. 欲减轻类肾上腺皮质功能亢进综合征应注意

    A. 低盐、低糖、高蛋白饮食　　　　　　　B. 低盐、高糖、低蛋白饮食

    C. 适量应用降糖、降压药　　　　　　　　D. 适量补充氯化钾

    E. 适量补充钙盐

4. 长期应用糖皮质激素，突然停药或减量过快时

    A. 所有患者均会出现旧病复发或恶化

    B. 所有患者均会发生肾上腺危象

    C. 某些患者遇上严重应激情况，会发生肾上腺危象

    D. 若患者对激素产生依赖或病情尚未完全控制者，会出现反跳现象

    E. 可引起肾上腺皮质功能不全

5. 糖皮质激素禁用于

    A. 严重精神病　　　　　　B. 活动性消化性溃疡　　　C. 创伤修复期

    D. 严重高血压　　　　　　E. 霉菌感染

6. 长期使用糖皮质激素可能会诱发

    A. 高血压　　　　　　　　B. 糖尿病　　　　　　　　C. 胃溃疡

    D. 感染　　　　　　　　　E. 粒细胞减少

（吴　钢）

二十八、甲状腺激素类药和抗甲状腺药

✚ 知识点集

药物分类	代表药物	药理作用	临床应用	主要不良反应
甲状腺激素	甲状腺激素	维持生长发育，促进代谢，增强机体交感-肾上腺系统的反应性	呆小症、黏液性水肿等甲状腺功能减退症	过量引起心悸、多汗、失眠、多食消瘦和手震颤等
硫脲类药	甲硫氧嘧啶、丙硫氧嘧啶、甲巯咪唑、卡比马唑等	通过抑制过氧化物酶，进而抑制碘的活化以及MIT和DIT的耦联过程，抑制甲状腺激素的生物合成	主要用于甲状腺功能亢进的内科治疗、甲状腺手术前准备和甲状腺危象的辅助治疗	过敏反应，胃肠道反应，甲状腺肿大，粒细胞缺乏症是本类药最严重的毒性反应
碘和碘化物	碘化钾、复方碘溶液	小剂量为合成甲状腺素的原料；大剂量抑制甲状腺球蛋白水解酶，减少甲状腺素的释放	主要用于单纯性甲状腺肿、甲状腺手术前准备和甲状腺危象的治疗	急性过敏反应，慢性碘中毒，长期用药有诱发甲状腺功能减退的危险及加重甲状腺功能亢进症状
放射性碘	^{131}I	^{131}I被甲状腺摄取后，可产生β射线和γ射线。其中β射线可使滤泡上皮破坏、萎缩、减少分泌。γ射线可用于测定甲状腺摄碘功能	主要适用于不宜手术、术后复发及硫脲类无效或过敏的甲状腺功能亢进的治疗和甲状腺功能检查	剂量过大时易导致甲状腺功能减退
β受体阻断药	比索洛尔	控制甲状腺功能亢进患者心动过速、多汗、手震颤、焦虑等症状	作为辅助治疗药用于甲状腺功能亢进和甲状腺危象	不良反应少，能长期耐受

✚ 知识检测

一、单选题

1. 治疗黏液性水肿的药物是

  A. 左甲状腺激素　　　　B. 甲巯咪唑　　　　C. 碘化钾

  D. 普萘洛尔　　　　　　E. 碘化钾

2. 甲巯咪唑的主要作用机制

  A. 抑制甲状腺摄取碘

  B. 抑制甲状腺素的释放

  C. 抑制甲状腺素的生物合成

  D. 抑制促甲状腺激素分泌

  E. 促进蛋白质合成及骨骼的生长发育

3. 可引起粒细胞减少的药物是

    A. 碘及碘化物   B. 硫脲类   C. 甲状腺激素

    D. 磺酰脲类   E. 双胍类

4. 治疗单纯性甲状腺肿的药物

    A. 丙硫氧嘧啶   B. 卡比马唑   C. 放射性碘

    D. 甲状腺激素   E. 复方碘溶液

5. 甲状腺功能亢进术前准备，应在术前服用

    A. 丙硫氧嘧啶   B. 小剂量碘剂   C. 地巴唑

    D. 喹碘仿   E. 甲硝唑

6. 治疗轻度甲状腺功能亢进宜用

    A. 大剂量碘剂   B. 小剂量碘剂   C. 硫脲类

    D. ^{131}I E. 糖皮质激素

二、配伍选择题

    A. 可导致染色体异常   B. 可导致上呼吸道水肿和喉头水肿

    C. 可导致粒细胞缺乏症   D. 可诱发心绞痛和心肌梗死

    E. 可导致肝功能损害

1. 甲状腺素

2. 卡比马唑

3. 放射性碘

4. 大剂量碘

三、多选题

1. 对碘和碘化物的叙述，下列正确的是

    A. 小剂量碘用于单纯性甲状腺肿

    B. 大剂量碘用于甲状腺危象

    C. 对碘过敏者禁用

    D. 大剂量碘可用于甲状腺功能亢进术前准备

    E. 孕妇、哺乳期妇女慎用

2. 硫脲类药物对甲状腺功能亢进患者可产生的有益作用包括

    A. 抑制 T_3、T_4 的合成   B. 抑制 T_4 脱碘，降低 T_3 水平

    C. 缩小甲状腺腺体   D. 抑制免疫反应

    E. 避免术中发生甲状腺危象

（吴　钢）

二十九、胰岛素和口服降血糖药

知识点集

药物分类		代表药物	药理作用	临床应用	主要不良反应
	胰岛素	正规胰岛素、低精蛋白锌胰岛素、珠蛋白锌胰岛素、精蛋白锌胰岛素	胰岛素降低血糖，可加速葡萄糖的无氧酵解和有氧氧化，促进糖原的合成和贮存，抑制糖原分解及异生；促进脂肪合成，抑制脂肪分解；促进蛋白质合成，抑制其分解；促进 K^+ 从细胞外进入细胞内	适用于下列糖尿病：①1型糖尿病；②2型糖尿病经饮食控制和降血糖药治疗未能控制者；③伴有严重感染、高热、手术及妊娠等的糖尿病；④糖尿病酮症酸中毒及非酮症高血糖高渗性昏迷。同时可纠正细胞内缺钾，用于防治心肌梗死引起的心律失常。还可与ATP、辅酶A组成能量合剂，用于心、肝、肾疾病的辅助治疗	低血糖反应，过敏反应，胰岛素耐受性，脂肪萎缩，反应性高血糖
口服降血糖药	磺酰脲类	甲苯磺丁脲、格列本脲、格列齐特等	刺激胰岛B细胞释放胰岛素，对正常人或胰岛功能尚存的糖尿病患者有效	适用于胰岛功能尚存且单用饮食控制无效的2型糖尿病，还可用于尿崩症和改善微循环	胃肠道反应，低血糖，肝损伤，偶见过敏
	双胍类	二甲双胍	增强机体对胰岛素的敏感性，促进脂肪细胞对葡萄糖的摄取和糖酵解，减少糖异生	主要用于2型糖尿病，尤其是肥胖和单用饮食控制无效者	胃肠道反应，乳酸性酸血症或酮尿
	胰岛素增敏药	罗格列酮、吡格列酮等	特异性提高机体对胰岛素的敏感性，显著改善胰岛素抵抗及相关代谢紊乱，同时保护胰岛B细胞功能	是治疗伴有胰岛素抵抗的2型糖尿病的一线用药，无论是单用（较弱）还是联合用药（可与磺酰脲类或二甲双胍合用）降糖效果良好	不良反应少，低血糖发生率低，副作用主要为嗜睡、水肿、头痛、胃肠道刺激症
	α葡萄糖苷酶抑制药	阿卡波糖、伏格列波糖	在小肠黏膜竞争性的抑制葡萄糖苷酶的作用，延缓肠腔内双糖、低聚糖及多糖的吸收和释放，降低餐后血糖	临床上用于治疗2型糖尿病，尤其适用空腹血糖正常，而餐后血糖明显增高的糖尿病患者	主要不良反应为胃肠道反应，可出现肠胀气、腹痛、腹泻等症状，个别患者亦可出现低血糖反应
	苯甲酸类	瑞格列奈、那格列奈等	刺激胰岛分泌胰岛素	适用于2型糖尿病降低餐后血糖，与双胍类有协同作用	常见胃肠道反应，偶见低血糖、皮肤过敏反应，对视力和肝功能的影响少见

÷ 知识检测

一、单选题

1. 患者，48 岁。患肥胖轻型糖尿病治疗宜选用

    A. 普通胰岛素　　　　　　　　B. 苯乙双胍

    C. 氯磺丙脲　　　　　　　　　D. 球蛋白锌胰岛素

    E. 精蛋白锌胰岛素

2. 产生胰岛素急性耐受性的原因是

    A. 常由于感染、创伤等应激状态所致

    B. 此时血中抗胰岛素物质减少

    C. 酮症酸中毒时，血中酮体量减少

    D. 酮症酸中毒时，血中游离脂肪酸量减少

    E. 加速了机体对葡萄糖的摄取和利用

3. 糖尿病患者对胰岛素产生慢性耐受性可能是由于

    A. 体内产生胰岛素受体的抗体　　B. 久用使胰岛素失效

    C. 胰岛素的代谢和排泄快　　　　D. 有糖尿病并发症存在

    E. 肝药酶的活性高

4. 阿卡波糖降血糖的作用机制是

    A. 竞争抑制水解碳水化合物的糖苷水解酶

    B. 促进组织摄取葡萄糖，使血糖水平降低

    C. 加强胰岛素的作用

    D. 提高靶细胞膜上胰岛素受体的亲和力

    E. 促进胰岛 β 细胞释放胰岛素

5. 下列哪药是长效胰岛素制剂

    A. 珠蛋白锌胰岛素　　　　　　B. 正规胰岛素

    C. 精蛋白锌胰岛素　　　　　　D. 低精蛋白锌胰岛素

    E. 普鲁卡因锌胰岛素

6. 胰岛素的给药途径是

    A. 口服　　　　　　　B. 注射　　　　　　　C. 吸入

    D. 舌下　　　　　　　E. 直肠

7. 对于胰岛素过量引起的低血糖休克患者，应立即静脉注射

    A. 肾上腺素　　　　　B. 异丙肾上腺素　　　C. 氢化可的松

    D. 50% 葡萄糖　　　　E. 5% 葡萄糖

8. 注射胰岛素过量引起的严重不良反应是

    A. 过敏反应   B. 低血糖反应   C. 低血钾反应

    D. 耐受性   E. 局部反应

9. 甲苯磺丁脲降血糖作用的主要机制是

    A. 增强胰岛素的作用   B. 促进葡萄糖分解

    C. 刺激胰岛 β 细胞释放胰岛素   D. 增加葡萄糖转运

    E. 抑制胰高血糖素作用

10. 某糖尿病患者，因注射胰岛素后未及时进餐，出现头晕、心悸、出冷汗，随即休克，该患者最可能是

    A. 低血糖   B. 过敏性休克

    C. 糖尿病性昏迷   D. 糖尿病酮症酸中毒

    E. 糖尿病合并感染

11. 可以静脉注射的胰岛素制剂是

    A. 正规胰岛素   B. 低精蛋白锌胰岛素

    C. 珠蛋白锌胰岛素   D. 精蛋白锌胰岛素

    E. 以上都不是

12. 胰岛素的药理作用不包括

    A. 降低血糖   B. 抑制脂肪分解

    C. 促进蛋白质合成   D. 促进糖原异生

    E. 促进 K^+ 进入细胞

13. 1 型糖尿病患者应选用

    A. 胰岛素   B. 格列齐特   C. 瑞格列奈

    D. 二甲双胍   E. 格列苯脲

14. 下列哪种糖尿病不需首选胰岛素治疗

    A. 合并严重感染的 2 型糖尿病   B. 需做手术的 1 型糖尿病

    C. 轻中度 2 型糖尿病   D. 妊娠期糖尿病

    E. 幼年重型糖尿病

15. 单用饮食无法控制的肥胖型糖尿病患者，宜选用

    A. 胰岛素   B. 二甲双胍   C. 格列喹酮

    D. 葡萄糖   E. 丙硫氧嘧啶

16. 在下列磺酰脲类降糖药物中，适宜老年糖尿病患者应用的是

    A. 格列美脲   B. 瑞格列奈   C. 氯磺丙脲

    D. 格列吡嗪   E. 甲苯磺丁脲

17. 属于磺酰脲类降糖药的是

    A. 二甲双胍　　　　　　　　B. 米格列醇　　　　　　　C. 甲苯磺丁脲

    D. 阿卡波糖　　　　　　　　E. 胰岛素

18. 以下何种药物可刺激胰岛素 β 细胞释放胰岛素

    A. 二甲双胍　　　　　　　　B. 阿卡波糖　　　　　　　C. 吡格列酮

    D. 苯乙双胍　　　　　　　　E. 甲苯磺丁脲

19. 氯磺丙脲治疗糖尿病的适应证是

    A. 切除胰腺的糖尿病　　　　　　B. 重症糖尿病

    C. 酮症酸中毒　　　　　　　　　D. 低血糖昏迷

    E. 胰岛功能尚存的轻、中型糖尿病

二、配伍选择题

    A. 中效胰岛素

    B. 长效胰岛素

    C. 磺酰脲类

    D. α 葡萄糖苷酶抑制剂

    E. 双胍类

1. 阿卡波糖是

2. 苯乙福明是

3. 格列齐特是

4. 低精蛋白锌胰岛素是

三、多选题

1. 磺酰脲类降血糖的作用机制有

    A. 抑制电压依赖性 Ca^{2+} 通道开放

    B. 与胰岛 β 细胞膜磺酰脲受体结合，促进胰岛素释放

    C. 抑制胰高血糖素的分泌

    D. 增加靶细胞膜上胰岛素受体的数目和亲和力

    E. 以上都不是

2. 胰岛素的不良反应包括

    A. 低血糖症　　　　　　　　B. 胰岛素耐受性

    C. 体外性低血压　　　　　　D. 过敏反应

    E. 胃肠道反应

3. 磺酰脲类的不良反应有

    A. 变态反应　　　　　　　　B. 慢性耐受性

    C. 粒细胞减少　　　　　　　D. 胆汁淤积性黄疸及肝损害

    E. 嗜睡、眩晕等中枢神经系统症状

4. 中效的胰岛素制剂有

    A. 胰岛素   B. 低精蛋白锌胰岛素

    C. 珠蛋白锌胰岛素   D. 正规胰岛素

    E. 精蛋白锌胰岛素

（吴　钢）

三十、维生素类药

✚ 知识点集

药物分类	代表药物	药理作用	临床应用	主要不良反应
水溶性维生素	维生素 B_1	在体内形成焦磷酸硫胺素，参与碳水化合物的代谢。作为 α-酮酸氧化脱氢酶系的辅酶，参与糖代谢中酮酸的氧化脱羧反应。还能抑制胆碱酯酶活性，维持胆碱能神经系统、消化系统和心血管系统的功能	防治脚气病；感染、高热、甲状腺功能亢进、心肌炎、神经炎、营养不良的辅助治疗	不良反应少，偶见过敏，静脉注射可致过敏性休克
	维生素 B_2	作为黄素酶类的辅酶参与细胞的氧化还原反应；维持正常视觉功能；参与血红蛋白的合成	用于维生素 B_2 缺乏所致的口角炎、舌炎、角膜炎、结膜炎、视网膜炎、视神经炎、阴囊炎、脂溢性皮炎及四肢躯干的皮炎等	不良反应少
	烟酸	烟酸和烟酰胺结构相似，烟酸在体内转化为烟酰胺而发挥作用。具有扩张血管、降低血脂、减少胆固醇合成，溶解纤维蛋白，防止血栓形成的作用	适用于防治糙皮病及心肌缺血性心律失常；较大剂量有扩张血管和降血脂作用	不良反应少
	维生素 B_6	参与中枢抑制性递质 γ-氨酸丁酸的合成；参与 5-羟色胺的形成	防治维生素 B_6 缺乏症；治疗抗恶性肿瘤药、放射线、口服避孕药等引起的呕吐或妊娠呕吐；治疗维生素 B_6 依赖性先天性代谢病；动脉粥样硬化、粒细胞减少症及肝炎的辅助治疗	不良反应少
	维生素 C	参与体内氧化还原反应；参与体内羟化反应；促进体液免疫和细胞免疫	治疗维生素 C 缺乏症，如坏血病；治疗心源性休克；治疗肝损害；补充治疗	过量可引起胃肠道反应，深部静脉血栓形成，增加尿中草酸盐排泄，引起泌尿系结石；大量长期服用突然停药出现坏血病表现

药物分类	代表药物	药理作用	临床应用	主要不良反应
脂溶性维生素	维生素 A	维持上皮组织结构的完整和健全；构成视觉细胞内感光物质；参与体内许多氧化过程；促进生长发育，增强机体免疫力和抵抗力	维生素 A 缺乏症的夜盲症、干眼病等；防治佝偻病和软骨病；外用可促进伤口愈合	大剂量长期应用可致维生素 A 过多症，甚至发生急性或慢性中毒
	维生素 D	促进钙与磷酸盐在小肠的吸收，使血钙浓度增加，有利于钙磷在骨组织中沉着，促进骨组织钙化	防治佝偻病、骨软化症和婴儿手足搐搦症，常与钙剂合用	长期大剂量应用出现高钙血症、软骨组织钙化、胃肠道反应等，停药可迅速改善
	维生素 E	维持正常生育功能；抗氧化作用；清除自由基；改善脂质代谢	用于习惯性流产、先兆流产、不育症、进行性肌营养不良、早产儿溶血性贫血等；防治高脂血症、动脉粥样硬化	不良反应轻微，大剂量常见胃肠道反应、头痛、头晕，偶见凝血时间延长，可能与影响维生素 K 吸收有关

知识检测

一、单选题

1. 下列维生素中，哪一个属于水溶性维生素

　　A. 维生素 A 　　　　　　B. 维生素 K_1 　　　　　　C. 维生素 D

　　D. 维生素 B_2 　　　　　　E. 维生素 K_2

2. 下列哪一种维生素，可以预防干眼病

　　A. 维生素 E 　　　　　　B. 维生素 B_6 　　　　　　C. 维生素 C

　　D. 维生素 D 　　　　　　E. 维生素 A

3. 下列哪一种维生素，可以治疗脚气病

　　A. 维生素 B_1 　　　　　　B. 维生素 B_2 　　　　　　C. 维生素 B_6

　　D. 维生素 C 　　　　　　E. 维生素 D

4. 下列哪一种维生素又称为抗坏血酸

　　A. 维生素 A 　　　　　　B. 维生素 B_1 　　　　　　C. 维生素 C

　　D. 维生素 D 　　　　　　E. 维生素 K_4

5. 下列哪一种维生素，可以引起草酸盐结石

　　A. 维生素 A 　　　　　　B. 维生素 B_2 　　　　　　C. 维生素 D

　　D. 维生素 C 　　　　　　E. 叶酸

6. 维生素 E 又称为

　　A. 视黄醇 　　　　　　B. 抗坏血酸 　　　　　　C. 氰钴胺

　　D. 生育酚 　　　　　　E. 核黄素

二、配选题

　　A. 维生素 A　　　　　　　　B. 维生素 C　　　　　　　　C. 维生素 E

　　D. 维生素 D　　　　　　　　E. 烟酸

1. 易被氧化，可在体内保护其他易被氧化物质，减少脂质生成

2. 用于夜盲症、干眼病的是

3. 大量服用可引起高血钙的是

三、多选题

1. 下列哪些维生素属于脂溶性维生素

　　A. 维生素 A　　　　　　　　B. 维生素 B$_2$　　　　　　　C. 维生素 C

　　D. 维生素 D　　　　　　　　E. 维生素 E

2. 下列哪些维生素可用于血管性疾病

　　A. 维生素 A　　　　　　　　B. 维生素 B$_2$　　　　　　　C. 维生素 C

　　D. 维生素 D　　　　　　　　E. 维生素 E

3. 下列哪些维生素具有抗氧化作用

　　A. 维生素 A　　　　　　　　B. 维生素 K　　　　　　　　C. 维生素 C

　　D. 维生素 D　　　　　　　　E. 维生素 E

（陆桂喜）

三十一、抗菌药物概论

✛ 知识点集

主要内容	知识要点
常用术语	掌握抗菌药物的常用术语：抗菌谱、抗菌活性、最低抑菌浓度（MIC）、最低杀菌浓度（MBC）、化疗指数、抗生素后效应等
抗菌药主要作用机制	抑制细菌细胞壁的合成： β-内酰胺类抗生素通过与青霉素结合蛋白（PBP）结合，抑制转肽酶的转肽作用，从而阻碍了肽聚糖的交叉联接，抑制细菌细胞壁的合成，导致细菌细胞壁缺损，由于菌体内的高渗透压使环境中水分渗入菌体，致使细菌膨胀、变形，加上自溶酶的影响，引起细菌细胞破裂溶解而死亡 抑制细菌蛋白质的合成： 氨基糖苷类抗生素与细菌核糖体 30S 亚基结合，氯霉素、林可霉素和大环内酯类抗生素与细菌核糖体 50S 亚基结合，四环素与核糖体 30S 亚基结合，从而影响细菌蛋白质的合成 影响胞浆膜的通透性： 多粘菌素类抗生素、制霉菌素和两性霉素等多烯类抗生素能使胞浆膜通透性增加，导致菌体内的糖、蛋白质、氨基酸、核苷酸和盐类等外漏，从而使细菌死亡

主要内容	知识要点
抗菌药主要作用机制	影响叶酸代谢： 磺胺类与甲氧苄啶可分别抑制二氢叶酸合成酶与二氢叶酸还原酶，妨碍叶酸代谢，影响核酸合成，从而抑制细菌的生长和繁殖 抑制核酸代谢： 喹诺酮类药物能抑制细菌 DNA 回旋酶，从而抑制细菌 DNA 的复制；利福平能特异性地抑制以 DNA 为模板的 RNA 多聚酶而产生抗菌作用
细菌耐药性产生的主要机制	产生灭活酶： 水解酶和钝化酶，β–内酰胺酶使 β–内酰胺环裂解而使青霉素类和头孢菌素类抗生素丧失抗菌作用 改变抗菌药物作用的靶位： 肺炎链球菌对青霉素的高度耐药就是由于青霉素作用靶位 PBP 的改变产生的 改变胞浆膜通透性：革兰阴性菌通过减少细胞膜上通道蛋白体的数量使药物进入菌体减少而产生耐药性 改变代谢途径：细菌直接利用外来叶酸合成核酸而对磺胺类药物产生耐药性

✛ 知识检测

一、单选题

1. 化疗药物是指

　A. 治疗各种疾病的化学药物

　B. 专门治疗恶性肿瘤的化学药物

　C. 防治细菌感染、寄生虫病和恶性肿瘤的化学药物

　D. 防治病原体引起感染的化学药物

　E. 人工合成的化学药物

2. 下列关于化疗指数的叙述哪一项是错误的

　A. LD_{50}/ED_{50}

　B. 化疗指数有临床参考价值　　　　C. 可评价化疗药物的安全性

　D. 化疗指数越大毒性越大　　　　　E. 化疗指数越大毒性越小

3. 抗菌药物是

　A. 对病原菌有杀灭作用的药物　　　B. 对病原菌有抑制作用的药物

　C. 对病原菌有杀灭或抑制作用的药物　　D. 能用于预防细菌性感染的药物

　E. 能治疗细菌性感染的药物

4. 抗菌谱是

　A. 药物的治疗指数　　　　　　　　B. 药物的抗菌范围

　C. 药物的抗菌能力　　　　　　　　D. 抗菌药的治疗效果

E. 抗菌药的适应证

5. 抗菌活性是指

    A. 抗菌药抑制或杀灭病原微生物的范围

    B. 抗菌药抑制或杀灭细菌的能力

    C. 抗菌药抑制或杀灭细菌的种类

    D. 抗菌药抑制或杀灭细菌所需的浓度

    E. 抗菌药对宿主的毒性

6. 当细菌与药物作用一段时间后，药物浓度低于最小抑菌浓度时，仍然对细菌的生长繁殖继续有抑制效应，此成为

    A. 后遗效应   B. 继发效应   C. 特异质反应

    D. 抗菌后效应   E. 变态反应

7. 喹诺酮类药物抗菌作用机制是

    A. 影响胞浆膜通透性   B. 抑制细菌细胞壁合成

    C. 阻碍细菌 DNA 复制   D. 抑制细菌蛋白质合成

    E. 抑制四氢叶酸合成

8. 通过影响细菌胞浆膜通透性产生抗菌作用的药物是

    A. 磺胺类   B. 青霉素类   C. 喹诺酮类

    D. 多粘菌素类   E. 万古霉素类

9. 通过抑制细菌细胞壁合成产生抗菌作用的药物是

    A. 磺胺类   B. 青霉素类   C. 喹诺酮类

    D. 多粘菌素类   E. 氨基糖苷类

10. 通过抑制细菌蛋白质合成产生抗菌作用的药物是

    A. 磺胺类   B. 青霉素类   C. 喹诺酮类

    D. 多粘菌素类   E. 氨基糖苷类

11. 通过影响细菌叶酸代谢产生抗菌作用的药物是

    A. 磺胺类   B. 青霉素类   C. 喹诺酮类

    D. 多粘菌素类   E. 氨基糖苷类

12. 通过抑制细菌核酸合成产生抗菌作用的药物是

    A. 磺胺类   B. 青霉素类   C. 喹诺酮类

    D. 多粘菌素类   E. 氨基糖苷类

13. 与细菌耐药性产生无关的是

    A. 产生灭活酶   B. 受体数上调   C. 改变靶部位

    D. 改变自身代谢途径   E. 改变通透性

14. 细菌对氨基糖苷类抗生素产生耐药性的主要原因是

　　A. 细菌产生了水解酶　　　　　　B. 细菌代谢途径发生了改变

　　C. 细菌产生了钝化酶　　　　　　D. 细菌体内的抗菌药原始靶位结构改变

　　F. 细菌产生了大量的对氨基苯甲酸

15. 细菌对磺胺类药物产生耐药性的主要原因是

　　A. 细菌产生了水解酶　　　　　　B. 细菌代谢途径发生了改变

　　C. 细菌产生了钝化酶　　　　　　D. 细菌体内的抗菌药原始靶位结构改变

　　E. 细菌产生了大量的对氨基苯甲酸

16. 静止期杀菌药是

　　A. 头孢菌素类　　　　　　B. 四环素类　　　　　　C. 大环内酯类

　　D. 磺胺类　　　　　　　　E. 氨基糖苷类

17. 繁殖期杀菌药是

　　A. 氨基糖苷类　　　　　　B. 多黏菌素 B　　　　　　C. 四环素类

　　D. 青霉素类　　　　　　　E. 氯霉素类

18. 以下叙述错误的是

　　A. 繁殖期杀菌药与静止期杀菌药联合应用可增强作用

　　B. 繁殖期杀菌药与速效抑菌药联合应用可出现疗效拮抗作用

　　C. 青霉素与磺胺类药物合用治疗流行性脑膜炎疗效增强

　　D. 药物联合往往是各起作用互不影响

　　E. 静止期杀菌药与速效抑菌药联合应用疗效增强或相加

19. 繁殖期杀菌药与静止期杀菌药合用的效果

　　A. 无关　　　　　　　　B. 相加　　　　　　　　C. 相减

　　D. 增强　　　　　　　　E. 拮抗

20. 繁殖期杀菌药与速效抑菌药合用的效果

　　A. 无关　　　　　　　　B. 相加　　　　　　　　C. 相减

　　D. 增强　　　　　　　　E. 拮抗

二、配伍选择题

　　A. 抗菌谱　　　　　　　　B. 抗生素　　　　　　　　C. 抗菌药

　　D. 杀菌药　　　　　　　　E. 抑菌药

1. 某些微生物产生的具有抗病原体作用和其他活性的物质

2. 对病原菌生长繁殖有抑制作用的药物

3. 对病原菌能抑制且杀灭作用的药物

4. 对细菌具有抑制或杀灭作用的药物

5. 药物抑制或杀灭病原菌的范围

    A. 影响叶酸代谢

    B. 抑制核酸合成

    C. 抑制细菌细胞壁的合成

    D. 抑制蛋白质合成的全过程

    E. 影响胞浆膜的通透性

6. 多黏菌素 B 的抗菌机制是

7. β - 内酰胺类抗生素的抑菌机制是

8. 氨基糖苷类抗生素的抗菌机制是

9. 磺胺的抗菌机制是

    A. 无关   B. 相加   C. 相减

    D. 增强   E. 拮抗

10. 青霉素与四环素合用

11. 青霉素与磺胺嘧啶合用

12. 青霉素与庆大霉素合用

13. 青霉素与红霉素合用

三、多选题

1. 抗菌药物的作用机制包括

    A. 抑制细菌细胞壁的合成   B. 产生灭活酶

    C. 改变细菌体内靶位结构   D. 抑制菌体蛋白质合成

    E. 改变细菌代谢途径

2. 广谱抗菌药的抗菌范围是

    A. 革兰阳性菌   B. 革兰阴性菌   C. 衣原体

    D. 真菌   E. 立克次体

3. 抑制细菌细胞壁合成的药物是

    A. 青霉素   B. 磷霉素   C. 头孢菌素

    D. 万古霉素   E. 链霉素

4. 影响细菌胞浆膜通透性的抗菌药物有

    A. 多黏菌素 B   B. 磷霉素   C. 制霉菌素

    D. 两性霉素 B   E. 万古霉素

5. 联合用药指征为

    A. 未明病原菌的感染   B. 单药不能控制的混合感染

C. 延缓耐药性产生　　　　　　D. 扩大抗菌谱

E. 减少毒副反应

（韦运东）

三十二、抗生素

➕ 知识点集

药物分类	代表药物	药理作用	临床应用	主要不良反应
天然青霉素类	青霉素 G	为繁殖期杀菌药，敏感菌株包括革兰阳性菌（溶血性链球菌、肺炎链球菌、白喉棒状杆菌、破伤风杆菌等）、革兰阴性球菌（脑膜炎奈瑟菌、淋病奈瑟菌）、螺旋体、放线菌，属窄谱抗生素	敏感的革兰阳性球菌和革兰阳性杆菌、革兰阴性球菌、螺旋体所致的感染首选，但须患者对青霉素不过敏	最常见的不良反应为过敏反应，最严重为过敏性休克；赫氏反应
半合成青霉素类	青霉素 V	耐酸，不耐酶，口服吸收好，抗菌谱同青霉素 G，但活性不及青霉素 G	用于敏感菌轻度感染和防止感染复发的预防用药	常见恶心、呕吐、上腹部不适、腹泻等胃肠道反应及黑毛舌，过敏反应，二重感染等
	甲氧西林	耐酶，耐酸，可口服，抗菌谱同青霉素 G，对革兰阳性菌作用不如青霉素 G	主要用于耐青霉素 G 的金黄色葡萄球菌感染	不良反应少，与青霉素 G 有交叉过敏反应，少数患者口服有嗳气、恶心、腹胀、腹痛等胃肠道反应
	氨苄西林、阿莫西林	广谱，耐酸，不耐酶，对革兰阴性菌有较强作用，对绿脓杆菌无效	用于敏感菌所致的呼吸道、泌尿道、胃肠道、软组织感染及伤寒、副伤寒、败血症、脑膜炎、心内膜炎等	过敏反应，胃肠道反应
	羧苄西林	不耐酸，不耐酶，需注射给药。抗菌谱与氨苄西林相似，但对革兰阴性菌作用较强，对绿脓杆菌有效	适于烧伤患者绿脓杆菌感染，单用易产生耐药性，常与庆大霉素联用，但不可装在一起，以防药效降低	大剂量致电解质紊乱，还可引起神经系统毒性及出血等
头孢菌素类	头孢噻吩、头孢氨苄	第一代头孢菌素，对革兰阳性菌作用比第二至第四代强，对革兰阴性菌作用弱，对绿脓杆菌无效	主要用于耐青霉素的金黄色葡萄球菌及其他敏感菌所致的轻中度呼吸道感染、软组织感染、尿路感染	毒性低，常见为过敏反应、胃肠道反应。大剂量使用可损害近曲小管细胞，出现肾毒性，第一代多见，第二代肾毒性比第一代低，第三、第四代几乎无肾毒性。第三、第四代偶可致二重感染。头孢哌酮、头孢孟多等有戒酒硫样反应。孢呋辛、头孢孟多、头孢哌酮可致低凝血酶原血症

续表

药物分类	代表药物	药理作用	临床应用	主要不良反应
	头孢孟多、头孢呋辛	第二代头孢菌素，对革兰阴性菌作用加强，革兰阳性菌作用较弱，厌氧菌有效，对绿脓杆菌无效	主要用于一般产酶耐药革兰阴性杆菌和其他敏感菌引起的胆道感染、肺炎、菌血症、尿路感染等	
	头孢噻肟、头孢曲松	第三代头孢菌素，对革兰阳性菌作用弱、对革兰阴性杆菌作用明显超过第一、第二代；抗菌谱扩大，对厌氧菌、绿脓杆菌作用较强	主要用于治疗尿路感染以及危及生命的脑膜炎、败血症、肺炎等严重感染	
	头孢吡肟、头孢匹罗	第四代头孢菌素，比第三代抗菌谱更广，对第三代头孢菌素耐药菌株仍然敏感	可用于对第三代头孢菌素耐药的革兰阴性杆菌引起的重症感染，由于穿透力强，脑脊液浓度高，对细菌性脑膜炎效果更佳	
大环内酯类	红霉素、罗红霉素	作用于细菌的50S核糖体而抑制细菌蛋白质的合成，从而抑菌。抗菌谱与青霉素G相似但略广，对革兰阳性菌、某些革兰阴性菌、军团菌、支原体等有较强的作用，为耐药的金黄色葡萄球菌和溶血性链球菌引起感染的首选药	主要用于治疗革兰阳性菌感染，可代替青霉素用于对青霉素过敏患者。嗜肺军团菌病、白喉、百日咳首选	恶心、呕吐、腹泻、腹胀等，半合成品发生率低，大剂量或长期应用可致胆汁淤积，静脉滴注过快易发生心脏毒性反应
林可霉素类	林可霉素、克林霉素	对革兰阳性菌具有较强的抗菌作用，革兰阴性菌对其不敏感。克林霉素抗菌作用较林可霉素强4~8倍	治疗金黄色葡萄球菌感染引起的急、慢性骨髓炎，可作为首选药	有胃肠道反应，严重者发生假膜性肠炎，口服万古霉素或甲硝唑治疗。偶可引起肝功能异常、皮疹、静脉炎及神经肌肉接头阻滞等
万古霉素类	万古霉素	为繁殖期杀菌药，对革兰阳性菌作用强大，革兰阴性菌无效，窄谱抗生素	用于其他药物无效或过敏的耐药金黄色葡萄球菌和革兰阳性菌所致严重感染	不良反应多且严重，主要表现为耳毒性、肾毒性
氨基糖苷类	庆大霉素、链霉素、卡那霉素、奈替米星	为静止期杀菌药，能阻碍细菌蛋白质合成的多个环节。主要抗需氧革兰阴性杆菌，对革兰阴性球菌作用较差，部分药物抗结核杆菌和鼠疫杆菌	主要用于敏感需氧革兰阴性杆菌所致的全身感染；链霉素、卡那霉素可用于治疗结核	耳毒性，肾毒性，过敏反应，神经肌肉接头阻滞

药物分类	代表药物	药理作用	临床应用	主要不良反应
四环素类	四环素、土霉素、多西环素	广谱抗生素，快速抑菌药，对革兰阳性菌、革兰阴性菌、螺旋体、立克次体、支原体、衣原体、原虫（阿米巴原虫）等均可产生抑制作用	立克次体感染（斑疹伤寒）、支原体感染、衣原体感染（沙眼）和螺旋体感染（回归热）首选；四环素类已经不作为治疗细菌性感染的首选药	胃肠道反应，二重感染，影响骨骼和牙齿生长
氯霉素类	氯霉素	作用于细菌核糖体50S亚基，抑制蛋白质合成。广谱抗生素，快速抑菌药，对革兰阳性和革兰阴性菌均有抑制作用，尤其对流感嗜血杆菌、伤寒沙门菌作用强，对立克次体和沙眼衣原体、肺炎衣原体等也有效	用于伤寒、副伤寒（全身应用），沙眼、结膜炎（局部滴眼），细菌性脑膜炎（青霉素过敏时替代）	最严重不良反应是抑制骨髓造血功能，造成可逆性血细胞减少或不可逆性再生障碍性贫血，还有灰婴综合征，过敏反应、二重感染、胃肠道反应等

┿ 知识检测

一、单选题

1. β-内酰胺类抗生素的作用靶点是

   A. 细菌外膜   B. 细胞质   C. 黏肽层

   D. 黏液质   E. PBP

2. 青霉素在体内主要分布于

   A. 细胞内液   B. 细胞外液   C. 血浆

   D. 脑脊液   E. 房水

3. 青霉素体内过程的特点，错误的是

   A. 口服吸收量少且不规则

   B. 血浆半衰期为0.5~1.0小时

   C. 吸收后主要分布在细胞外液

   D. 脂溶性高，房水和脑脊液中的含量也较高

   E. 主要以原形经尿排泄

4. 青霉素G在体内的主要消除方式是

   A. 肝脏代谢   B. 肾小管分泌   C. 肾小球滤过

   D. 胆汁排泄   E. 被血浆酶破坏

5. 对青霉素G较易耐药的细菌是

   A. 金黄色葡萄球菌   B. 肺炎球菌

C. 脑膜炎球菌　　　　　　　　D. 溶血性链球菌

E. 白喉杆菌

6. 青霉素类共同的特点是

A. 主要用于革兰阴性菌感染　　B. 耐 β – 内酰胺酶

C. 耐酸口服有效　　　　　　　D. 抗菌谱广

E. 相互有交叉过敏反应，可致过敏休克

7. 治疗梅毒、钩端螺旋体的首选药是

A. 链霉素　　　　　　B. 青霉素　　　　　　C. 氯霉素

D. 四环素　　　　　　E. 红霉素

8. 青霉素的抗菌作用机制是

A. 抑制细菌细胞壁的合成

B. 增加细菌胞浆膜的通透性

C. 抑制菌体核酸的合成

D. 抑制菌体蛋白质的合成

E. 抑制菌体叶酸的合成

9. 细菌对青霉素产生抗药性的机制是

A. 胞浆膜通透性降低　　　　　B. 改变代谢途径

C. 细菌产生 β – 内酰胺酶　　　D. 细菌产生合成酶

E. PABA 浓度增高

10. 下列关于青霉素 G 的论述哪点是正确的

A. 对静止期细菌作用强　　　　B. 对繁殖期细菌作用弱

C. 对革兰阴性杆菌有效　　　　D. 只抑菌不杀菌

E. 对人体几乎无毒

11. 青霉素 G 最严重的不良反应是

A. 抑制骨髓造血功能　　　　　B. 二重感染

C. 灰婴综合征　　　　　　　　D. 反跳现象

E. 过敏性休克

12. 对青霉素的使用，正确的是

A. 更换批号时不需要重新做皮试

B. 青霉素属于静止期杀菌剂

C. 钾盐对皮肤的刺激性重，钠盐较轻

D. 天然青霉素中，青霉素 G 的性质不稳定，毒性强

E. 一旦发生过敏性休克，应皮下或肌注 0.1% 肾上腺素，必要时加糖皮质激素和抗

组胺药

13. 青霉素的抗菌谱不包括

　　A. 革兰阳性球菌　　　　　　　　　　B. 革兰阳性杆菌

　　C. 大多数的革兰阴性杆菌　　　　　　D. 革兰阴性球菌

　　E. 螺旋体

14. 青霉素过敏性休克抢救应首选

　　A. 肾上腺素　　　　　B. 去甲肾上腺素　　　　C. 抗组胺药

　　D. 多巴胺　　　　　　E. 头孢氨苄

15. 对青霉素过敏的患者，最好不选用

　　A. 四环素　　　　　　B. 红霉素　　　　　　　C. 磺胺类

　　D. 氯霉素　　　　　　E. 氨苄西林

16. 青霉素治疗哪种疾病时可引起赫氏反应

　　A. 咽炎　　　　　　　　　　　　　　B. 梅毒或钩端螺旋体

　　C. 大叶性肺炎　　　　　　　　　　　D. 流行性脑脊髓膜炎

　　E. 草绿色链球菌心内膜炎

17. 耐青霉素的金黄色葡萄球菌感染最好选用

　　A. 氨苄西林　　　　　B. 苯唑西林　　　　　　C. 羧苄西林

　　D. 苄星青霉素　　　　E. 普鲁卡因青霉素

18. 具有一定肾毒性的 β - 内酰胺类抗生素是

　　A. 青霉素 G　　　　　　　　　　　　B. 耐酶青霉素类

　　C. 广谱青霉素类　　　　　　　　　　D. 第一代头孢菌素类

　　E. 第三代头孢菌素类

19. 可口服的头孢菌素是

　　A. 头孢氨苄　　　　　B. 头孢呋新　　　　　　C. 头孢氨噻

　　D. 头孢哌酮　　　　　E. 头孢孟多

20. 属于第二代头孢菌素类的药物是

　　A. 头孢孟多　　　　　B. 头孢他啶　　　　　　C. 头孢氨苄

　　D. 头孢曲松　　　　　E. 头霉素

21. 头孢他啶属于第几代头孢菌素

　　A. 第一代　　　　　　B. 第二代　　　　　　　C. 第三代

　　D. 第四代　　　　　　E. 第五代

22. 下列第三代头孢菌素的特点，叙述错误的是

　　A. 体内分布广，一般从肾脏排泄

B. 对各种 β - 内酰胺酶高度稳定

C. 对革兰阴性菌作用不如第一、第二代

D. 对铜绿假单胞菌作用强

E. 基本无肾毒性

23. 属于大环内酯类抗生素的药物是

    A. 链霉素   B. 麦迪霉素   C. 克林霉素

    D. 万古霉素   E. 氯霉素

24. 以下不属于大环内酯类抗生素的药物是

    A. 红霉素   B. 克林霉素   C. 麦迪霉素

    D. 乙酰螺旋霉素   E. 交沙霉素

25. 红霉素的主要不良反应是

    A. 过敏反应   B. 口服引起的胃肠道反应

    C. 心律失常   D. 肾毒性

    E. 耳毒性

26. 红霉素在何种组织中的浓度最高

    A. 脑脊液   B. 骨髓   C. 肾脏

    D. 胆汁   E. 前列腺

27. 哪种细菌感染首选红霉素

    A. 溶血链球菌   B. 金黄色葡萄球菌

    C. 军团菌   D. 沙眼衣原体

    E. 大肠杆菌

28. 对大环内酯类抗生素的描述，错误的是

    A. 抗菌谱窄，但比青霉素略广

    B. 口服主要不良反应为胃肠道反应

    C. 酯化衍生物可增加口服吸收

    D. 不易透过血脑屏障

    E. 可用作氨基糖苷类抗生素的替代药

29. 金黄色葡萄球菌引起的急、慢性骨髓炎最好选用

    A. 阿莫西林   B. 红霉素   C. 头孢曲松

    D. 克林霉素   E. 克拉霉素

30. 万古霉素的描述，错误的是

    A. 属于快速杀菌剂

    B. 与其他抗生素间无交叉耐药性

C. 作用机制是阻碍细菌细胞壁的合成

D. 可用于耐青霉素的金黄色葡萄球菌引起的严重感染

E. 可引起伪膜性肠炎

31. 氨基糖苷类抗生素的抗菌作用机制是

A. 影响胞浆膜通透性

B. 抑制细菌细胞壁合成

C. 阻碍细菌 DNA 复制

D. 抑制细菌蛋白质合成

E. 抑制四氢叶酸合成

32. 对于氨基糖苷类抗生素引起的神经肌肉阻滞作用，用哪种药物治疗

A. 钙剂　　　　　　　　B. 去甲肾上腺素　　　　　C. 肾上腺素

D. 西地兰　　　　　　　E. 呼吸兴奋剂

33. 下列哪种抗生素对结核杆菌有效

A. 四环素　　　　　　　B. 庆大霉素　　　　　　　C. 红霉素

D. 羧苄西林　　　　　　E. 链霉素

34. 关于庆大霉素的叙述哪项是错误的

A. 庆大霉素与羧苄西林合用可以混合静滴

B. 对绿脓杆菌有效

C. 对耐青霉素的金黄色葡萄球菌有效

D. 对前庭神经功能损害较链霉素轻

E. 治疗革兰阴性杆菌感染

35. 下列哪种药物属于氨基糖苷类抗生素

A. 庆大霉素　　　　　　B. 红霉素　　　　　　　　C. 头孢唑啉

D. 氯霉素　　　　　　　E. 利福平

36. 对氨基糖苷类不敏感的细菌是

A. 各种厌氧菌　　　　　B. 肠杆菌　　　　　　　　C. 革兰阴性球菌

D. 金黄色葡萄球菌　　　E. 铜绿假单胞菌

37. 耳毒性、肾毒性最严重的氨基糖苷类药物是

A. 卡那霉素　　　　　　B. 庆大霉素　　　　　　　C. 西索米星

D. 奈替米星　　　　　　E. 新霉素

38. 过敏性休克发生率最高的是

A. 庆大霉素　　　　　　B. 链霉素　　　　　　　　C. 新霉素

D. 卡那霉素　　　　　　E. 妥布霉素

39. 细菌对氨基糖苷类药物产生耐药的主要原因是产生

    A. 钝化酶   B. 转肽酶   C. β – 内酰胺酶

    D. 水解酶   E. 合成酶

40. 链霉素与呋塞米合用会引起

    A. 肾毒性增加   B. 抗菌作用增强

    C. 耳毒性增加   D. 利尿作用增强

    E. 无明显作用

41. 与含 Mg^{2+}、Ca^{2+}、Al^{3+} 的药物或食物同服影响其吸收的是

    A. 四环素   B. 红霉素   C. 链霉素

    D. 氯霉素   E. 青霉素

42. 灰婴综合征是哪种药物引起的不良反应

    A. 四环素   B. 青霉素   C. 氯霉素

    D. 链霉素   E. 红霉素

43. 长期应用氯霉素可引起哪种不良反应

    A. 抑制骨髓造血功能   B. 过敏性休克

    C. 低血钾   D. 神经肌肉阻滞

    E. 耳聋

44. 下列哪种抗生素对肠阿米巴病有效

    A. 链霉素   B. 氯霉素   C. 庆大霉素

    D. 土霉素   E. 青霉素

45. 四环素类抗生素对下列哪种病原体无效

    A. 革兰阳性菌   B. 革兰阴性杆菌   C. 肺炎支原体

    D. 立克次体   E. 真菌

46. 抗菌谱最广的是

    A. 青霉素类   B. 头孢菌素类   C. 四环素类

    D. 大环内酯类   E. 氨基糖苷类

47. 伤寒、副伤寒的特效药是

    A. 青霉素   B. 头孢菌素   C. 红霉素

    D. 四环素   E. 氯霉素

48. 红霉素与克林霉素合用可

    A. 扩大抗菌谱

    B. 由于竞争结合部位产生拮抗作用

    C. 增强抗菌活性

D. 降低毒性

E. 以上都不是

二、配伍选择题

A. 过敏性休克　　　　　　　B. 肾脏损害

C. 第八对脑神经损害　　　　D. 骨髓抑制

E. 心动过缓

1. 青霉素的主要不良反应是

2. 链霉素的主要不良反应是

3. 氯霉素的主要不良反应是

A. 青霉素　　　　　　B. 庆大霉素　　　　　C. 四环素

D. 氯霉素　　　　　　E. 异烟肼

4. 大叶性肺炎首选

5. 恙虫病首选

6. 肺结核首选

7. 大肠杆菌感染首选

8. 伤寒首选

A. 增加肾毒性　　　　　B. 增加耳毒性　　　　　C. 延缓抗药性

D. 扩大抗菌范围，增强抗菌作用

E. 增强神经肌肉阻滞作用，可致呼吸抑制

9. 氨基糖苷类与速尿合用可致

10. 庆大霉素与青霉素 G 合用可致

A. 青霉素类　　　　　　B. 氨基糖苷类　　　　　C. 磺胺类

D. 红霉素　　　　　　　E. 制霉菌素

11. 繁殖期杀菌药是

12. 静止期杀菌药是

13. 速效抑菌剂是

14. 慢效抑菌剂是

A. 抑制细菌细胞壁的合成

B. 影响菌体胞浆膜的通透性

C. 抑制菌体蛋白质的合成

D. 抑制二氢叶酸合成酶

E. 促进二氢叶酸还原酶

15. 头孢菌素类的作用原理是

16. 氨基糖苷类抗生素的作用原理是

17. 磺胺类药物的作用原理是

A. 伤寒、副伤寒　　　　B. 斑疹伤寒　　　　C. 鼠疫、兔热病

D. 军团菌病　　　　　　E. 钩端螺旋体

18. 链霉素用于

19. 青霉素 G 用于

20. 氯霉素用于

21. 四环素用于

22. 红霉素用于

A. 第一代头孢菌素　　　　B. 第二代头孢菌素

C. 第三代头孢菌素　　　　D. 第四代头孢菌素

E. 半合成抗铜绿假单胞菌广谱青霉素

23. 头孢匹罗

24. 头孢他啶

25. 头孢噻吩

26. 头孢呋辛

27. 羧苄西林

A. 链霉素　　　　　B. 阿米卡星　　　　C. 庆大霉素

D. 妥布霉素　　　　E. 卡那霉素

28. 治疗鼠疫的首选药物是

29. 治疗革兰阴性杆菌如败血症的首选药物是

30. 氨基糖苷类抗生素中抗菌谱最广的是

三、多选题

1. 青霉素的特点是

A. 高效、低毒　　　　　　B. 对螺旋体有效

C. 不耐酸，不能口服　　　D. 不耐酸，不耐酶

E. 耐酸，不易水解

2. 防治青霉素过敏性休克的措施是

A. 详细询问病史、用药史、药物过敏史及家族过敏史

B. 做皮肤过敏试验

C. 避免饥饿时用药，注射后应观察 20~30 分钟

D. 皮试液应临用临配

E. 出现过敏性休克，治疗首选肾上腺素

3. 青霉素 G 在临床上可以治疗

A. 脑膜炎球菌引起的脑膜炎　　　　　　B. 铜绿假单胞菌感染

C. 炭疽　　　　　　D. 破伤风　　　　　　E. 链球菌感染

4. 对第三代头孢菌素特点的叙述正确的是

A. 对铜绿假单胞菌和厌氧菌有效

B. 对革兰阳性菌作用不及第一、第二代

C. 血浆半衰期较长，体内分布广

D. 对 β – 内酰胺酶稳定性高

E. 对肾脏基本无毒性

5. 青霉素的抗菌谱为

A. 敏感的革兰阳性菌和革兰阴性球菌

B. 革兰阳性杆菌　　　　　　C. 螺旋体

D. 支原体、立克次体　　　　　　E. 革兰阴性杆菌

6. 下列关于克林霉素的叙述哪些是正确的

A. 对耐药金黄色葡萄球菌有良好的抗菌作用

B. 抗菌机制与抑制蛋白质合成有关

C. 与红霉素合用有协同作用

D. 抗菌机制与红霉素相似，两药合用可增强抗菌作用

E. 对厌氧菌有强大的杀菌作用

7. 属于大环内酯类的抗生素是

A. 万古霉素　　　　　　B. 阿奇霉素　　　　　　C. 克拉霉素

D. 交沙霉素　　　　　　E. 乙酰螺旋霉素

8. 下列有关红霉素的描述正确的是

A. 对革兰阳性菌有强大抗菌作用，对革兰阴性菌不敏感

B. 与 50S 亚基结合，抑制蛋白质合成

C. 无味红霉素耐酸、无味，适于儿童服用

D. 主要用于耐青霉素的金黄色葡萄球菌感染和青霉素过敏者

E. 口服的剂量也不出现胃肠道反应

9. 硫酸链霉素不良反应的特征是

A. 过敏性休克的发生率仅次于青霉素 G

B. 前庭功能损害发生率较高

C. 毒性反应与用药剂量大小和疗程长短有关

D. 对肾脏的毒性较轻

E. 肾功能不良者可选用

10. 氨基糖苷类抗生素体内过程的共同特点

A. 口服不易吸收

B. 主要分布于细胞外液

C. 肾皮质药物浓度

D. 内耳外淋巴液药物浓度高

E. 肾功能减退时血药浓度与半衰期均明显增加

11. 对结核病有治疗作用的氨基糖苷类药物

A. 链霉素　　　　　　B. 庆大霉素　　　　　　C. 卡那霉素

D. 妥布霉素　　　　　E. 阿米卡星

12. 氨基糖苷类抗生素的主要不良反应有

A. 耳毒性　　　　　　B. 肾毒性　　　　　　C. 神经肌肉阻滞作用

D. 骨髓抑制　　　　　E. 灰婴综合征

13. 易引起过敏性休克的是

A. 红霉素　　　　　　B. 青霉素 G　　　　　C. 庆大霉素

D. 链霉素　　　　　　E. 卡那霉素

14. 氯霉素为广谱速效抑菌药，其不良反应包括

A. 抑制骨髓造血功能　　　　　B. 灰婴综合征

C. 二重感染　　　　　　　　　D. 胃肠道反应

E. 影响胎儿、小儿骨骼和牙齿发育

15. 四环素的不良反应有

A. 胃肠道反应　　　　B. 二重感染　　　　　C. 影响骨和牙的生长

D. 肝、肾毒性　　　　E. 骨髓抑制

（韦运东）

三十三、人工合成抗菌药

知识点集

药物分类	代表药物	药理作用	临床应用	主要不良反应
喹诺酮类	诺氟沙星、氧氟沙星、环丙沙星	氟喹诺酮类，广谱抗菌药，对革兰阴性菌、革兰阳性菌、厌氧菌、支原体、衣原体、结核分支杆菌也有作用	用于敏感菌引起的呼吸系统、生殖系统、泌尿系统及全身感染	胃肠道反应，中枢神经系统反应，关节病变和影响软骨发育，肝、肾损害，过敏反应
磺胺类	磺胺嘧啶、磺胺甲噁唑	为广谱抑菌药，对大多数革兰阳性菌和革兰阴性菌有良好的抗菌活性；对沙眼衣原体、弓形虫、放线菌、疟原虫也有抑制作用	用于流行性脑膜炎、呼吸道感染、尿路感染、肠道感染、伤寒、鼠疫、局部软组织和创口感染	肾损害，过敏反应，抑制骨髓造血功能，头晕、头痛、乏力、精神不振、失眠等神经系统反应，胃肠道反应，肝损害等

知识检测

一、单选题

1. 磺胺类药物的不良反应不包括

   A. 对造血系统的影响　　　　B. 过敏反应

   C. 神经系统反应　　　　　　D. 肾损害

   E. 低血钾

2. 复方新诺明是

   A. SIZ+SMZ　　　　B. SD+TMP　　　　C. SMZ+TMP

   D. SD+SIZ　　　　　E. SD+SMZ

3. 属于短效磺胺类药物的是

   A. SIZ　　　　　　B. SD　　　　　　C. SMZ

   D. SMD　　　　　E. SDM

4. 治疗流行性脑膜炎的首选药是

   A. SIZ　　　　　　B. SMZ　　　　　C. SD

   D. SMD　　　　　E. SDM

5. 磺胺类药物最主要的排泄途径是

   A. 胆汁　　　　　B. 乳汁　　　　　C. 唾液

   D. 肾脏　　　　　E. 肠道

6. 属于喹诺酮类抗生素的是

    A. 多西环素   B. 庆大霉素   C. 甲氧苄啶

    D. 异烟肼   E. 氧氟沙星

7. 可用于治疗沙眼的药物是

    A. 磺胺嘧啶银   B. 磺胺米隆   C. 磺胺醋酰

    D. 磺胺多辛   E. 甲氧苄啶

8. 可用于治疗局部绿脓杆菌感染的药物是

    A. 磺胺嘧啶银   B. 磺胺嘧啶   C. 磺胺醋酰

    D. 柳氮磺吡啶   E. 甲氧苄啶

9. 用于全身感染治疗的长效磺胺类药物是

    A. SIZ   B. SD   C. SMZ

    D. SA   E. SDM

10. 应用磺胺类药物常同服碳酸氢钠的目的是

    A. 增加磺胺类药物及乙酰化物的溶解度，减少结晶尿形成

    B. 减少磺胺类药物过敏反应发生

    C. 减少磺胺类药物对骨髓抑制

    D. 减少磺胺类药物引起胃肠道反应

    E. 提高磺胺类药物抗菌作用

11. 磺胺类药物与 TMP 合用的目的是

    A. 提高抗菌效果延缓抗药性产生

    B. 增加磺胺类药物在尿中浓度

    C. 减少结晶尿形成

    D. 增加磺胺类药物血中浓度

    E. 减少过敏反应发生

12. 下列药物中可用于肠道感染的是

    A. 柳氮磺吡啶   B. 磺胺多辛   C. 呋喃妥因

    D. 磺胺米隆   E. 甲氧苄啶

13. 甲氧苄啶的作用机制是

    A. 抑制二氢叶酸合成酶   B. 抑制二氢叶酸还原酶

    C. 抑制 DNA 回旋酶   D. 抑制细胞壁合成

    E. 抑制蛋白质合成

14. 磺胺类的作用机制是

    A. 抑制二氢叶酸合成酶   B. 抑制二氢叶酸还原酶

C. 抑制 DNA 回旋酶　　　　　　　D. 抑制细胞壁合成

E. 抑制蛋白质合成

15. TMP 的抗菌作用机制是抑制

A. 二氢叶酸还原酶　　　　　　　B. 过氧化物酶

C. 二氢蝶酸合酶　　　　　　　　D. DNA 回旋酶

E. β - 内酰胺酶

16. 适用于烧伤和大面积创伤后感染的磺胺类药物是

A. 磺胺米隆　　　　　B. 磺胺甲噁唑　　　　　C. 甲氧苄啶

D. 磺胺嘧啶　　　　　E. 磺胺异噁唑

17. 局部应用无刺激，穿透力强，适用于眼科疾病的药物是

A. 磺胺嘧啶　　　　　B. 磺胺米隆　　　　　　C. 磺胺醋酰钠

D. 磺胺嘧啶银　　　　E. 柳氮磺嘧啶

18. 喹诺酮类药物对革兰阴性菌的抗菌作用机制为

A. 抑制 β - 内酰胺酶　　　　　　B. 抑制细菌 DNA 回旋酶

C. 抑制二氢蝶酸合酶　　　　　　D. 抑制细菌细胞壁的合成

E. 增加细菌胞浆膜的通透性

19. 抗菌谱广，但是单独应用易使细菌产生耐药性，一般无法单独应用的药物是

A. 甲氧苄啶　　　　　B. 氧氟沙星　　　　　　C. 环丙沙星

D. 磺胺嘧啶　　　　　E. 甲硝唑

20. 氟喹诺酮类的作用特点是

A. 抗菌谱广　　　　　　　　　　B. 口服不易吸收

C. 组织体液中浓度低　　　　　　D. 抑制转肽酶而杀菌

E. 抑制细菌蛋白质合成

21. 不属于喹诺酮类药物的是

A. 氟哌酸　　　　　　B. 环丙沙星　　　　　　C. 乙酰水杨酸

D. 克林沙星　　　　　E. 加替沙星

22. 体外抗菌活性最强的喹诺酮类药物是

A. 氧氟沙星　　　　　B. 依诺沙星　　　　　　C. 环丙沙星

D. 诺氟沙星　　　　　E. 洛美沙星

23. 喹诺酮类药物的抗菌谱不包括

A. 大肠杆菌和痢疾杆菌　　　　　B. 支原体和衣原体

C. 伤寒杆菌和流感杆菌　　　　　D. 结核杆菌和厌氧菌

E. 立克次体和螺旋体

24. 喹诺酮类药物不宜用于

　　A. 老年人　　　　　　　B. 婴幼儿　　　　　　C. 溃疡病患者

　　D. 妇女　　　　　　　　E. 肝病患者

25. 可替代氯霉素用于治疗伤寒的药物是

　　A. 四环素　　　　　　　B. 氨基糖苷类　　　　C. 青霉素

　　D. 氟喹诺酮类　　　　　E. 大环内酯类

二、配伍选择题

　　A. 磺胺嘧啶（SD）+TMP

　　B. 磺胺甲噁唑（SMZ）+TMP

　　C. 酞磺胺噻唑（PST）

　　D. 磺胺醋酰钠（SA）

　　E. 磺胺嘧啶（SD）+ 链霉素

1. 治疗肠道感染宜用

2. 治疗沙眼宜选

　　A. 诺氟沙星　　　　　　B. 磺胺异噁唑　　　　C. 环丙沙星

　　D. 磺胺嘧啶银　　　　　E. 甲氧苄啶

3. 为磺胺增效剂，其抗菌谱与磺胺类药物相似

4. 在尿中不易析出结晶，适用于泌尿道感染的磺胺类药物

5. 对铜绿假单胞菌抑制作用强，可用于烧伤

6. 是目前应用最广的氟喹诺酮类药

　　A. 呋喃妥因　　　　　　B. 诺氟沙星　　　　　C. 呋喃唑酮

　　D. 呋喃苯胺酸　　　　　E. 磺胺米隆

7. 主要用于尿路感染的是

8. 主要用于肠道感染的是

9. 主要用于创伤表面感染的是

　　A. SIZ　　　　　　　　　B. SD　　　　　　　　C. SA

　　D. SMZ　　　　　　　　　E. Sml

10. 适用于治疗沙眼的是

11. 可外用于绿脓杆菌感染是

12. 与TMP组成复方新诺明的是

三、多选题

1. 氟喹诺酮类药物具有的特点是

 A. 抗菌谱广

 B. 抗菌活性强

 C. 口服方便

 D. 与其他常用抗菌药无交叉耐药性

 E. 价格低廉

2. SMZ 和 TMP 联合应用的特点是

 A. 二者的主要药代学参数相近

 B. 抗菌谱扩大

 C. 合用后的抗菌活性增加，甚至呈现杀菌作用

 D. 减少细菌耐药性的产生

 E. 对磺胺类耐药的细菌对复方新诺明仍然敏感

3. 磺胺类药物常见的不良反应包括

 A. 结晶尿、血尿和尿闭等症状

 B. 药热、皮疹，偶见多形性红斑及剥脱性皮炎

 C. 白细胞减少症

 D. 再生障碍性贫血

 E. 新生儿、早产儿黄疸

4. 下列有关环丙沙星特点的叙述正确的选项为

 A. 对革兰阴性菌抗菌作用强

 B. 对革兰阳性菌抗菌作用较青霉素 G 弱

 C. 对铜绿假单胞菌、厌氧菌抗菌作用较强

 D. 可用于呼吸道、泌尿道、皮肤软组织感染

 E. 禁用于孕妇、哺乳期妇女及青春期前儿童

5. 下列有关甲氧苄啶，正确的是

 A. 抗菌谱和磺胺类药相似

 B. 单用易引起细菌耐药性

 C. 与磺胺类药物合用，可使细菌叶酸代谢遭到双重阻断

 D. 常与 SMZ 或 SD 合用，治疗呼吸道、泌尿道、肠道感染，脑膜炎，败血症等

 E. 长期大剂量可致轻度血象变化

（韦运东）

三十四、抗结核病药与抗麻风病药

✛ 知识点集

药物分类	代表药物	药理作用	临床应用	主要不良反应
一线抗结核病药	异烟肼	抑制结核分枝杆菌 DNA、细胞壁合成引起结核杆菌代谢紊乱。对生长期的结核分枝杆菌有强大杀灭作用,对静止期的作用弱,单用易耐药	各类结核病均为首选	肝损害,周围神经炎,中枢神经系统症状
	利福平	抑制结核分枝杆菌 mRNA 合成。对生长期及繁殖期的结核分枝杆菌均有强大杀灭作用,易产生耐药性	联合用于各类结核病、麻风病,耐药金黄色葡萄球菌感染、沙眼等	胃肠道反应,过敏反应,肝损伤,致畸
	乙胺丁醇	抑制结核分枝杆菌 RNA 合成。对生长期结核分枝杆菌有较强大杀灭作用,耐药性产生缓慢	联合用于各类结核病	胃肠道反应,肾脏损伤,球后视神经炎
二线抗结核病药	链霉素	抑制结核分枝杆菌蛋白质的合成。对结核性脑膜炎疗效差,易产生耐药性	与其他药物联合应用于危及生命的结核病	耳毒性,肾毒性,过敏性休克,神经肌肉接头阻滞
抗麻风病药	氨苯砜	砜类药物,作用机制与磺胺类相同。对麻风杆菌有选择性抑制作用,易产生耐药性	为治疗各型麻风病首选药	最常见为不同程度溶血反应

✛ 知识检测

一、单选题

1.下列哪种药不属于一线抗结核药

  A. 异烟肼   B. 链霉素   C. 利福平

  D. 乙胺丁醇   E. 吡嗪酰胺

2.各种类型结核病的首选药是

  A. 链霉素   B. 利福平   C. 异烟肼

  D. 乙胺丁醇   E. 吡嗪酰胺

3.应用异烟肼时,常合用维生素 B_6 的目的是

  A. 增强疗效   B. 防止周围神经炎

  C. 延缓抗药性   D. 减轻肝损害

  E. 促进吸收

4. 异烟肼、链霉素、对氨基水杨酸均具有的特点是

   A. 均有杀灭结核杆菌作用　　　　　　　B. 均可治疗肺内、肺外结核病

   C. 均具有较强穿透力　　　　　　　　　D. 结核菌对其均可产生耐药性

   E. 均可引起肝损害

5. 下列关于异烟肼的叙述哪项是错误的

   A. 穿透力强　　　　　　　　　　　　　B. 对结核杆菌有强大抑制或杀灭作用

   C. 为治疗结核病的首选药　　　　　　　D. 临床上常与维生素 B_6 合用

   E. 对革兰阳性菌也有效

6. 关于链霉素的叙述哪项是错误的

   A. 抑制细菌蛋白质合成　　　　　　　　B. 可引起耳毒性

   C. 对细胞内外的结核杆菌均作用较强　　D. 适用于结核病急性期

   E. 抗结核杆菌作用次于异烟肼和利福平

7. 最常用的抗麻风病药是

   A. 氨苯砜　　　　　　　　　　　　　　B. 苯丙砜

   C. 利福平　　　　　　　　　　　　　　D. 对氨基水杨酸

   E. 二甲基亚砜

二、配伍选择题

   A. 利福平　　　　　　　　　　　　　　B. 乙胺丁醇

   C. 对氨基水杨酸　　　　　　　　　　　D. 异烟肼

   E. 卡那霉素

1. 治疗结核首选的一线药物是

2. 不易产生抗药性可作为二线抗结核药的是

三、多选题

1. 抗结核病药联合用药的目的是

   A. 提高疗效　　　　　　　B. 扩大抗菌范围　　　　　　C. 减少各药用量

   D. 降低毒性　　　　　　　E. 延缓耐药性

2. 抗结核病的治疗原则为

   A. 早期用药　　　　　　　B. 联合用药　　　　　　　　C. 间断用药

   D. 短期疗法　　　　　　　E. 经常更换抗结核药物

3. 下列哪些是抗麻风病药

   A. 乙胺丁醇　　　　　　　B. 氨苯砜　　　　　　　　　C. 利福平

   D. 氯苯吩嗪　　　　　　　E. 利福定

（陆桂喜）

三十五、抗真菌药和抗病毒药

知识点集

药物分类	代表药物	药理作用	临床应用	主要不良反应
抗深部真菌药	两性霉素B	对多种深部真菌如新型隐球菌、荚膜组织胞浆菌、粗球孢子菌及白色念珠菌等均有强大抗菌作用，对浅部真菌无效	治疗深部真菌感染的首选药，可治疗各种真菌性肺炎、心内膜炎、脑膜炎、败血症及尿道感染等。局部应用可治疗眼科、皮肤科及妇科真菌病	毒性大。寒战、高热、头痛、恶心等输液反应；注射过快可致惊厥和心律失常；肾损伤、贫血等慢性毒性
	氟胞嘧啶	广谱抗真菌药，通过阻断真菌核酸合成而起作用	适于治疗新型隐球菌、白色念珠菌等真菌所致深部真菌感染，疗效弱于两性霉素B	抑制骨髓功能，导致白细胞和血小板减少，其他不良反应有皮疹、恶心、呕吐、腹泻及严重的小肠炎等
抗浅部真菌药	制霉菌素	多烯类抗真菌药，抗真菌作用和机制与两性霉素B相似，对念珠菌属的抗菌活性较高，且不易产生耐药性	主要局部外用治疗皮肤、黏膜浅表真菌感染。口服吸收少，仅用于肠道白色念珠菌感染	口服后可引起恶心、胃痛、腹泻等，阴道用药可见白带增多
	灰黄霉素	对皮肤癣菌属、小孢子菌属、毛癣菌属等具有较强的抑制作用，对细菌及深部真菌无效	主要用于治疗由小孢子菌属、皮癣菌属和毛癣菌属等引起的头癣、体癣、股癣、甲癣等。因不易透过表皮角质层，故外用无效	常见头痛、恶心、呕吐、腹泻、嗜睡、乏力、眩晕、共济失调
	特比萘芬	对浅部真菌有强效杀菌作用，对念珠菌仅有抑制作用	主要用于治疗皮肤癣菌引起的体癣、股癣、手癣、足癣等，具有起效快、疗效高、复发率低、毒性小等优点	不良反应少而轻，主要有胃肠道反应及过敏反应
广谱抗真菌药	酮康唑	对多种深部真菌和浅部真菌均有强大抗菌活性，疗效相当于或优于两性霉素B	主要用于白色念珠菌病，也可治疗皮肤癣菌感染	不良反应较多，常见胃肠道反应、皮疹、头晕、嗜睡、畏光等，偶见肝毒性等
	氟康唑	对深部、浅部真菌均有抗菌作用，尤其对白色念珠菌、新型隐球菌具有较高的抗菌活性	适用于白色念珠菌感染、球孢子菌感染和新型隐球菌性脑膜炎，是治疗艾滋病患者隐球菌性脑膜炎的首选药。也可治疗各种皮肤癣及甲癣。预防器官移植、白血病、白细胞减少等患者发生真菌感染	不良反应发生率低

药物分类	代表药物	药理作用	临床应用	主要不良反应
常用抗病毒药	利巴韦林	干扰病毒三磷酸鸟苷的合成或阻碍 mRNA 的转录,为广谱抗病毒药,对 RNA 和 DNA 病毒均有抑制作用,如甲/乙型流感病毒、腺病毒、肝炎病毒、疱疹病毒等	治疗流感病毒引起的呼吸道感染、疱疹病毒性角膜炎、结膜炎、口腔炎、小儿病毒性肺炎等。对甲型肝炎也有一定疗效	少数患者口服或静脉注射有胃肠道反应、白细胞减少等,有较强的致畸作用
	金刚烷胺	能特异性抑制甲型流感病毒	预防和早期治疗甲型流感病毒所致呼吸道感染	厌食、恶心、头痛、眩晕、失眠、共济失调
	阿昔洛韦	广谱高效的抗 DNA 病毒药。抗疱疹病毒作用比碘苷强 10 倍,比阿糖腺苷强 160 倍。对乙型肝炎病毒也有一定作用,对 RNA 病毒无效	抗疱疹病毒的首选药。局部应用可治疗疱疹性角膜炎、单纯疱疹和带状疱疹;口服或静注治疗单纯疱疹脑炎、生殖器疱疹、免疫缺陷患者的单纯疱疹等	少,可见皮疹、恶心、厌食等,偶有肾功能损害
	碘苷	抑制 DNA 病毒,对 RNA 病毒无效。可竞争性抑制胸苷酸合成酶,使 DNA 合成受阻	仅局部应用治疗单纯疱疹病毒引起的急性疱疹性角膜炎及其他疱疹性眼病	全身用药毒性大;局部反应有疼痛、痒、结膜炎和水肿等;长期应用出现角膜浑浊或染色小点等
	干扰素	具有广谱抗病毒作用,对 RNA 和 DNA 病毒均有抑制作用。具有抗病毒、免疫调节、抗增生和抗恶性肿瘤的作用	主要用于防治慢性肝炎(乙、丙、丁型),也可用于呼吸道病毒感染、疱疹性角膜炎、带状疱疹、单纯疱疹、巨细胞病毒感染、恶性肿瘤等	不良反应少,常见倦怠、头痛、肌痛、全身不适,偶见可逆性骨髓抑制、肝功能障碍
抗 HIV 药	齐多夫定	竞争性抑制 HIV-1 反转录酶,阻止前病毒 DNA 合成,并掺入到正在合成的 DNA 中,终止病毒DNA链延长,抑制 HIV 复制	是治疗艾滋病首选药,可减轻和缓解艾滋病及其相关综合征	骨髓抑制,口腔溃疡,过敏,骨骼肌/心肌毒性。肝肾功能不全禁用

知识检测

一、单选题

1. 对浅表癣菌感染和深部念珠菌感染均有效的广谱抗真菌药是

  A. 灰黄霉素   B. 酮康唑

  C. 两性霉素 B   D. 制霉菌素

  E. 氟胞嘧啶

2. 对 DNA 和 RNA 病毒感染均有效的广谱抗病毒药是

    A. 碘苷　　　　　　　　　　B. 金刚烷胺

    C. 阿昔洛韦　　　　　　　　D. 利巴韦林

    E. 阿糖腺苷

3. 第一个应用于临床的核苷类抗病毒药物是

    A. 利巴韦林　　　　　B. 碘苷　　　　　　C. 阿昔洛韦

    D. 拉米夫定　　　　　E. 金刚烷胺

4. 兼有抗震颤麻痹作用的抗病毒药是

    A. 碘苷　　　　　　　B. 金刚烷胺　　　　C. 阿昔洛韦

    D. 利巴韦林　　　　　E. 阿糖腺苷

5. 目前口服抗真菌作用最强的药物是

    A. 灰黄霉素　　　　　B. 酮康唑　　　　　C. 两性霉素 B

    D. 克霉唑　　　　　　E. 氟康唑

6. 第一个口服有效的咪唑类抗真菌药物是

    A. 酮康唑　　　　　　B. 克霉唑　　　　　C. 益康唑

    D. 咪康唑　　　　　　E. 氟康唑

7. 在下列药物中，抗疱疹病毒作用最强的是

    A. 碘苷　　　　　　　B. 金刚烷胺　　　　C. 阿昔洛韦

    D. 利巴韦林　　　　　E. 阿糖腺苷

8. 下列有关特比萘芬的说法错误的是

    A. 为咪唑类抗真菌药

    B. 作用机制为抑制真菌细胞麦角固醇合成过程中的鲨烯环氧化酶

    C. 具有广谱抗真菌作用

    D. 适用于浅表真菌感染

    E. 对毛癣菌、犬小孢子菌、絮状表皮癣菌敏感

9. 抑制 HIV 病毒的药物是

    A. 阿昔洛韦　　　　　B. 碘苷　　　　　　C. 利巴韦林

    D. 齐多夫定　　　　　E. 阿糖腺苷

10. 主要用于防治早期乙型流感病毒的药物是

    A. 碘苷　　　　　　　B. 利巴韦林　　　　C. 金刚烷胺

    D. 疱疹净　　　　　　E. 齐多夫定

11. 有关干扰素的特点正确的是

    A. 具有广谱抗病毒作用

B. 具有免疫调节作用

C. 具有抗恶性肿瘤作用

D. 以上均是

E. 以上均否

二、配伍选择题

A. 克霉唑　　　　　　　B. 更昔洛韦　　　　　C. 灰黄霉素

D. 金刚烷胺　　　　　　E. 甲硝唑

1. 用于严重的巨细胞病毒感染的预防和治疗的药物是

2. 口服易吸收，在体内不被代谢的抗病毒药是

3. 栓剂用于治疗念珠菌引起的阴道炎的药物是

4. 口含片用于治疗鹅口疮的药物是

A. 阿昔洛韦　　　　　　B. 碘苷　　　　　　　C. 利巴韦林

D. 齐多夫定　　　　　　E. 疱疹净

5. 抑制 HIV 病毒的药物

6. 主要用于防治早期乙型流感病毒的药物是

三、多选题

1. 通过抑制 DNA 合成而抑制 DNA 病毒生长的药物是

A. 金刚烷胺　　　　　　B. 碘苷　　　　　　　C. 阿昔洛韦

D. 阿糖腺苷　　　　　　E. 利巴韦林

2. 属于咪唑类抗真菌药的有

A. 克霉唑　　　　　　　B. 酮康唑　　　　　　C. 氟康唑

D. 制霉菌素　　　　　　E. 两性霉素 B

3. 治疗浅部真菌感染的药物有

A. 灰黄霉素　　　　　　B. 制霉菌素　　　　　C. 两性霉素 B

D. 克霉唑　　　　　　　E. 酮康唑

4. 治疗深部真菌感染的药物有

A. 两性霉素 B　　　　　B. 灰黄霉素　　　　　C. 伊曲康唑

D. 特比萘芬　　　　　　E. 青霉素 V

5. 对 DNA 病毒和 RNA 病毒均有抑制作用的有

A. 阿昔洛韦　　　　　　B. 阿糖腺苷　　　　　C. 干扰素

D. 利巴韦林　　　　　　E. 碘苷

（陆桂喜）

三十六、抗寄生虫药

⚕ 知识点集

药物分类	代表药物	药理作用	临床应用	主要不良反应
抗疟药	氯喹	杀灭红细胞内期裂殖体，具有抗疟作用、抗阿米巴作用、抗免疫作用	是控制疟疾症状的首选药。可根治恶性疟和三日疟；治疗阿米巴肝脓肿；用于类风湿关节炎、系统性红斑狼疮	大剂量长期应用可引起视网膜病变、听力损害等
	奎宁	对各种疟原虫红细胞内期裂殖体均有杀灭作用，能控制临床症状，作用较氯喹弱，维持时间短	主要用于耐氯喹或耐多药的恶性疟，尤其是严重的脑型疟	金鸡纳反应，视网膜病变，心血管反应等
	青蒿素	控制症状药。能快速、有效地杀死各型疟原虫红细胞内期裂殖体	对耐氯喹虫株感染及抢救脑型疟疗效较好	可有恶心、呕吐、腹泻、网织红细胞减少、心动过缓等，一般不影响治疗
	伯氨喹	通过杀灭迟发型子孢子（休眠子）控制疟疾复发；通过杀灭配子体控制疟疾传播	对各种疟疾的配子体和间日疟继发性红细胞外期裂殖体有杀灭作用，能根治间日疟和卵形疟，能阻止疟疾传播，但不能控制症状	毒性较大，治疗量即引起恶心、呕吐、头晕、紫绀、腹痛等反应。少数发生急性溶血性贫血和高铁血红蛋白血症
	乙胺嘧啶	杀灭速发型子孢子，抑制蚊体内的孢子增殖，抑制未成熟裂殖体	对原发性红细胞外期的疟原虫有较强的杀灭作用，是病因性预防的首选药	皮疹、巨细胞性贫血、致畸，儿童大量误食可致毒性反应，表现为恶心、呕吐、发热、紫绀、惊厥等
抗阿米巴原虫药	甲硝唑	抗阿米巴原虫，抗阴道滴虫，抗贾第鞭毛虫，抗厌氧菌	阿米巴病和阴道滴虫病首选，可治疗厌氧菌引起的盆腔炎、败血症、骨髓炎、牙周炎等，对贾第鞭毛虫有强大杀灭作用	常见消化道反应、荨麻疹、瘙痒、头晕等；服药期间饮酒可致急性乙醛中毒；有致畸和致突变作用
抗滴虫药	甲硝唑	同上	同上	同上
	乙酰胂胺	为五价胂剂，能直接杀灭滴虫	置于阴道穹隆部对滴虫有直接杀灭作用	局部刺激，使阴道分泌物增多

药物分类	代表药物	药理作用	临床应用	主要不良反应
抗血吸虫病药	吡喹酮	增加虫体对 Ca^{2+} 的通透性，干扰虫体内 Ca^{2+} 平衡有关，使虫体兴奋、收缩和痉挛。略高浓度时使血吸虫体被形成空泡和破溃，粒细胞和吞噬细胞浸润，虫体死亡	为广谱抗吸虫药和驱绦虫药。对血吸虫有杀灭作用：对华支睾吸虫、姜片吸虫、肺吸虫以及各种绦虫感染和其幼虫引起的囊虫症、包虫病都有不同程度的疗效	不良反应轻微、短暂。可在服药后短期内发生腹部不适、腹痛、恶心以及头昏、头痛、肌束颤动等，少数出现心电图改变
抗丝虫病药	乙胺嗪	对微丝蚴和成虫均有杀灭作用，对马来丝虫病的疗效比对班氏丝虫病的迅速完全	抗丝虫病首选药，可用于班氏丝虫病，马来丝虫病	虫体死亡后释放的蛋白碎片可致过敏反应，表现为皮疹、淋巴结肿大、发热等
抗肠蠕虫病药	甲苯达唑	影响虫体多种生化代谢途径，能结合到蠕虫细胞内的微管，抑制微管装配，干扰了依赖微管的葡萄糖摄取和利用，导致糖原耗竭	抗虫谱广，对蛔虫、钩虫、蛲虫、鞭虫、绦虫和粪类圆线虫等肠道蠕虫均有效，尤其适用于上述蠕虫的混合感染	无明显不良反应，少数患者可见短暂性腹痛、腹泻。大剂量偶见转氨酶升高、脱发、粒细胞减少等
	阿苯达唑	作用机制与甲苯达唑相似，抑制蠕虫对葡萄糖的吸收，导致虫体糖原耗竭	高效、广谱、低毒，是抗肠道线虫病的首选药。主要用于治疗蛔虫、钩虫、蛲虫、鞭虫的单独感染和混合感染，疗效优于甲苯达唑。也可用于囊虫病、包虫病	常见口干、乏力、头晕、头痛、嗜睡、食欲不振、恶心、腹痛、腹泻等。有胚胎毒性和致畸作用

✦ 知识检测

一、单选题

1. 控制疟疾临床症状的首选药是

　A. 奎宁　　　　　　　　　B. 乙胺嘧啶　　　　　　　C. 氯喹

　D. 青蒿素　　　　　　　　E. 咯萘啶

2. 下列何种抗疟药可引起高铁血红蛋白血症及急性溶血性贫血

　A. 氯喹　　　　　　　　　B. 伯胺喹　　　　　　　　C. 青蒿素

　D. 乙胺嘧啶　　　　　　　E. 咯萘啶

3. 下列何种抗疟药可引起"金鸡纳反应"

　A. 氯喹　　　　　　　　　B. 伯胺喹　　　　　　　　C. 青蒿素

D. 奎宁　　　　　　　　　E. 咯萘啶

4. 既可治疗阿米巴肝脓肿，又可控制疟疾症状的药物是

A. 甲硝唑　　　　　　　B. 氯喹　　　　　　　C. 奎宁

D. 青蒿素　　　　　　　E. 咯萘啶

5. 能抑制乙醇代谢的抗阿米巴药是

A. 甲硝唑　　　　　　　B. 依米丁　　　　　　C. 喹碘仿

D. 氯喹　　　　　　　　E. 咯萘啶

6. 治疗血吸虫病疗效高、毒性低，常作首选药物的是

A. 伯氨喹　　　　　　　B. 氯喹　　　　　　　C. 乙胺嗪

D. 吡喹酮　　　　　　　E. 乙酰胂胺

7. 对免疫反应有调节作用的抗肠虫病药是

A. 哌嗪　　　　　　　　B. 阿苯达唑　　　　　C. 氯硝柳胺

D. 左旋咪唑　　　　　　E. 吡喹酮

二、配伍选择题

A. 奎宁　　　　　　　　B. 替硝唑　　　　　　C. 阿苯达唑

D. 吡喹酮　　　　　　　E. 乙胺嗪

1. 抗滴虫药

2. 抗疟疾药

3. 广谱驱虫药

4. 抗血吸虫药

5. 抗丝虫药

三、多选题

1. 下列关于青蒿素的叙述，正确的是

A. 是我国科技工作者发现的高效抗疟药

B. 能快速杀灭各种红细胞内期和红细胞外期疟原虫

C. 用于治疗间日疟和恶性疟

D. 易透过血－脑屏障，可抢救脑型疟疾

E. 大剂量具有致畸作用，属孕妇禁用药

2. 下列有关甲硝唑的叙述，正确的是

A. 为治疗阴道滴虫病的首选药

B. 对阿米巴大、小滋养体及包囊均有杀灭作用

C. 服用甲硝唑期间应戒酒和禁饮含醇饮料

D. 常用于厌氧菌感染的治疗

E. 孕妇、哺乳期妇女禁用

3. 下列药物中可用于治疗滴虫病的是

　　A. 替硝唑　　　　　　B. 左旋咪唑　　　　　　C. 甲硝唑

　　D. 乙酰胂胺　　　　　E. 甲苯达唑

（陆桂喜）

三十七、抗恶性肿瘤药

╬ 知识点集

药物分类	代表药物	药理作用	临床应用	主要不良反应
烷化剂	环磷酰胺	本身无抗肿瘤活性，在体内先经肝微粒体酶系氧化生成醛磷酰胺，再在肿瘤细胞内分解出性质很活泼的磷酰胺氮芥，与 DNA 交叉联结，破坏 DNA 的结构和功能，从而抑制肿瘤细胞的生长繁殖	抗瘤谱广，对恶性淋巴瘤、急性淋巴细胞白血病、儿童神经母细胞瘤疗效好	常见不良反应为骨髓抑制，胃肠道反应轻，但膀胱刺激性大，引起特有的出血性膀胱炎；还可引起胎儿畸形、闭经、精子减少等
	白消安（马利兰）	属于磺酸酯类烷化剂，可明显抑制粒细胞生成	治疗慢性粒细胞白血病的首选药，对急性白血病无效	主要不良反应是骨髓抑制，久用可致肺纤维化等
抗代谢药	甲氨蝶呤	主要作用于 S 期，属于细胞周期特异性药物。化学结构与叶酸相似，通过竞争性抑制二氢叶酸还原酶，阻断二氢叶酸还原成四氢叶酸，减少了 DNA、RNA 和蛋白质的生物合成，从而使细胞分裂增殖受阻	与其他化疗药物联合用于治疗急性淋巴细胞白血病、淋巴瘤、绒毛膜上皮癌、乳腺癌、头颈部癌、膀胱癌、卵巢癌、宫颈癌、恶性葡萄胎、睾丸癌等	骨髓抑制、胃肠道反应、脱发、皮疹和红斑等；肾毒性、肝毒性、肺毒性以及中枢神经系统毒性；有致畸作用
	氟尿嘧啶	主要作用于 S 期，属于细胞周期特异性药物。在体内转化为 5- 氟脱氧尿嘧啶核苷，抑制胸苷酸合成酶，使脱氧胸苷酸缺乏，阻碍 DNA 生物合成；其代谢产物掺入到 RNA 中，干扰 RNA 和蛋白质的合成	对胃肠道癌（结肠癌、直肠癌、胃癌）、乳腺癌疗效较好，对卵巢癌、宫颈癌、绒毛膜上皮癌、膀胱癌等也有效	常见不良反应有恶心、呕吐、腹泻、厌食、胃肠道及口腔黏膜溃疡、脱发、骨髓抑制等；长期全身给药可见"手足综合征"，表现为手掌和足底部红斑及脱屑
	阿糖胞苷	在脱氧胞苷激酶的作用下，磷酸化为 2- 或 3- 磷酸阿糖胞苷后可抑制 DNA 多聚酶，阻止脱氧腺苷酸、脱氧鸟苷酸、脱氧胞苷酸和脱氧胸苷酸合成 DNA；也可掺入 DNA 中，干扰 DNA 的复制使细胞死亡，对 S 期细胞最敏感	主要用于急性白血病，对急性粒细胞白血病疗效最好，对急性单核细胞白血病及急性淋巴细胞白血病也有效	主要不良反应为恶心、呕吐、腹泻和严重的骨髓抑制；偶见肝功能障碍；大剂量应用或鞘内注射可引起癫痫或精神状态改变

续表

药物分类	代表药物	药理作用	临床应用	主要不良反应
抗肿瘤植物药	长春碱和长春新碱	主要作用于 M 期细胞，抑制微管蛋白装配成纺锤体，使细胞停止于有丝分裂中期，无法进行复制，从而发挥其细胞毒性作用	治疗睾丸癌、膀胱癌、霍奇金病和非霍奇金淋巴瘤；治疗儿童急性淋巴细胞白血病、肾母细胞瘤、尤文软组织肉瘤、霍奇金病和非霍奇金淋巴瘤及其他快速增殖的肿瘤	胃肠道反应，脱发，以及静脉炎、蜂窝织炎等注射外渗的局部毒性。长春碱可致骨髓抑制；长春新碱可致神经毒性反应
抗肿瘤抗生素	柔红霉素	属于细胞周期非特异性药物，能直接嵌入 DNA 分子，破坏 DNA 的模板功能，抑制 DNA 复制和 RNA 合成	主要用于急性淋巴细胞白血病和急性粒细胞白血病等	心脏毒性反应和骨髓抑制
	多柔比星（阿霉素）	对 S 期、M 期细胞有更强的杀灭作用。对免疫功能有较强的抑制作用。为广谱抗肿瘤药，对急性白血病、恶性淋巴瘤、多种实体瘤如乳腺癌、肺癌等有效	主要用于鳞状上皮癌，如头颈部肿瘤、阴茎癌等，与长春新碱、顺铂合用，治疗睾丸癌效果佳。对骨髓及免疫功能影响小。大剂量可引起肺炎症状及肺纤维化	最严重毒性反应是引起心肌退行性病变和心肌间质水肿。此外还有骨髓抑制、胃肠道反应、脱发等
	放线菌素 D（更力霉素）	能嵌入到 DNA 双螺旋中相邻的鸟嘌呤和胞嘧啶（G-C）碱基对之间，阻碍 RNA 多聚酶的功能，阻止 RNA 和蛋白质的合成。为周期非特异性药物	用于恶性葡萄胎、绒毛膜上皮癌、横纹肌肉瘤及神经母细胞瘤	恶心、呕吐、口腔炎、骨髓抑制、脱发、皮炎
抗肿瘤激素类药	糖皮质激素类药：泼尼松、地塞米松等	通过抑制淋巴组织，使淋巴细胞溶解	用于急性淋巴细胞白血病和恶性淋巴瘤，也用于慢性淋巴细胞白血病	抑制免疫，易引起感染和肿瘤扩散，宜合用足量有效的抗菌药和抗恶性肿瘤药
	雌激素：己烯雌酚	抑制下丘脑和脑垂体，减少雄激素的分泌，并直接对抗雄激素	主要用于前列腺癌、绝经期乳腺癌	可引起恶心、呕吐、食欲不振、头痛，长期使用可使子宫内膜增生过度而致子宫出血和肥大。若孕妇用药，其女性后代在青春期后宫颈和阴道的腺病及腺癌发生率升高，男性后代生殖道异常和精子异常发生率也增加

药物分类	代表药物	药理作用	临床应用	主要不良反应
		直接对抗雌激素作用，抑制垂体促卵泡激素的分泌，对抗催乳素，从而抑制肿瘤生长	主要用于晚期乳腺癌，尤其骨转移者疗效显著	长期大剂量应用易致胆汁淤积性肝炎，出现黄疸。舌下给药可致口腔炎，表现为疼痛、流涎等症状。可引起女性男化、浮肿、肝损害、头晕、痤疮。长期使用可致黄疸和肝功能障碍
	雄激素：甲睾酮			

知识检测

一、单选题

1. 主要作用于 S 期的抗恶性肿瘤药

　A. 烷化剂　　　　　　　　B. 抗癌抗生素　　　　　　C. 抗代谢药

　D. 长春碱类　　　　　　　E. 激素类

2. 易进入脑脊液内的抗恶性肿瘤药

　A. 甲氨喋呤　　　　　　　B. 环磷酰胺　　　　　　　C. 5- 氟尿嘧啶

　D. 6- 巯基嘌呤　　　　　　E. 博来霉素

3. 5- 氟尿嘧啶对下列哪种肿瘤疗效较好

　A. 绒毛膜上皮癌　　　　　　　　B. 膀胱癌和肺癌

　C. 消化道癌和乳腺癌　　　　　　D. 卵巢癌

　E. 子宫颈癌

4. 对骨髓造血功能无抑制作用的抗恶性肿瘤药

　A. 激素类　　　　　　　　B. 烷化剂　　　　　　　　C. 长春新碱

　D. 抗代谢药　　　　　　　E. 抗癌抗生素

5. 不属于肿瘤细胞增殖周期的是

　A. G_1 期　　　　　　　　B. S 期　　　　　　　　　C. G_2 期

　D. M 期　　　　　　　　　E. G_0 期

6. 对心脏有毒性作用的抗恶性肿瘤药是

　A. 6- 巯基嘌呤　　　　　　B. 氮芥　　　　　　　　　C. 白消安

　D. 博来霉素　　　　　　　E. 阿霉素

7. 与博来霉素和长春新碱联合化疗可以根治睾丸癌的药物

　A. 6- 巯基嘌呤　　　　　　B. 甲氨蝶呤　　　　　　　C. 白消安

　D. 顺铂　　　　　　　　　E. 放线菌素 D

8. 可刺激膀胱黏膜引起血尿、蛋白尿的药物是

    A. 甲氨蝶呤   B. 氮芥   C. 环磷酰胺

    D. 顺铂   E. 长春新碱

9. 哪种抗恶性肿瘤药在体外没有抗癌作用

    A. 放线菌素 D   B. 环磷酰胺   C. 阿糖胞苷

    D. 羟基脲   E. 氮芥

10. 恶性肿瘤化疗后易复发的原因

    A. G_1 期细胞对抗恶性肿瘤药不敏感

    B. S 期细胞对抗恶性肿瘤药不敏感

    C. G_2 期细胞对抗恶性肿瘤药不敏感

    D. M 期细胞对抗恶性肿瘤药不敏感

    E. G_0 期细胞对抗恶性肿瘤药不敏感

11. 抗恶性肿瘤药白消安的临床最佳适应证是

    A. 急性淋巴细胞白血病   B. 急性粒细胞白血病

    C. 慢性淋巴细胞白血病   D. 慢性粒细胞白血病

    E. 多发性骨髓瘤

12. 下列抗肿瘤抗生素中，骨髓抑制副作用较轻的是

    A. 柔红霉素   B. 博来霉素

    C. 丝裂霉素 C   D. 放线菌素 D

    E. 羟基柔红霉素

13. 甲氨蝶呤是常用的抗恶性肿瘤药，为减轻其骨髓抑制毒性反应，保护正常骨髓，常与下列哪种药合用

    A. 叶酸   B. 维生素 B_{12}

    C. 碳酸氢钠   D. 巯乙磺酸钠

    E. 甲酰四氢叶酸钙

14. 阿糖胞苷的抗恶性肿瘤作用机制是

    A. 二氢叶酸还原酶抑制剂

    B. 胸苷酸合成酶抑制剂

    C. 嘌呤核苷酸互变抑制剂

    D. 核苷酸还原酶抑制剂

    E. DNA 多聚酶抑制剂

15. 顺铂作为常见抗恶性肿瘤药，首选用于治疗

    A. 慢性淋巴细胞白血病   B. 非精原细胞性睾丸瘤

C. 多发性骨髓瘤　　　　　　　　　D. 恶性淋巴瘤

E. 绒毛膜上皮癌

16. 以下抗恶性肿瘤药物中属于 S 期特异性的药物是

A. 更生霉素　　　　　　B. 环磷酰胺　　　　　　C. 甲氨蝶呤

D. 左旋门冬酰胺酶　　　E. 鬼臼毒素

17. 以下抗恶性肿瘤药物中属于 M 期特异性的药物是

A. 甲氨蝶呤　　　　　　B. 环磷酰胺　　　　　　C. 巯嘌呤

D. 氟尿嘧啶　　　　　　E. 长春新碱

18. 使用长春新碱后，肿瘤细胞较多的处于增殖周期的那一期

A. G_0 期　　　　　　B. G_1 期　　　　　　C. S 期

D. G_2 期　　　　　　E. M 期

19. 长期应用长春新碱易引起的特有毒性反应为

A. 心肌退行性病变和心肌间质水肿

B. 呼吸系统肺纤维化

C. 肝脏毒性

D. 出血性膀胱炎

E. 外周神经毒性

20. 长期应用多柔米星易引起的最严重的毒性反应为

A. 心肌退行性病变和心肌间质水肿

B. 呼吸系统肺纤维化

C. 肝脏毒性

D. 出血性膀胱炎

E. 外周神经毒性

21. 以下药物中属于 DNA 多聚酶抑制剂的是

A. 阿糖胞苷　　　　　　B. 环磷酰胺　　　　　　C. 左旋门冬酰胺酶

D. 拓扑特肯　　　　　　E. 喷司他丁

22. 以下药物能与 DNA 联结而破坏 DNA 结构和功能的是

A. 阿糖胞苷　　　　　　B. 环磷酰胺　　　　　　C. 左旋门冬酰胺酶

D. 拓扑特肯　　　　　　E. 喷司他丁

23. 周期非特异性抗恶性肿瘤药对下列哪期肿瘤细胞不敏感

A. G_0 期　　　　　　B. G_1 期　　　　　　C. S 期

D. G_2 期　　　　　　E. M 期

二、配伍选择题

| A. 5- 氟尿嘧啶 | B. 甲氨喋呤 | C. 博来霉素 |
| D. 鬼臼毒素 | E. 马利兰 | |

1. 治疗消化道肿瘤宜用

2. 治疗鳞癌宜用

3. 儿童急性白血病宜用

| A. 己烯雌酚 | B. 丙酸睾丸酮 | C. 甲氨蝶呤 |
| D. 白消安 | E. ^{131}I | |

4. 播散性前列腺癌最有效的治疗药物是

5. 绒毛膜上皮癌最有效的治疗药物是

6. 慢性粒细胞白血病最有效的治疗药物是

| A. 阿霉素 | B. 博来霉素 | C. 放线菌素 D |
| D. 白消安 | E. 甲氨蝶呤 | |

7. 马利兰是

8. 更生霉素是

A. DNA 多聚酶抑制剂

B. 与 DNA 联结而破坏 DNA 结构和功能

C. 与 DNA 联结而阻碍 RNA 转录

D. 阻碍纺锤丝形成，从而阻断有丝分裂，使细胞分裂停止于 M 期

E. 抑制细胞的有丝分裂

9. 长春新碱的主要作用机制是

10. 阿糖胞苷的主要作用机制是

11. 紫杉醇的主要作用机制是

12. 丝裂霉素的主要作用机制是

13. 放线菌素 D 的主要作用机制是

三、多选题

1. 干扰转录过程阻止 RNA 合成的药物包括

| A. 丝裂霉素 C | B. 放线菌素 D | C. 鬼臼霉素 |
| D. 阿霉素 | E. L-门冬酰胺酶 | |

2. 直接破坏 DNA 并阻止其复制的抗肿瘤抗生素

    A. 放线菌素 D   B. 丝裂霉素 C   C. 柔红霉素

    D. 博来霉素   E. 阿霉素

3. 对骨髓抑制较少的抗肿瘤药有

    A. 泼尼松   B. 长春新碱   C. 博来霉素

    D. 鬼臼霉素   E. 长春碱

4. 抗恶性肿瘤药物按其作用机制可分为以下几类

    A. 干扰核酸生物合成的药物

    B. 破坏 DNA 结构和功能从而阻止其复制的药物

    C. 嵌入 DNA 中干扰转录过程阻止 RNA 合成的药物

    D. 影响蛋白质合成的药物

    E. 影响体内激素水平而发挥抗癌作用的药物

5. 恶性肿瘤的治疗方法有

    A. 手术切除   B. 放射治疗   C. 化学治疗

    D. 基因治疗   E. 免疫治疗

6. 以下抗恶性肿瘤药物中，直接破坏 DNA 的药物有

    A. 紫杉醇   B. 丝裂霉素   C. 顺铂

    D. 博来霉素   E. 阿糖胞苷

（陆桂喜）

参考答案

一、总论

一、单选题

1. B 2. A 3. C 4. E 5. A 6. D 7. D 8. B 9. D 10. D 11. D 12. C 13. E
14. E 15. C 16. D 17. B 18. C 19. C 20. C 21. B 22. A 23. E 24. B
25. B 26. C 27. B 28. D 29. C

二、配伍选择题

1. B 2. C 3. D 4. E 5. D 6. C 7. E 8. C 9. A 10. D 11. B 12. C 13. D
14. C 15. C 16. A 17. D 18. B 19. E 20. B 21. D 22. D 23. B

三、多选题

1. ACDE 2. ABCE 3. ABDE 4. ABDE 5. ABCE

二、传出神经系统药物概论

一、单选题

1. B 2. B 3. D 4. C 5. E 6. C 7. A 8. B 9. D 10. A 11. D 12. D 13. D
14. C 15. E

二、配伍选择题

1. D 2. B 3. E 4. C 5. A 6. D 7. E 8. D 9. E 10. A 11. C 12. D

三、多选题

1. ACDE 2. BCE 3. ABDE 4. ACD 5. BCDE 6. BCE

三、胆碱受体激动药、胆碱酯酶抑制药和复活药

一、单选题

1. A 2. E 3. B 4. D 5. C 6. C 7. D 8. D 9. E 10. A 11. C 12. D 13. C
14. D 15. C 16. B

二、配伍选择题

1. B 2. C 3. A 4. B 5. E

三、多选题

1. AC 2. ABC 3. BD

四、胆碱受体阻断药

一、单选题

1. E 2. A 3. C 4. B 5. B 6. E 7. D 8. C 9. B 10. E 11. C 12. D 13. D
14. A 15. C

二、配伍选择题

1. C 2. B 3. D 4. D 5. B 6. E 7. A 8. B 9. A 10. D 11. C 12. C 13. E
14. D

三、多选题

1. ACDE 2. ABD 3. ABDE 4. AB 5. BC 6. AB 7. CD

五、肾上腺素受体激动药

一、单选题

1. D 2. B 3. C 4. C 5. E 6. A 7. B 8. D 9. D 10. D 11. C 12. B 13. C
14. D 15. B

二、配伍选择题

1. E 2. B 3. B 4. D 5. C 6. D 7. D 8. A 9. E

三、多选题

1. BC 2. ABCE 3. ACE 4. AC 5. ABCD 6. BD

六、肾上腺素受体阻断药

一、单选题

1. A 2. C 3. A 4. B 5. D 6. E 7. B 8. C 9. D 10. B 11. C 12. A 13. E
14. A 15. C

二、配伍选择题

1. D 2. B 3. C 4. B 5. A 6. D 7. C 8. A 9. C 10. B

三、多选题

1. BCE   2. ABCD   3. ABC   4. ACE

七、麻醉药

一、单选题

1. A   2. E   3. E   4. A   5. B   6. C   7. A

二、多选题

1. DE   2. CD

八、镇静催眠药

一、单选题

1. B   2. C   3. A   4. D   5. D   6. A   7. C   8. E   9. A

二、配伍选择题

1. D   2. C   3. B   4. A   5. A   6. D   7. B

三、多选题

1. ABCD   2. BCD

九、抗癫痫药和抗惊厥药

一、单选题

1. C   2. B   3. C   4. D   5. B   6. B   7. A   8. C   9. A   10. A   11. B   12. A

二、配伍选择题

1. B   2. A   3. C   4. D   5. A

三、多选题

1. ABCD   2. AB   3. ACD   4. ABC   5. ABDE

十、抗帕金森病药

一、单选题

1. C   2. A   3. C   4. E   5. A   6. A   7. A   8. C   9. A   10. C

二、配伍选择题

1．B 2．D 3．E 4．C

三、多选题

1．ABCD 2．ABE 3．ACDE

十一、抗精神失常药

一、单选题

1．A 2．C 3．D 4．B 5．B 6．E 7．B 8．D 9．C 10．C 11．B 12．A 13．B

二、配伍选择题

1．A 2．C 3．D

三、多选题

1．ABD 2．BC 3．ABCE 4．CD 5．ACDE

十二、镇痛药

一、单选题

1．C 2．A 3．A 4．B 5．C 6．E 7．E 8．E 9．C 10．C 11．E 12．D 13．C
14．E 15．D 16．C 17．A 18．A

二、配伍选择题

1．A 2．E 3．C 4．D 5．D 6．A 7．C 8．B 9．E 10．C 11．B 12．A

三、多选题

1．ABCE 2．ACD 3．ABC 4．ABD 5．ACD 6．ABCDE 7．AE 8．ABCD

十三、解热镇痛抗炎药

一、单选题

1．D 2．C 3．A 4．B 5．B 6．C 7．A 8．E 9．C 10．C 11．A 12．B 13．B
14．D

二、配伍选择题

1．A 2．B 3．B 4．C 5．A 6．E 7．D 8．B

三、多选题

1．BC 2．ABCD 3．CD 4．BCDE

十四、中枢兴奋药

一、单选题

1. D　2. C　3. C　4. A　5. A　6. D

二、多选题

1. ABE　2. ABD　3. BCE　4. BCD

十五、抗高血压药

一、单选题

1. C　2. D　3. C　4. A　5. C　6. A　7. D　8. C　9. B　10. E　11. B　12. E　13. B
14. C　15. A

二、配伍选择题

1. C　2. D　3. B　4. A　5. D　6. C　7. A　8. B　9. B　10. A　11. A　12. D

三、多选题

1. BD　2. ABE　3. ABCD　4. ACDE　5. ACD

十六、抗心绞痛药

一、单选题

1. D　2. A　3. C　4. D　5. E　6. D　7. B　8. E　9. A　10. D　11. A　12. C　13. E
14. B　15. A

二、配伍选择题

1. A　2. B　3. B　4. D　5. A　6. B　7. E　8. B

三、多选题

1. BCD　2. ABCDE　3. ABCD　4. ABCDE　5. BCDE

十七、抗动脉粥样硬化药

一、单选题

1. E　2. B　3. C　4. A　5. B

二、配伍选择题

1. A　2. D　3. C

三、多选题

1. ABCDE 2. BCDE 3. ACDE

十八、抗慢性心功能不全药

一、单选题

1. B 2. C 3. B 4. C 5. C 6. D 7. C 8. B 9. A 10. A 11. E 12. B 13. D
14. E 15. C 16. A 17. A 18. E 19. A 20. D

二、配伍选择题

1. A 2. D 3. E 4. C 5. D 6. A 7. A 8. B

三、多选题

1. BDE 2. ABCD 3. ABCD 4. ABCDE 5. ABCDE 6. ABCDE

十九、抗心律失常药

一、单选题

1. C 2. C 3. B 4. A 5. D 6. D 7. C 8. E 9. B 10. A 11. E 12. D 13. E
14. D 15. A 16. B 17. C 18. E

二、配伍选择题

1. C 2. A 3. D

三、多选题

1. ABCDE 2. ABCE 3. ABCE 4. ACDE

二十、利尿药和脱水药

一、单选题

1. B 2. B 3. D 4. B 5. C 6. E 7. E 8. A 9. D 10. E 11. C 12. B 13. B
14. B 15. C 16. B 17. C 18. . E 19. A 20. B

二、配伍选择题

1. E 2. B 3. A 4. C 5. A 6. D 7. C 8. B

三、多选题

1. ADE 2. BCD 3. ABCD

二十一、组胺和抗组胺药

一、单选题

1. B　2. C　3. A　4. D　5. B　6. C　7. D

二、配伍选择题

1. E　2. A　3. C　4. D

三、多选题

1. AD　2. BC　3. ABDE

二十二、作用于血液和造血系统药

一、单选题

1. B　2. D　3. D　4. D　5. E　6. B　7. D　8. C　9. C　10. C　11. C　12. B　13. A

14. D　15. C　16. B　17. D　18. A　19. D　20. C

二、配伍选择题

1. B　2. A　3. E　4. D　5. A　6. C　7. B　8. B　9. E　10. A　11. C　12. C　13. A

14. B　15. D

三、多选题

1. ABDE　2. BCE　3. BE　4. ABC　5. ABC　6. ABCD　7. ABCE

二十三、作用于呼吸系统药

一、单选题

1. D　2. D　3. C　4. C　5. A　6. E　7. D　8. E　9. A　10. A　11. A　12. D　13. D

14. B　15. C　16. B　17. E　18. D

二、配伍选择题

1. B　2. E　3. A　4. C　5. E　6. C　7. D　8. A　9. A　10. D　11. B　12. C　13. E

三、多选题

1. BE　2. ABCE　3. ABCD　4. CD　5. ABCD　6. BC

二十四、作用于消化系统药

、单选题

1. D 2. D 3. E 4. E 5. C 6. C 7. B 8. E 9. A 10. B 11. B 12. E 13. B
14. A 15. A 16. D

二、配伍选择题

1. E 2. C 3. C 4. D 5. B 6. C 7. A 8. E 9. B

三、多选题

1. BCD 2. ABCD 3. ABCD 4. BCE 5. ABCE 6. ACDE

二十五、子宫平滑肌兴奋药和抑制药

一、单选题

1. C 2. D 3. A 4. D 5. C 6. D

二、多选题

1. ADE

二十六、性激素类药和避孕药

一、单选题

1. C 2. D 3. A 4. C 5. B 6. E 7. B 8. E

二、多选题

1. ABCDE 2. ABCE 3. ABCDE

二十七、肾上腺皮质激素类药

一、单选题

1. D 2. D 3. D 4. A 5. E 6. E 7. B 8. E 9. C 10. B 11. B 12. A 13. E
14. B 15. E 16. E 17. D 18. C 19. A 20. B 21. D

二、配伍选择题

1. E 2. C 3. B 4. A 5. D 6. D 7. C 8. B 9. E 10. D 11. C 12. E 13. B
14. A

三、多选题

1. BC   2. ABCD   3. ACDE   4. CDE   5. ABCDE   6. ABCD

二十八、甲状腺激素类药和抗甲状腺药

一、单选题

1. A   2. C   3. B   4. E   5. C   6. C

二、配伍选择题

1. D   2. C   3. A   4. B

三、多选题

1. ABCDE   2. ABDE

二十九、胰岛素和口服降血糖药

一、单选题

1. B   2. A   3. A   4. A   5. C   6. B   7. B   8. D   9. C   10. A   11. A   12. D   13. A
14. C   15. B   16. A   17. C   18. E   19. E

二、配伍选择题

1. D   2. E   3. C   4. A

三、多选题

1. BCD   2. ABD   3. CDE   4. BC

三十、维生素类药

一、单选题

1. D   2. E   3. A   4. C   5. D   6. D

二、配伍选择题

1. C   2. A   3. D

三、多选题

1. ADE   2. CE   3. CE

三十一、抗菌药物概论

一、单选题

1. C　2. D　3. C　4. B　5. B　6. D　7. C　8. D　9. B　10. E　11. A　12. C　13. B
14. C　15. E　16. E　17. D　18. D　19. D　20. E

二、配伍选择题

1. B　2. E　3. D　4. C　5. A　6. E　7. C　8. D　9. A　10. E　11. B　12. D　13. E

三、多选题

1. AD　2. ABCE　3. ABCD　4. ACD　5. ABCDE

三十二、抗生素

一、单选题

1. E　2. B　3. D　4. B　5. A　6. E　7. B　8. A　9. C　10. E　11. E　12. E　13. C
14. A　15. E　16. B　17. B　18. D　19. A　20. A　21. C　22. C　23. B　24. B
25. B　26. D　27. C　28. E　29. D　30. E　31. D　32. A　33. E　34. A　35. A
36. A　37. E　38. B　39. A　40. C　41. A　42. C　43. A　44. D　45. E　46. C
47. E　48. B

二、配伍选择题

1. A　2. C　3. D　4. A　5. C　6. E　7. B　8. D　9. B 10. D　11. A　12. B　13. D
14. C　15. A　16. C　17. D　18. C　19. E　20. A　21. B　22. D　23. D　24. C
25. A　26. B　27. E　28. A　29. C　30. B

三、多选题

1. ABCD　2. ABCDE　3. ACDE　4. ABCDE　5. ABC　6. ABE　7. BCDE　8. BCD
9. ABCD　10. ABCDE　11. AC　12. ABC　13. BD　14. ABCD　15. ABCD

三十三、人工合成抗菌药

一、单选题

1. E　2. C　3. A　4. C　5. D　6. E　7. C　8. A　9. E　10. A　11. A　12. A　13. B
14. A　15. A　16. A　17. C　18. B　19. A　20. A　21. C　22. C　23. E　24. B
25. D

二、配伍选择题

1. C 2. D 3. E 4. B 5. D 6. C 7. A 8. C 9. E 10. C 11. E 12. D

三、多选题

1. ABCDE 2. ABCDE 3. ABCDE 4. ABDE 5. ABCDE

三十四、抗结核病药与抗麻风病药

一、单选题

1. B 2. C 3. B 4. B 5. E 6. C 7. A

二、配伍选择题

1. D 2. C

三、多选题

1. ACDE 2. ABD 3. BCD

三十五、抗真菌药和抗病毒药

一、单选题

1. B 2. D 3. A 4. B 5. E 6. A 7. C 8. A 9. D 10. B 11. D

二、配伍选择题

1. B 2. D 3. A 4. A 5. D 6. C

三、多选题

1. BCE 2. AB 3. ABDE 4. AC 5. CD

三十六、抗寄生虫药

一、单选题

1. C 2. B 3. D 4. B 5. A 6. D 7. D

二、配伍选择题

1. B 2. A 3. C 4. D 5. E

三、多选题

1. ACDE 2. ABCDE 3. ACD

三十七、抗恶性肿瘤药

一、单选题

1. C 2. C 3. C 4. A 5. E 6. E 7. D 8. C 9. B 10. E 11. D 12. B 13. E
14. E 15. B 16. C 17. E 18. E 19. E 20. A 21. A 22. B 23. A

二、配伍选择题

1. A 2. C 3. B 4. A 5. C 6. D 7. D 8. C 9. D 10. A 11. E 12. B 13. C

三、多选题

1. BD 2. BD 3. ABC 4. ABCDE 5. ABCDE 6. BCD

参考文献

［1］国家药典委员会 . 中华人民共和国药典（2015 版）. 北京：中国医药科技出版社，
2015

［2］魏伟，吴希美，李元建 . 药理实验方法学 . 4 版 . 北京：人民卫生出版社，2010.

［3］陈奇 . 中药药理研究方法学 . 3 版 . 北京：人民卫生出版社，2011

［4］谭毓治 . 药理学实验 . 北京：人民卫生出版社，2008

［5］张力，张丹参 . 药理学实验教程（英文版）. 2 版 . 北京：人民卫生出版社，
2014

附　　录

附录 A　常用生理溶液的配制

一、生理溶液的基本条件

药理实验用的生理溶液，应对维持动物内环境的稳定性有利，并对离体器官和组织的正常功能无不良影响。

（一）等渗透压

动物种类不同，体液渗透压也不完全相同，如冷血动物与温血动物体液渗透压差别很大。配制任何生理溶液，都应与实验所用动物的体液渗透压相等。

（二）pH 稳定

生理溶液 pH 一般保持在 7.0~7.8，偏酸和偏碱都会影响组织器官的功能。生理溶液 pH 应在动物生理 pH 范围内，并加入稳定 pH 值的缓冲对，如 K_2HPO_4/KH_2PO_4 或 $Na_2CO_3/NaHCO_3$ 等。

（三）离子平衡

不同动物的组织器官需要不同的电解质成分。应根据所用动物的组织器官特点，选择不同生理溶液，使电解质的种类和比例适合其生理功能的需要。

（四）营养物质

如生理溶液中加入一定量的葡萄糖，可为组织提供能量；细胞培养液中需加入多种氨基酸和血清等。

二、溶液配制的注意事项

1.凡溶液中含有碳酸氢钠、磷酸氢二钠和氯化钙，均应事先分别溶解，然后再加入到其他成分已充分溶解的溶液中，否则易产生沉淀。

2.葡萄糖应临用前加入溶液，尤其气温较高时，以免变质长菌。

三、常用生理溶液的成分和含量

常用生理溶液的成分和含量见下表。

种类用途 含量成分	生理盐水		任氏液 （Ringer）		乐氏液 （Locke）	台氏液 （Tyrode）	克氏液 （Krebs）
	冷血 动物	温血 动物	蛙心	豚鼠气管 哺乳动物 骨骼肌	小肠温血 动物	心脏等温 血动物	大鼠子宫	脏器冷 血动物
NaCl	6.5	9.0	6.75	6.6	8.0	9.2	9.0	6.5
KCl			0.14	0.35	0.2	0.42	0.42	0.14
$CaCl_2$（无水）			1.03	0.28	0.2	0.24	0.06	0.12
$NaHCO_3$			0.2	2.1	1.0	0.15	0.5	0.2
Na_2HPO_4			0.13	0.01			0.01	0.05
KH_2PO_4				0.162				
$MgCl_2$					0.1		0.005	
$MgSO_4 \cdot 7H_2O$				0.294				
葡萄糖				或 1.0	或 1.0	1.0~2.5	0.5	1.0
O_2					含氧	含氧	含氧	含氧
蒸馏水加至 （ml）	1000	1000	1000	1000	1000	1000	1000	1000

注：
1. 各生理溶液的成分、含量和用途，各家主张不一，但均大同小异。
2. 配制含氯化钙的溶液时，必须将氯化钙单独溶解，充分稀释，然后才能与其他成分配成的溶液相混合，否则可能导致碳酸钙或磷酸钙沉淀析出。
3. 葡萄糖应临用前加入，以免滋长细菌

附录 B 常用抗凝剂的配制与用法

一、枸橼酸钠

为无色结晶或白色结晶性粉末，无臭，味咸，在空气中微具潮解性，易溶于水，不溶于乙醇。抗凝作用较弱，且碱性较强，不适合作化学测定血样的抗凝剂。

（一）3.8% 枸橼酸钠水溶液

该溶液与血液以 1∶9 的比例混合，可用于动物红细胞沉降率的测定。每 1 毫升血液中直接加入 3~5mg 枸橼酸钠，也能达到抗凝的目的。

（二）5%~6% 的枸橼酸钠水溶液

供犬急性血压实验用。兔则需用 5% 的浓度。

（三）复方枸橼酸钠水溶液

供猫急性血压实验抗凝用。其配方为枸橼酸钠 5.6g、枸橼酸 0.5g 和葡萄糖 2.9g，蒸馏水定容至 100ml。

二、草酸钾

为无色无臭结晶，易溶于水，微溶于乙醇。

（一）10% 草酸钾溶液

用于体外抗凝。在试管中加本溶液 0.2ml，旋转试管，使溶液均匀分布于管壁，置于 80℃以下干燥箱中烘干备用（超过 80℃可使草酸钾分解为碳酸钾而失效）。如此制备的试管可防止 10ml 血液凝固，加入血量不足 10ml，可按比例减少草酸钾溶液用量，过多草酸钾可致溶血。由于草酸钾是与血液中的 Ca^{2+} 结合形成不溶性草酸钙而发挥抗凝作用，故本晶不能用于测定 Ca^{2+} 和 K^+ 的血液样品的抗凝。

（二）草酸钾 – 草酸铵混合溶液

用于体外抗凝。取草酸钾 0.8g、草酸铵 1.2g，用蒸馏水定容至 100ml。混合溶液 0.5ml 置于试管中，均匀浸润管壁，烘干备用（温度 <80℃）。每管可防止 5ml 血液凝固，适用于血细胞比容测定。由于该溶液含氮，故不能用于非蛋白氮的测定。

三、肝素

为白色或类白色无定形粉末，无味或几无味，有引湿性，易溶于水，不溶于乙醇、丙酮等有机溶剂。肝素抗凝作用强，体内、外均有效。市售肝素钠注射液每 1 毫升含肝素 12 500 U（相当于肝素钠 125mg，即 1mg =100U）。

（一）体外抗凝

1% 肝素溶液 0.1ml 加入试管内，均匀浸湿试管，80℃ ~100℃烘干备用，每管可防止 10ml 血液凝固。亦可直接将肝素吸取到抽血用的注射器内。

（二）体内抗凝

肝素 500~1000U/kg，静脉注射。

附录 C　BL-420 智能型生物信号显示与处理系统

生物信号可反映生物体的生命活动状态，因此，生物信号的采集与处理是生物科学研究的重要手段之一。生物信号的表现形式具有多样性，如，既有物理的声、光、电、力等类的变化，又有化学的浓度、气体分压、pH 等的变化，其特点是信号微弱、非线性、高内阻、干扰因素多等。这些特征对于生物信号的采集与处理的研究及运用十分重要。

传统的生物信号采集与处理系统是由功能不同的电子仪器及手工测量工具组合而成，如由前置放大器、示波器、记录仪、分割规、尺、计算器等构成。计算机是一种现代化、高科技的自动信息分析、处理设备。利用计算机采集、处理生物信息，让计算机进入药理学实验室是科学技术发展的必然。现将对BL-420生物信号采集、处理系统（简称BL-420）作简要介绍。

一、计算机在药理学实验中的应用

（一）计算机应用的一般过程

通常人们把电子的、机械的及磁性的各种部件所组成的计算机实体称为"硬件"，如输入设备、中央处理器（CPU）、内存储器、外存储器、输出设备等；而把指挥计算机工作的各种程序和数据称为"软件"。在实际使用时，首先从输入设备键盘、鼠标、磁盘等将程序及数据送入内存，再输入让程序运行的命令，这时CPU就按照内存中程序的安排，从中取出数据到运算器内进行运算、处理，并将结果送回内存中保存。同时将运行的结果按照要求通过输出设备显示、打印出来，也可以送到磁盘上储存起来。由此可见，计算机是按照人们的要求来完成程序规定的任务。

（二）计算机采集、处理生物信息的基本原理

首先将原始的生物机能信号，包括生物电信号和通过传感器引入的非生物电信号进行放大（有些生物电信号非常微弱，比如减压神经放电，其信号为微伏级信号，如果不进行信号的前置放大，根本无法观察）、滤波（由于在生物信号中夹杂有众多声、光、电等干扰信号，比如电网的50Hz信号，这些干扰信号的幅度往往比生物电信号本身强度还要大，若不将这些干扰信号滤除掉，那么可能会因为过大的干扰信号致使有用的生物机能信号无法观察）等处理，然后对处理的信号通过模数转换进行数字化并将数字化后的生物机能信号传输到计算机内部，计算机则通过专用的生物机能实验系统软件接收从生物信号放大、采集卡传入的数字信号，然后对这些收到的信号进行实时处理，一方面进行生物机能波形的显示，一方面进行生物机能信号的存储。另外，它还要根据使用者的命令对数据进行指定的处理和分析，如平滑滤波、微积分、频谱分析等。对于存储在计算机内部的实验数据，生物机能实验系统软件可以随时将其调出进行观察和分析，还可以将重要的实验波形和分析数据进行打印。

二、BL-420生物机能实验系统介绍

BL-420生物机能实验系统是具有多路生物信号采集、显示、记录与处理功能的机能实验系统。该系统由计算机、BL-420系统硬件和BL-New Century系统软件三部分组成。具有血压、呼吸、张力、生物电（心电、肌电、脑电等）等多种生物信号的采集、

显示、记录、处理等能力。除此之外，该系统还具有电子刺激器的多种功能，是机能实验教学的主要仪器设备。

1. 系统安装　分为硬件安装与软件安装两部分，系统安装一般由供应商的工程技术人员或实验室的专业技术人员完成。

2. 系统操作　打开计算机进入 Windows 操作系统桌面，双击 BL-420 系统快捷启动图标，即进入 BL-New Century 系统软件主界面。

（1）系统主界面功能简介　BL-420 生物机能实验系统主界面如附图 1 所示。

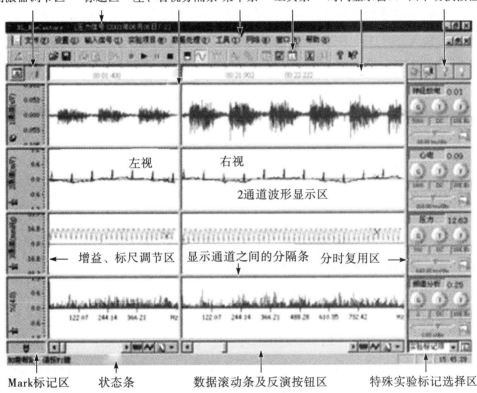

附图 1　BL-420 生物机能实验系统主界面

主界面从上到下依次是：标题条、菜单条、工具条、波形显示窗口、数据滚动条及反演按钮区、状态条六部分；从左到右主要分为标尺调节区、波形显示窗口和分时复用区三个部分。在标尺区的上方是刺激调节区，其下方是 Mark 标记区。分时复用区包括：控制参数调节区、显示参数调节区、通用信息显示区和专用信息显示区，它们分时占用屏幕右边相同的一块显示区，可以通过分时复用区顶端的四个切换按钮在这四个不同用途的区域进行切换。分时复用区下方是特殊实验标记选择区。

各部分功能如下：

标题条　显示 BL-New Century 软件的名称以及实验标题等信息。

菜单条　显示所有的顶层菜单项。共有 8 个顶层菜单项，可以选择其中的某一菜单项以弹出其子菜单。最底层的菜单项代表一条命令。

工具条　共有 21 个工具条命令，是一些最常用命令的图形表示集合，它们使常用命令的使用变得方便与直观。

刺激器调节区　包括两个按钮。调节刺激器参数及启动、停止刺激。

左、右视分隔条　用于分隔左、右视，也是调节左、右视大小的调节器。左、右视面积之和相等。

时间显示窗口　显示记录数据的时间（数据记录和反演时）。

切换按钮　用于在四个分时复用区中进行切换。

增益、标尺调节区　在实时实验过程中调节硬件增益，在数据反演时调节软件放大倍数，以及选择标尺单位及调节标尺基线位置。

波形显示窗口　显示生物信号的原始波形或数据处理后的波形，每一个显示窗口对应一个实验采样通道。

显示通道之间的分隔条　用于分隔不同的波形显示通道，也是调节波形显示通道高度的调节器。

分时复用区　包含控制参数调节区、显示参数调节区以及通用信息显示区和专用信息显示区四个分时复用区域。这些区域占据屏幕右边相同的区域。

Mark 标记区　用于存放 Mark 标记和选择 Mark 标记。Mark 标记在光标测量时使用。

状态条　显示当前系统命令的执行状态或一些提示信息。

数据滚动条及反演按钮区　用于实时实验和反演时快速数据查找和定位，同时调节四个通道的扫描速度，并在实时实验中显示简单刺激器调节参数。

特殊实验标记选择区　用于编辑特殊实验标记，选择特殊实验标记，然后将选择的特殊实验标记添加到波形曲线旁边。包括特殊标记选择列表和打开特殊标记编辑对话框按钮。

（2）调零、定标　为了消除生物信号放大器正常范围内的直流零点偏移，在实验开始之前需要调零。

定标是为了确定引入传感器的非电生物信号和该信号通过传感器后换能得到的电压信号之间的一个比值。通过该比值，我们就能计算传感器引入的非电生物信号的真实大小、故实验前同样需要定标。

调零、定标工作一般由实验室技术人员完成。其详细操作步骤可参见菜单条中的"帮助"菜单。

（3）实验参数设置　开机进入主界面后，根据实验要求，通过以下方式之一，设置实验参数并进行实验。①点击菜单条中"文件"菜单下的"打开上次实验配置"命令，计算机自动把实验参数设置成与前次实验完全相同参数；②点击菜单条中"输入信号"菜单，根据实验要求，选择每一通道的信号类型，系统将根据信号类型自动设定实验参数；③点击菜单条中"实验项目"菜单，根据实验要求选择下拉菜单的模块，系统将自动设置该实验所需的各参数，并将自动数据采样，直接进入实验状态。

3. 注意事项

（1）使计算机保持良好的接地。良好的接地是消除电源噪声干扰、获得高质量信号波形的有效方法之一。

（2）由于该系统是一实时数据采集与处理系统，因此，在实验过程中，不要使用其他应用软件和上网浏览，以免占用处理器有效时间，使处于数据采集过程的系统出现问题。

（3）在系统进行数据采集和处理时，不要启动其他实时监视程序、屏幕保护程序及高级电源管理程序等。

（4）计算机是数据采集与处理系统中重要的组成部分，因此，未经允许，不得随意改动计算机系统设置。

（5）为防止计算机病毒对计算机的侵害，未经允许严禁自带软盘上机操作，并严禁在开机的状态下，插入或拔出计算机各接口连线。

三、BL-420 生物机能实验系统操作步骤

（一）开机

（二）图标选择

当进入 Win2000 界面后，鼠标双击 BL-420 图标，出现 BL-420 封面，鼠标单击封面任意部位，显示器进入 BL-420 软件主界面。

（三）输入方式

输入方式 1　BL-420 软件的"输入信号"菜单中为需要采样与显示的通道设定相应的信号种类（如张力），然后从工具条中选择"启动波形显示"命令按钮或从"编辑"菜单中选择"启动波形显示"命令项（如需要多通道输入主要用这种方式，多通道输入时要重复以上的步骤）。

输入方式 2　从"实验项目"菜单中选择自己需要的实验项目（如循环系统→兔动脉血压的调节）。

（四）参数调节

根据被观察信号大小及波形特点，选定要调节的通道为当前通道，调节增益或滤波。具体操作：鼠标移动到参数调节区相对应的调节旋钮位置，然后单击鼠标的左键使参数值增大，单击鼠标右键使参数值减小。扫描速度调节：鼠标移动到扫描速度调节区

所调节通道位置。在黄色柱左边单击一次，速度减低一档；在黄色柱右边单击一次，速度增加一档。在一般情况下，不用调节这些参数。

（五）记录

在 BL-420 软件的工具条上有一个"记录"命令按钮，其图形是一个红色的实心圆，这是一个双态命令按钮，所谓双态命令按钮是指每按下该按钮一次，其所代表的状态就改变一次，这就好像是一盏电灯的开关，这种命令按钮通过按钮的按下和弹起表示两种不同的状态。在 BL-420 软件中还有一些其他的双态命令按钮，比如"零速采样"和"格线显示"命令按钮等。

（六）暂停

如果您想暂停一下波形观察与记录，比如，此时您正在配置新药，为了减少无效数据占据磁盘空间，您可以暂停实验，只需从 BL-420 选择"暂停"命令按钮即可。当您完成本实验之后，您可以选择工具条上的"停止"命令按钮，这时，BL-420 软件会提示您为本次实验的结果取一个名字以便于保存，然后结束本次实验。

（七）添加实验标记

在实验过程中，您往往需要在实验波形有所变化的部分，比如加药前后添加一个实验标记，以明确实验过程中的变化，同时也为反演数据的查找留下依据。在 BL-420 生物机能实验系统中，有两种类型的实验标记供您选择，分别是通用实验标记和特殊实验标记。

（八）刺激器的使用

一般情况下，刺激器的参数调节面板以最小化隐藏在主界面的右上方。需要使用刺激时，用鼠标单击"设备刺激器参数"条的放大框，这时刺激器的参数调节面板将展开在主界面的左下方，该调节面板覆盖在扫描速度调节区上。需要移动该面板的位置时，用鼠标单击"设置刺激器参数"条，该条变蓝，鼠标放置在蓝条上按住左键不放并拖动到面板需要放置的地方即可。刺激器各项参数展现在面板上，可根据实验需要调节。当需要给标本刺激时，鼠标单击工具条的"启动刺激"按钮。再次单击时即停止刺激。

（九）结束实验

当实验完成结束时，用鼠标单击工具条的停止键。如在实验中启动了记录，此时会弹出一个存盘对话框,提示您给刚才记录存盘的实验数据输入文件名（文件名自定义，最长不得超过八个字符），否则，计算机将以 Temp 作为当前文件名。中文输入可用键盘组合键 Ctrl+Shift 选择合适的中文输入法进行中文文件名输入。

（十）反演

反演数据的方法也非常简单，只需从工具条上选择"打开文件"命令，然后选择需要反演的文件名字，按"确定"按钮即可。对于反演的数据，您可以拖动显示窗口下面的滚动条来选择不同时间段的数据进行观察和分析。也可以通过窗口下方的滚动条和反演按钮窗口中的"查找"命令按钮查找您所需要的数据。

（十一）图形剪辑

鼠标单击反演控制调节区右下角的图形剪辑按钮，移动鼠标，选定图形的左上角为起点，按下鼠标左键不放，向右下方拖动鼠标，此时，屏幕上将出现一矩形虚框，框内图形就是你将要剪辑的图形。选定图形后，放开鼠标的左键，屏幕上将出现一张白色剪辑页，刚才剪辑的图形位于左下角，可用鼠标移动到相应的位置，然后，按返回键，继续剪辑相应的图形。必要时可加上相应文字或对图形进行修改。

（十二）数据剪辑

选择数据剪辑按钮，当前通道出现一条垂直线，该线条随鼠标移动而左右移动，当线条移动到要剪辑数据的起始端时，单击鼠标左键确定，同时屏幕又出现另一直线，移动鼠标到该剪辑数据的尾端，再次用鼠标左键确定，此时，两线条之间的图形就是我们所剪辑的数据，同理可进行多次剪辑，当停止反演时可生成以 cut 为扩展名的文件。本文件是多次剪辑的集合。

（十三）实验人员及实验组号的输入

实验完成后，如需要在实验结果上打印实验人员名单及实验组号时，则需编辑输入。方法是用鼠标单击"实验人员编辑"项，出现对话框，输入相应数据，按"OK"即可。

（十四）数据处理

1. 区间测量　该命令用于测量当前通道图形的任意一段波形的频率、最大值、最小值、平均值及面积等参数。按工具条上的区间测量按钮，此时通道内出现一条垂直线，线条随鼠标移动，单击鼠左键确定要测量的开始端，同时第二条直线出现，相同方法确定终端。在被测量图形段内出现一条水平线。用鼠标上下移动该直线，选定频率计数的基线，鼠标单确定，所要测定的参数自动显示在屏幕下方的信息区内，单击鼠标右键结束本次实验。

2. 两点间测量　该命令用于测量任意通道内某个波形的最大值、最小值及两点之间的时间及信号的变化率。方法是鼠标单击两点间测量按钮，移动鼠标将箭头指向被测波形的第一点单击确定，同样的道理确定第二点，此时一条随鼠标移动的红线连接在第一点与第二点之间，该信号线代表被测信号的路线轨迹。确定第二点之后，被测信号的参数就被显示出来。

3. 单点测量　只要在实验图形显示时，在任何通道内的任何位置都可以用此方法来测量测定指定点值的大小。测量时，只需要在测量点上单击鼠标左键，所测的值则被自动显示在信息区的"当前值"栏目上。

4. 微分   如果需了解实验波形的变化，要对波形进行微分处理时，用鼠标单击菜单条的"数据处理"项，弹出下拉式菜单，按选定"微分"的选项，鼠标左键单击确定，此时将显示"微分参数设置"对话框。按实验所需的要求设定参数，然后按"OK"按钮，此时微分波形将开始显示。如果对微分波形不满意，还可重复以上步骤对微分参数再次调节。

（十五）打印

1. 图形剪辑打印   当我们完成图形剪辑后，在图形剪辑页中，用鼠标单击"打印"按钮，即可由打印机打印出一张已剪辑的图形。

2. 数据图形打印   当我们在实时实验或者是反演过程中，如果需要打印图形，用鼠标单击菜单条的"打印"菜单项，弹出下拉式菜单，移动鼠标，首先选定打印比例，鼠标左键单击；重复上步骤，选定打印位置，再重复上步骤，选定打印通道。如要继续打印以后显示的图形，则鼠标单击"启动波形"显示，重复上述步骤，选定图形、打印位置和打印通道即可。

（十六）结束实验退出该系统

结束本次实验后，您又可以选择开始其他实验或者退出 BL-420 软件。退出 BL-420 软件的方法很简单，从"文件"菜单中选择"退出"命令或者单击窗口右上角的"关闭"命令（为一小叉按钮）均可以退出 BL-420 软件。当实验结束后，你可为本次实验的数据文件取一个有意义的名字进行保存，以便于以后进行反演、分析和处理。

四、具体实验举例

（一）测量血压的实验操作步骤

1. 在一通道的输入接口上安装好血压传感器，并且将该传感器与兔或猫动脉相连。

2. 打开 BL-420 智能型生物信号显示与处理系统→输入信号或实验项目→循环实验（C）→兔血压调节⑦→启动 BL-420 系统。

3. 开始实验（此时开始自动记录）→速度调节为 8 或 16 s/div →记录正常曲线，实验过程不要随意点击记录的红色圆点，否则会中断记录。

4. 实验结束→单击"■"停止试验→输入文件名保存→反演→压缩→图形剪辑。

5. 打印要求

（1）设置（S）：实验标题（H）→实验人员（P）→实验相关数据（R）。

（2）打印设置：文件→打印预览（V）→4 张/组→确定→打印。

（二）张力实验（离体肠、子宫、心脏等）操作步骤

1. 一通道的输入接口上安装好张力传感器，并且将该传感器与动物的离体器官相连。

2. 打开 BL-420 智能型生物信号显示与处理系统→输入信号或实验项目→消化实验（D）→平滑肌生理特性②→启动 BL-420 系统。

操作步骤 3、4、5 项，同血压实验操作步骤。

附录 D　实验动物用注射针头的大小及注射容量

动物	项　目	灌　胃	皮下注射	肌肉注射	腹腔注射	静脉注射
小鼠	针头号	16（钝头）	5.5	5.5	5.5	4
	最大注射量（ml）	1	0.5	0.4	1	0.8
大鼠	针头号	玻璃灌胃器	6	6	6	5.5
	最大注射量（ml）	2	1	0.4	2	4
豚鼠	针头号	细导尿管	6	6	6	5.5
	最大注射量（ml）	2~3	1	0.5	2~4	5
兔	针头号	9 号导尿管	6.5	6.5	7	6
	最大注射量（ml）	20	2	2	5	10
猫	针头号	9 号导尿管	7	7	7	7
	最大注射量（ml）	5~10	2	2	5	10

附录 E　常用实验动物生理参数

动物种类	猴	绵羊	犬	猫	兔	豚鼠	大鼠	小鼠
寿命（年）	30		15	8~10	4~8	6~8	3~4	2~3
体重（kg）	3~15	20~40	5~15	2~4	2~4	0.3~0.6	0.2~0.4	0.02~0.03
体温（℃）	38.5	40	38.5	39	39	39	41.5	36.5
呼吸（次/分）	31~52	12~20	10~37	10~30	50~80	69~104	14~25	84~230
心率（次/分）	165~240	70~80	70~130	110~200	120~250	200~400	260~600	300~780
血压（mmHg）	124~175	114	80~180	120~155	70~150	80~90	60~150	90~160
Hb（g/100 ml）	12.6	12.5	13.6	11.2	11.8	11.4	10~14.8	9~14.8
RBC（$\times 10^6/mm^3$）	5	9.4	6~7	6~8	5~6	5.6	9	9.3

反侵权盗版声明

电子工业出版社依法对本作品享有专有出版权。任何未经权利人书面许可，复制、销售或通过信息网络传播本作品的行为，歪曲、篡改、剽窃本作品的行为，均违反《中华人民共和国著作权法》，其行为人应承担相应的民事责任和行政责任，构成犯罪的，将被依法追究刑事责任。

为了维护市场秩序，保护权利人的合法权益，我社将依法查处和打击侵权盗版的单位和个人。欢迎社会各界人士积极举报侵权盗版行为，本社将奖励举报有功人员，并保证举报人的信息不被泄露。

举报电话：（010）88254396；（010）88258888

传　　真：（010）88254397

E - m a i l：dbqq@phei.com.cn

通信地址：北京市万寿路 173 信箱
　　　　　电子工业出版社总编办公室

邮　　编：100036